SOIGNER À DOMICILE DES MALADES EN FIN DE VIE

Ce livre a obtenu
en 1989
un Prix de médecine générale
décerné par
la Société française de médecine générale
et par
le groupe Le Généraliste

Dr JEAN-MARIE GOMAS

SOIGNER À DOMICILE DES MALADES EN FIN DE VIE

Préface par
Dr MICHÈLE-HÉLÈNE SALAMAGNE

2e édition, revue et augmentée

Recherches morales
Documents

LES ÉDITIONS DU CERF
PARIS
1993

(29, boulevard Latour-Maubourg – 75340 Paris Cedex 07)

ISBN 2-204-04741-4
ISSN 0750-1951

Nous ne cherchons pas à obtenir que le malade se comporte d'une façon qui réponde à nos désirs. Nous restons disponibles à son égard. Nous l'aidons à évoluer *si* et *quand* il est prêt à évoluer [...].

E. Kübler-Ross

Quelle que soit notre expérience, nous ne saurions transmettre à d'autres une technique infaillible ; au nouveau-venu en ce domaine, nous n'avons qu'un témoignage à offrir : savoir faire confiance au courage et au bon sens du malade lui-même.

C. Saunders et M. Baines

Nous devons nos premiers remerciements aux patients et à leurs familles – sans lesquels ce travail n'existerait pas – pour tout ce qu'ils nous apprennent sur la Vie et la Mort.

Lors de la première édition (1988) de ce livre, nous avions tenu à remercier tous ceux qui nous avaient formé au fil des ans, en particulier :

- nos maîtres et amis cancérologues,
- les membres du GRAM (groupe analytique de recherche sur l'accompagnement des malades graves) réunis autour de Michel Renault, psychanalyste,
- les soignants engagés dans les soins palliatifs en France ou en Angleterre,
- Fabienne Vincent-Gomas, pour ses patientes corrections des versions successives de ce texte.

Quatre ans ont passé et la liste de toutes les personnes avec lesquelles nous avons eu la chance de travailler et que nous désirons remercier remplirait plusieurs pages !

Nos amis suisses, belges, anglais, canadiens, italiens.
Les équipes du CREFAV, de JALMALV, de Présence-ASP, de la SFAP, de l'Association européenne.

Notre associée, le Dr Corinne Seknazi.

Les équipes de MG-FORM, de l'UNAFORMEC, de la SFMG.

Toute l'équipe de l'unité de soins palliatifs de l'hôpital Paul-Brousse dirigée par le Dr M.-H. Salamagne.

Tous les bénévoles, tous les médecins généralistes, tous les soignants connus ou anonymes, rencontrés au chevet des malades ou au fil des séances d'enseignements et de formations, avec lesquels l'apprentissage du « savoir-être » se fait lentement...

À tous, merci pour ce travail d'équipe. Merci pour ces échanges et cette lente maturation vers plus d'humanité ; ce livre espère en être le témoignage.

Dr J.-M. GOMAS,
15 juillet 1992.

PRÉFACE

Dr Michèle-Hélène SALAMAGNE

Le Code français de déontologie médicale rappelle aux praticiens, entre autres, l'obligation qu'ils ont d'entretenir et de perfectionner leurs connaissances, ainsi que l'obligation de « s'efforcer d'apaiser les souffrances de leurs malades ».

Cet ouvrage montre comment ces deux impératifs peuvent être vécus au jour le jour dans le cadre de l'exercice d'une médecine libérale : ***Il témoigne qu'il n'y a pas de rupture entre une pratique médicale qui tend vers la guérison, si telle est sa place, et une pratique médicale qui laisse exister la finitude de l'être humain quand cette finitude s'affirme malgré les thérapeutiques instaurées.***

Lire les pages qui suivent, c'est re-prendre conscience de la place du médecin généraliste au sein d'une famille dont il accompagne plusieurs membres ; il diagnostique les premiers signes de vie des uns, remédie aux petits maux quotidiens de certains, affronte avec d'autres une pathologie grave pouvant entraîner la mort.

Certains médecins hospitaliers auraient peut-être tendance à oublier la richesse de cette approche et à se priver de renseignements précieux en ne communiquant pas réellement avec leurs collègues.

Ce livre rappelle la place de la douleur dans un cancer avancé, ses effets pervers sur le malade et son entourage. Il souligne l'intérêt du contrôle des symptômes et du maniement correct des antalgiques morphiniques. Ces traitements nous viennent en partie du St. Christopher's Hospice et du mouvement des Hospices, réparti actuellement sur les cinq continents. Mais ici (et c'est ce qui fait son originalité), ce texte s'adapte aux exigences d'une médecine libérale française.

Qui dit médecine générale ne dit pas médecine pratiquée dans la solitude, l'isolement coûte que coûte, quels que soient les cas à traiter. Entre autres aspects, la pratique de la cancérologie réserve au médecin généraliste un créneau non négligeable dans la phase curative, comme dans la phase palliative ; encore faut-il qu'il aménage cette place possible en s'entourant d'une équipe efficace dont il sera le pivot et où s'insèrent infirmière, aide-soignante, kinésithérapeute, assistante sociale, bénévoles, personnes proches du malade...

Même si cette équipe est constituée en respectant la complémentarité de chacun des membres, il arrive parfois que l'histoire du malade, son évolution, ses réactions lui restent étrangères. Il y a a-communication, ou bien à l'opposé pourra s'installer un état fusionnel. L'équipe est là, mal rassurée par son discours médical, avec ses interrogations, ses doutes, oscillant entre la vérité immuable de la science médicale et la rythmicité du désir du vivant qu'elle a pris en charge. Le soignant a besoin de faire part de ses incompréhensions à un groupe où sa parole sera écoutée, reprise, interprétée.

Ayant appartenu à un tel groupe pendant cinq ans, je peux rendre compte de la richesse d'une mise en commun de tels cas cliniques. Petit à petit ils ont modelé entre nous un ciment qui n'arrête pas d'évoluer pour une cohésion meilleure. La truelle y a été maniée avec plus ou moins de force mais le trait premier qui se dégage de ce travail de longue haleine est l'acquisition d'une qualité de l'attente.

Attente voulant dire alors école de la patience les uns vis-à-vis des autres, au sein du groupe, donc obligatoirement vis-à-vis de nos malades et de leur entourage. Patience vraie en attendant la parole d'autrui, en écoutant ses silences, en respectant le rythme de sa pensée, en lui laissant rebrousser chemin. Attente du malade qui s'est engagé dans un labyrinthe puisque tel est son désir, attente dans le respect de cette vie qui ne m'appartient pas, dont je suis le veilleur et non le maître.

Attendre, c'est avant tout aimer ; c'est donner parce que celui qui est en face est digne d'amour, c'est donner à l'autre sa place d'être unique fait de possibles multiples jusqu'à son dernier souffle.

Attendre, c'est croire à sa transfiguration au-delà de sa mutation physique qui va parfois jusqu'à la défiguration, malgré la qualité des soins prodigués.

Ces pages concernent le monde médical bien sûr, mais plus encore tous ceux qui se sentent concernés par cette approche de la dernière phase de la Vie. Elles rappellent qu'au-delà de l'objectivation médicale, la demande d'amour des malades au soignant et la réponse d'amour du soignant vers le soigné ne se fera que si ce trait d'union est une parole vraie.

DR M.-H. SALAMAGNE,
Jouarre, 6 août 1988.

INTRODUCTIONS

À la première édition

(1988)

Surveiller efficacement un patient atteint d'un cancer ou d'un sida à domicile n'est pas seulement une nécessité purement médicale : pour le patient et sa famille, le bénéfice psychologique est important. Le « domicile » est en effet le lieu privilégié de la vie de famille, de la réinsertion sociale et professionnelle. Et si le patient arrive en fin de vie, son « accompagnement » à domicile – quand celui-ci est possible – peut souvent être plus « doux » qu'à l'hôpital, permettant un cheminement personnel, une intensité d'échange avec la famille, ainsi que le début d'un travail de deuil moins traumatisant pour ceux qui restent.

Mais la toujours croissante technicité des services hospitaliers semble souvent négliger la prise en charge psychologique du patient. L'observation quotidienne en témoigne : les questions existentielles et l'angoisse ne sont pas faciles à assumer... et le milieu hospitalier n'y est pas toujours préparé.

Ces dernières années, plusieurs remarquables équipes ont fait progresser la manière d'« accompagner » les malades graves, qu'il s'agisse ou non des phases terminales. Nous parlerons donc volontairement très peu de ce qui devrait être considéré comme ACQUIS à ce sujet, même si ces acquis sont encore mal connus et trop peu souvent vécus : d'excellents ouvrages renseigneront le lecteur (bibliographie française page 273).

En revanche, nous nous attarderons plus volontiers sur les fruits de ***notre expérience quotidienne***, en détaillant ses particularités essentielles. Nous parlerons ainsi :

— de ***l'environnement propre à l'accompagnement cancérologique en ville*** (phase curative et phase terminale) ;
— des conditions du ***maniement des morphiniques*** au domicile ;
— des difficiles ***rapports avec l'institution cancérologique*** (centres anticancéreux, services hospitaliers spécialisés, services privés) ;
— des deux questions centrales dans la relation thérapeutique : le ***transfert sur un médecin référent*** et ***le discours sur la vérité*** de la maladie (ces deux points étant particulièrement cruciaux en médecine libérale) ;
— et nous terminerons par ***quelques propositions pour l'avenir*** : soins à domicile, transmission des informations, amélioration des systèmes de soins cancérologiques, formation médicale personnelle et travail d'équipe.

Ces quelques réflexions s'appuieront, au fil du texte, sur des exemples cliniques très courts, ainsi que sur six cas beaucoup plus détaillés et analysés (relatés à part, au chap. IV). Ceux-ci sont choisis parmi les accompagnements de cancérologie vécus récemment à notre cabinet.

Si quelques paragraphes semblent sévères pour l'institution, les médecins libéraux ou le ronronnement des systèmes établis, il faut y voir la marque de notre intérêt pour le bien-être des patients, parfois malmenés par des prises en charge plus néfastes que bénéfiques... Certains chapitres de ce bref travail ne concernent que les phases terminales. Mais il est clair que les questions du transfert thérapeutique, du discours sur la vérité, des difficultés de l'information concernent **tous les stades de la prise en charge et de la relation institution-ville**. Une grande partie de notre activité libérale concerne d'ailleurs la surveillance cancérologique au stade ambulatoire curatif.

***

Pour nous, l'« accompagnement » n'est pas l'apanage des phases terminales. ***La prise en charge psychologique du patient et de sa vérité commence dès la première consultation***, avant même la chirurgie ou l'histologie. Nous voulons insister, d'emblée, sur cette ***notion de continuité*** qui se retrouve chez le patient, comme dans le travail de l'équipe soignante. La succession « soins curatifs-soins palliatifs-phase terminale » est parfois un artifice de langage pratique... mais ne tient pas assez compte du ***« sujet » dont l'existence et la « reconnaissance » transcendent ces étapes artificielles***.

Autrement dit, on ne peut pas faire de cancérologie en s'aidant de la « psy » uniquement lors des dernières semaines... ayant ainsi l'illusion de compenser de longs mois pendant lesquels le « sujet » n'a pas été suffisamment pris en compte !

La nécessité d'approfondir ces questions devient vite incontournable, tant les implications personnelles dans de telles relations sont importantes. Notre participation au Groupe analytique de recherche sur l'accompagnement des malades graves (GRAM) a été, de ce point de vue, essentielle.

Désarmés, nous le serons forcément toujours, car nous avons tous peur de la mort. Mais nous pouvons toujours progresser dans la compréhension des **vraies** ***questions posées par les patients, comme de nos propres réactions*** : l'outil de la psychologie, voire de la psychanalyse, est ici d'une aide précieuse. Cependant, accompagner un cancéreux, même s'il ne meurt pas, est d'une grande exigence : c'est une école de ***reconnaissance de l'autre*** dont toute une vie ne suffit pas à épuiser la difficulté, le parcours et la richesse.

La mise en forme de cette édition la rend accessible à tous, en particulier aux familles concernées par la maladie ainsi qu'aux soignants qui s'intéressent à cette prise en charge. A partir du mémoire universitaire initial, la tentation a été grande d'essayer de « tout dire » sur la cancérologie de ville... et de disperser ainsi le fil de notre réflexion ; volontairement, nous avons préféré garder les limites de notre expérience quotidienne.

***

Ce livre n'est pas né d'une histoire intellectuelle, d'une quelconque bibliographie ou d'un attrait pour la « mode » – bien relative ! – des soins palliatifs ; il est une étape de notre cheminement et de notre expérience clinique quotidienne auprès des cancéreux, plus particulièrement de ***ceux qui meurent chez eux*** et que nous essayons d'accompagner le mieux possible.

Au bout de la vie, notre « toute-puissance » de médecin ne sert plus à rien, car la mort, même en soins palliatifs, ne se contrôle pas. Ce qui peut « servir » le patient, c'est peut-être ce que nous vivons ***avec*** lui.

Puisse ce livre favoriser l'écoute du patient et l'attention à son confort.

Puisse-t-il ouvrir l'esprit du lecteur à la dimension palliative de la cancérologie, si riche et si digne pour tous, soignés et soignants *.

DR J.-M. GOMAS,
10 septembre 1988.

---

* Cet ouvrage est publié dans la collection « Recherches morales », série « documents ». Cette collection de recherches en éthique s'appuie aussi sur un traitement scientifique de documents originaux tels que ceux ici traités. Dans ce livre, des choix de vie sont en jeu : l'existence d'un malade en fin de vie, la vie des personnes de l'entourage de ce malade, ses proches, son voisinage, mais aussi les soignants dont l'exercice de la profession soulève des problèmes de déontologie et appelle des choix éthiques, la vie enfin de toute une civilisation confrontée à des situations souvent inédites, en raison notamment de nombreuses mutations technologiques. Le présent volume, par l'apport de documents et leur traitement, est une première, et il ne manquera pas de contribuer pour sa part à une évolution possible des mœurs en ce domaine de l'existence humaine : soigner à domicile des malades en fin de vie. (Note de l'Éditeur.)

À la deuxième édition
(1993)

Les notions de « soin palliatif » évoluent à une vitesse grandissante.

Ainsi, comme l'avait prévu Cicely Saunders et comme vient de le ratifier officiellement la SFAP [1], il est maintenant clair que l'approche palliative ne se limite plus aux phases dites « terminales ».

Il est toujours difficile de remanier un ouvrage entier... et pourtant je m'y suis risqué, préférant, de surcroît, y introduire de nouveaux textes afin d'éclairer certains aspects thérapeutiques ou relationnels approfondis ces dernières années.

Personne, en 1988, ne pensait que ce livre aurait un tel succès, particulièrement auprès de toutes les professions confrontées aux soins de fin de vie. L'attribution, en 1989, du Prix de médecine générale décerné par la Société française de médecine générale et le groupe Le Généraliste a montré que ce livre répondait à une attente.

Que ce nouveau travail nous encourage, tous, à progresser dans une plus grande écoute des malades et de nous-mêmes.

J.-M. GOMAS
15 juillet 1992.

1. Société française d'accompagnement et de soins palliatifs.

CHAPITRE PREMIER

L'ENVIRONNEMENT TECHNIQUE À DOMICILE EN FIN DE VIE

Les patients atteints de cancer ou de sida capables d'autonomie sont facilement réadressés chez eux, dès que les soins le permettent ; mais il n'en est pas de même pour les patients en phase évoluée.

Si l'on considère qu'il est ***parfois*** plus « doux » de mourir chez soi, au sein de l'affection de sa famille, dans son cadre de vie, on peut s'étonner que si peu de décès surviennent à domicile [1].

Dans ces cas de phase évoluée, deux obstacles s'opposent à ce retour.

– la peur ressentie par les médecins (l'hospitalier ET le libéral) ;

– la peur ressentie par la famille et le malade.

En effet, ce sont bien des facteurs psychologiques qui soustendent les arguments plus ou moins matériels justifiant le maintien de l'hospitalisation.

1. LE PATIENT ET LA FAMILLE

Le patient est pratiquement toujours favorable à son retour à domicile, ***s'il sent que sa famille le désire... et l'accepte***. Un patient « s'accrochant » au service hospitalier, alors que l'on désire lui faire réintégrer son domicile, a, en général, peur du refus de son propre entourage et peur de perdre la sécurisation hospitalière (les deux sont liés).

---

1. Voir en annexe, p. 256, les lieux de mortalité en France.

La peur ressentie par le médecin :

A travers ses mécanismes de défense contre l'angoisse du patient, nous verrons que le médecin a de nombreux arguments à sa disposition pour garder le patient dans le service, même si les soins peuvent être donnés en ville.

C'est un cercle qui s'auto-entretient : le médecin ne prépare pas assez la famille et le patient à assumer la fin de vie ; la famille ne supporte pas cette vision ; la peur de celle-ci est perçue par le patient qui ne veut pas rentrer chez lui ; et la peur de tous renforce les craintes du médecin sur l'impossibilité du suivi à domicile ! Le médecin désigne bien sûr ici, à la fois l'hospitalier – qui n'a qu'une vague idée de ce que représentent les contraintes pratiques et l'intensité de la relation d'une phase terminale ***à domicile***, – et le médecin libéral généraliste – qui, lui, n'est pas formé, en général, à ce que représente un suivi cancérologique en période critique. Ajoutons également que la famille peut se sentir, à juste titre, désécurisée par l'absence éventuelle d'un praticien capable de conduire le traitement antalgique palliatif et de maintenir un climat relationnel supportable. Car, finalement, il n'y a pratiquement pas de situation où il est VRAIMENT impossible que les dernières semaines ou derniers jours se passent à domicile. A domicile et par des moyens simples, la quasi-totalité des douleurs est, en effet, très bien contrôlable [2]. En fait, le retour à domicile est difficile lorsque ***rien ni personne n'y a été préparé*** ; on entendra alors souvent les remarques suivantes : – « Si vous lui dites qu'on le renvoie chez lui, il va comprendre qu'on baisse les bras. » – « Mais, Docteur, il est trop malade, je ne vais jamais y arriver. » – « Il a tellement mal, comment voulez-vous qu'il rentre chez lui [3] ? » *A domicile, il est clair qu'une prise en charge des phases ultimes sera acceptée d'autant mieux qu'un travail existe auparavant* AVEC *la famille* ET *le médecin généraliste*. On ne peut « parachuter » de telles situations. Le retour à domicile est également difficile lorsque des soins vitaux sont impraticables (transfusions de plaquettes...). Le bien-fondé

2. Cette constatation est identique à celle de nos aînés (équipe du St. Christopher Hospice par exemple).

3. Nous parlons plus loin des résistances à la prescription des morphiniques.

de tels soins peut se discuter si le patient est en fin de vie ; la décision délicate de les arrêter ne peut être prise qu'en équipe, nous le verrons.

La peur ressentie par le patient :

Ses aspects sont multiples, protéiformes et liés à la peur de ne plus communiquer... Tout ce livre concerne directement ou indirectement cette réalité. Dans notre « volontarisme » de soignant, peut-être avons-nous tendance à oublier que ce patient est en face de sa mort, en proie à son angoisse existentielle...

La peur ressentie par la famille :

Peur justifiée... car l'épreuve est bien réelle. Nous autres soignants, plus ou moins « habitués » à la souffrance, au sang, aux râles, nous « oublions » souvent que le spectacle de ce patient cachectique, peut-être étranger à nos sentiments, représente, en revanche, une lourde épreuve pour son conjoint ou ses enfants. Qu'ils arrivent à transcender cette peine afin de mieux cajoler leur proche ne doit pas faire oublier toute la disponibilité, l'énergie et la douleur morale qu'il leur faut assumer pour cet accompagnement à domicile. Le dire n'est ni du mélodrame ni du sentimentalisme déplacé : nous nous sommes fait piéger plus d'une fois, au sein intime d'une famille meurtrie, par une espèce d'aveuglement initial de défense face à cette peine, nous disant intérieurement, par exemple : « Mais cette dame est valide, elle peut bien s'occuper de son mari !... » Eh bien, non ! Même si cette dame est valide, elle a le droit d'être trop laminée par la situation pour ne pas supporter, physiquement et, moralement, de pulvériser, 20 fois par jour, de l'eau d'Évian dans la bouche du malade ou de le retourner quand son dos est trop ankylosé...

Le respect de l'Autre (patient, famille) prime tout. La famille va, en effet, être confrontée à de multiples tensions, dont la sous-estimation conduit à des conflits ou des erreurs psychologiques. Les proches vont devoir affronter la demande du patient, la peur de ses complications (étouffement, hémorragie, vomissements...), voire la réprobation de l'entourage (voisin [4], famille...). Le plus souvent, on observe une alternance de lucidité courageuse et d'aveuglement qu'il faut entourer et comprendre. Au milieu de ces difficultés sans cesse changeantes, variables suivant les familles et les maladies – nous en reparlerons chap. II – aucune hiérarchie n'est reconnaissable. Cette famille qui connaît le diagnostic, en en acceptant plus ou moins l'issue, va devoir ***exprimer encore tendresse et émotion***, tout en assurant un minimum de soins techniques, alimentation, nettoyage, voire pansements... C'est dire combien ***la capacité de la famille à prendre en charge ce malade dépend étroitement du début de la relation avec l'équipe soignante, de la manière dont la famille sera sécurisée, soutenue, encouragée par elle.*** Autrement dit, un service hospitalier où il est quasi impossible de rencontrer correctement le référent [5] du patient, d'obtenir les précisions souhaitables [6] ne facilite absolument pas les possibilités ultérieures de retour à domicile. Pour nous, ce n'est pas un hasard si *la famille est le « facteur limitant » du retour à domicile* : ce peut être la conséquence de notre manque d'attention envers elle lors des phases précédentes de la maladie. Bien sûr, il y a des cas où la famille ne peut supporter les contraintes techniques rapidement citées ci-dessus ; mais il s'agit d'abord d'une incapacité psychologique parfaitement respectable, que nous devons accepter ou aider à surmonter, si cela est possible. ***Nous n'avons aucun droit pour « forcer » une famille à admettre la prise en charge d'un patient***, si elle ne supporte pas cette éventualité ; que cela puisse s'analyser plus ou moins rationnellement à partir des structures psychiques de chacun, soit ; mais ce refus doit être respecté, même si, par ailleurs, nous savons que l'« idéal » (de notre côté, celui du bien-portant !) serait, peut-être, le retour à domicile. S'il est souhaitable que le confort existe pour le malade grave, il n'est pas indispensable. Même le téléphone n'est peut-être pas nécessaire ! Ainsi Mme

4. Récemment, nous avons entendu un voisin dire : « vous vous rendez compte, leur fille est mourante et ils la gardent chez eux ! Elle serait bien mieux à l'hôpital ! » Cette remarque est respectable en elle-même, mais reflète bien la réprobation pouvant isoler une famille.

5. Le soignant « référent » est le membre de l'équipe médicale qui entretient une relation de confiance privilégiée avec le malade ; il est l'objet du transfert thérapeutique.

6. Et autrement qu'en quatre minutes, debout dans un couloir.

F. a été accompagnée dans une loge de gardien vétuste et sale, au rez-de-chaussée ; le divan-lit déplié empêchait toute déambulation... Il n'y avait ni salle de bains ni W.-C. Une exceptionnelle intensité des derniers mois de vie de Mme F. et un accompagnement sans faille de son ami – jusqu'au coma terminal à domicile – n'en ont pas été empêchés. Bien sûr, une chambre seule, calme, spacieuse, dans un appartement splendide, avec un lit de soins autour duquel on peut tourner, facilite les servitudes techniques.

Mais ces détails sont matériels ; ils peuvent être complètement transcendés par ce que peut vivre une famille et par l'attention que nécessite un patient en fin de vie.

2. L'ÉQUIPE SOIGNANTE À DOMICILE

Une équipe soignante à domicile ? Le terme est étonnant, puisqu'il n'y a aucune structure reconnue en la matière... De plus son existence est incertaine, fragile, et n'est sans doute pas ressentie comme nécessaire par bien des soignants [7] !

Quant à son fonctionnement spécifique pour des malades en fin de vie, il est encore moins évident.

Et pourtant, cette équipe multidisciplinaire peut exister, transformant les conditions de vie des soignants, parce qu'elle modifie la « prise en charge » du malade et de sa famille.

Pourquoi une équipe ?

Infirmières, assistantes sociales, kinésithérapeutes, aide-ménagères, surveillante de secteur d'hospitalisation à domicile, médecin dit traitant, gériatre ou cancérologue hospitalier, référent religieux, bénévoles en équipe, aide-soignants, etc. : TOUS les membres de l'équipe à domicile ont leurs rôles, leurs places, leurs complémentarités.

Travailler en équipe à domicile ?

On ne peut pas faire de soins palliatifs tout seul : les

7. Comme nous le justifions dans les pages suivantes, le terme « soignant » englobe la totalité des membres de l'équipe, y compris le médecin.

demandes sont trop diverses, elles changent d'heure en heure et de jour en jour, suivant le cheminement de tous [8].

Connaître sa propre identité, c'est pouvoir respecter les autres et accepter de dépendre d'eux [9].

Vivre en équipe, c'est aussi vivre la sollicitude (pas la condescendance), c'est s'inquiéter fraternellement de ce que vit son voisin qui est peut-être trop paralysé par l'angoisse de mort.

Et puis l'équipe est riche des potentialités de chacun, y compris de celles du cancérologue hospitalier dont la place s'éloigne souvent trop lors des derniers jours et qui pourtant, lui aussi, peut exprimer son appui à la famille, au moins par téléphone.

Cette équipe est présente : non seulement par les heures passées dans l'appartement, mais bien sûr par une réelle qualité d'écoute et de présence, cette subtile alchimie de communication verbale et non verbale qui calme, qui sécurise.

Parfois de courte durée lors des accompagnements ultimes, parfois durant de longs mois, cette **vie d'équipe n'existe que par la volonté des soignants**. En effet lorsque l'équipe est libérale, aucune structure et aucun texte officiel ne la soutient et ne la définit. Les structures d'HAD [10] ou de SAD [10] permettent un meilleur fonctionnement de cette équipe... si le médecin s'y engage ; mais nous rencontrons souvent des infirmières se plaignant que le médecin libéral ne rentre pas dans le jeu de l'équipe [11] et ne les respecte pas en tant que **partenaires réels des soins et de l'accompagnement**...

---

8. Cicely SAUNDERS parle du « besoin d'intégrer une approche d'équipe qui est la meilleure façon de soutenir ceux qui travaillent dans ce domaine exigeant, tout en accentuant les récompenses qui en découlent ».

9. Th. VANIER disait en septembre 1988 : « Pour faire partie d'une équipe, nous devons connaître nos propres capacités, nos propres compétences et nos limites. Nous devons aussi connaître et respecter celles de nos collègues. On n'est pas membre d'une équipe sans avoir à la fois confiance dans son propre rôle, et respect et confiance dans le rôle des autres membres. »

10. Hospitalisation à domicile ; soins à domicile.

11. L'absence de formation au travail d'équipe nous semble être une des lacunes les plus graves de la formation des médecins. Mais n'est-ce pas le reflet du système hospitalier dans lequel les soignants sont trop souvent simplement « juxtaposés » ?

Qui compose cette équipe ?

Entourant le malade, de multiples rôles s'entrecroisent, se chevauchent et remplissent chacun une partie de « l'espace des soignants ». Qui fait partie de l'équipe ?

1) *Un premier groupe forme le noyau « indispensable »*

Famille, infirmière, médecin généraliste. Ce sont parfois les seuls soignants nécessaires et suffisants à l'accompagnement du malade.

Le cancérologue hospitalier peut être directement impliqué pendant longtemps s'il garde une position de référent (voir page 40).

Le pharmacien, par son rôle primordial dans la délivrance des morphiniques et les contacts fréquents avec l'entourage, doit être cité ici.

2) *Le deuxième noyau est d'existence plus variable*

- Kinésithérapeute.
- Assistante sociale.

3) *Si une HAD est en place, l'équipe s'étoffe d'un coup :*

Toujours :

- Surveillante de secteur.
- Surveillante générale.
- Infirmières (multiples suivant la rotation des équipes).
- Aide-soignante.
- Kinésithérapeute.
- Aide-ménagère.

Parfois :

- Psychologue.
- Assistante sociale.
- Ergothérapeute.
- Cuisinier voire diététicien.

S'il s'agit d'un SAD ou d'une association, on peut aussi rencontrer :

- Auxiliaire de vie.

4) *Mais d'autres personnes peuvent être régulièrement présentes :*

- Agent de pastorale.
- Bénévoles.
- Voisins

5) *Enfin d'autres rôles sont épisodiques mais non moins essentiels :*

- Orthophoniste.
- Médecin transfuseur.
- Brancardiers.
- Agent du laboratoire.
- Médecin(s) conseil(s) de la Sécurité sociale.
- Secrétariats administratifs.
- Société de location de matériel (qui jusqu'après le décès aura des relations avec l'entourage).
- SAMU et service SOS.

Et pour « clore » la vie du malade et non le travail de la famille et des soignants :

- Les pompes funèbres.

Tous ces rôles sont respectables en eux-mêmes et sont complémentaires. Chaque intervenant peut provoquer des catastrophes s'il est maladroit dans son domaine ; chacun peut vivre « du positif et de l'utile » s'il est à sa place... et conscient des enjeux.

Quelques rôles essentiels

1) *L'infirmier(ère) libéral(e)*

Personnage clef ! Membre essentiel de l'équipe en période curative, l'infirmière (adoptons le féminin) devient carrément indispensable à l'accompagnement terminal à domicile [12].

Mais l'infirmière qui accompagne un patient est soumise aux mêmes exigences d'écoute et d'engagement personnel que le reste de l'équipe ; ceci explique peut-être que toutes n'acceptent pas d'assumer les phases ultimes. L'investissement relationnel ne reste pas sans gratification cependant, comme pour tous les membres de l'équipe. « Le côté formidable de ce travail de soignant, c'est qu'on ne peut pas rester non affecté ou non changé par ce qui est en train de se passer avec le patient. Et dans une relation d'aide vraie, l'infirmière ou l'aide-soignante a aussi la capacité et l'opportunité de se développer elle-même [13]. »

Les particularités des soins infirmiers rejoignent celles de la cancérologie :

- la gravité de la maladie renvoie à la mort potentielle avec « une perte d'espoir » nécessitant un ressourcement et une réassurance de la validité des soins ;
- la diversité des pathologies entraîne la multiplicité des soins ainsi que les pertes répétées d'organes atteints successivement ;
- l'atteinte fondamentale de la vie sociale (mutilation, souffrance, caractère honteux de la maladie, perte du statut d'individu au travail...) renforce encore la dépendance vis-à-vis des soignants.

---

12. Signalons — avant d'adopter le féminin pour le reste de ce livre — toute la richesse apportée par des infirmiers MASCULINS dans une équipe soignante ; leur « fonctionnement » dans les transferts thérapeutiques nous semble compléter bien utilement celui des infirmières.

13. R. POLETTI, Conférence sur les soins infirmiers en cancérologie, mars 1979, et 1987.

M. Tavernier souligne fort justement que le travail infirmier, chez le grand malade cancéreux, doit tenir compte de trois particularités :

- la grande fatigue du malade exige souvent le morcellement des soins et leur douceur indéfectible ;
- l'humiliation éventuelle de sa dépendance est plus douce si l'on est « habile et élégant » ;
- enfin, il faut s'accommoder des changements fréquents d'humeur du patient en lui « laissant l'autorité de son confort ».

Les liens qui se tissent entre le patient et l'équipe dépendent souvent, à domicile, de la patience et de la diplomatie déployées par l'infirmière... car la famille est là ! Cela peut compliquer ou simplifier tout ; en ce domaine, la diversité des expériences est infinie.

« Le geste lui-même est messager d'une relation. La personne assurant les soins du corps établit avec celui dont elle s'occupe une relation de type maternel dont les partenaires n'ont pas toujours conscience. D'autre part, le malade repère, reconnaît une main douce, brutale ou méprisante. C'est ainsi que souvent s'instaure avec tel ou tel soignant une relation privilégiée [14]. »

Les accompagnements à domicile ne peuvent exister qu'au prix d'un véritable travail d'équipe, l'infirmière occupant un poste clef. Ainsi Mr D., dont nous avons accompagné le coma à domicile pendant plusieurs jours, était entouré de sa famille et d'une infirmière libérale. Les liaisons téléphoniques étaient pluriquotidiennes, s'intriquant avec nos propres visites.

Lorsque, à son domicile, Mme B. s'enfonça paisiblement dans le coma, la remarquable infirmière libérale qui la soignait – avec l'aide constante de la famille – décida, le samedi soir, de rester toute la nuit auprès d'elle...

Un tel travail sous-entend une confiance mutuelle et, dans une démarche palliative commune, un accord minimum sur les buts recherchés. Dans la journée, les communications entre le médecin, l'infirmière, le kinésithérapeute sont parfois courtes... mais, jour après jour, elles peuvent créer un vrai travail d'équipe.

14. Ch. JOMAIN, Communication au congrès « Mort et modernité », nov. 1987.

2) *Le kinésithérapeute*

Bien sûr, la rééducation est très souvent fondamentale : récupérer son autonomie pour les gestes quotidiens fait partie de la « qualité minimale de la vie ».

Nous avons pris l'habitude de faire régulièrement appel au kinésithérapeute MÊME s'il n'y a pas de déficit grave à combattre ; la stimulation quotidienne, le contact humain supplémentaire que procurent cette visite font partie du « soutien » psychologique utile.

Jusque dans les derniers jours, le kinésithérapeute peut jouer un rôle précieux. Les exemples sont nombreux : aider le patient à expectorer, le mobiliser au lit ou au fauteuil **s'il le veut**, lui masser doucement des membres raides...

Il faut – et nous retrouverons ce problème pour tous les intervenants – que ce praticien PRENNE LE TEMPS et offre la disponibilité psychologique correspondante, car une telle relation n'est pas comparable à celle qu'il établit avec un lombalgique de trente ans...

En particulier, soulignons la nécessité absolue que le kinésithérapeute soit tenu au courant du travail d'équipe effectué. Des explications circonstanciées sur le résultat espéré doivent être fournies.

> Ainsi, le kinésithérapeute appelé au chevet de Mme W. [15] téléphona, désemparé, dès sa première visite : que faire chez cette patiente tenant à peine debout, perturbée par ses métastases cérébrales ? (A tort, nous n'avions pas laissé de lettre explicative pour lui...). La suite des événements montra bien que cette rééducation était utile, puisqu'une autonomie de marche avec aide fut récupérée pendant plusieurs semaines avant l'aggravation ultime. A domicile, on conçoit toute l'importance d'une telle récupération pour le patient et la famille ! (autonomie, restauration de l'image du malade pour lui-même, facilitation de la toilette, de la vie familiale...).

Signalons, dès maintenant, la question difficile de la rémunération des actes des intervenants ; actuellement, elle ne tient pas compte des conditions réelles de soins (voir chapitre I, page 54).

15. Voir cas page 110.

3) *Les structures d'hospitalisation à domicile (HAD) et de soins à domicile (SAD)*

Cet extraordinaire outil de soins que constituent les SAD et les HAD mérite, avant tout, un grand respect... car nous savons combien les conditions d'exercice de leurs personnels sont parfois difficiles. Nous en profitons pour dire ici tout le bien que nous pensons du dévouement et de la compétence de ceux qui y travaillent, sans pouvoir citer telle ou telle infirmière, en compagnie de laquelle des heures intenses ont permis d'apaiser des familles et des patients à leurs derniers instants. Nous avons la chance de pouvoir travailler avec des infirmières de SAD ou d'HAD qui sont restées parfois une heure et demie ou deux heures auprès d'un malade en détresse. C'est inestimable pour le patient ; qu'elles trouvent ici l'expression de toute notre reconnaissance pour ce travail en commun.

SAD et HAD sont des outils remarquables, certes, mais ils sont améliorables.

Quand on sait avec quelles fréquences ces organisations prennent en charge des patients atteints de cancers à domicile [16] on peut s'étonner que la formation, dans ce domaine, soit si maigre ; en tout cas, cette formation est ressentie comme insuffisante par bien des soignants rencontrés à domicile. De plus, il ne semble pas exister systématiquement de « groupes de paroles » institutionnalisés, groupes dont on connaît maintenant bien la nécessité, si l'on accompagne régulièrement des malades « lourds ».

Parfois, le fonctionnement des SAD et HAD ne prend pas assez en compte l'aspect psychologique des patients, dont la détresse nécessite souvent plus de temps que ne peut en passer – matériellement – l'infirmière. Il est absolument capital que l'injection de corticoïdes de ce patient en phase évoluée soit faite au cours d'un passage infirmier durant plus de cinq minutes. Car, avec l'infirmière aussi, il peut se passer « des choses », du « non-dit », même si la relation avec le médecin permet d'autre part l'émergence de l'angoisse ou d'un discours existentiel.

Nous résumons, au chapitre III (page 141), certaines idées

16. En 1987, à Santé Service, 8 malades sur 10 étaient cancéreux.

concrètes visant à l'amélioration du quotidien et dont nous savons que la plupart d'entre elles se heurtent au traditionnel problème de budget...

Nous tenons à inclure ici tous les soignants de ces équipes, en particulier l'aide-soignante et l'assistante sociale. Celle-ci tient un rôle clef dans la préparation de la prise en charge, dans les éventuelles interventions ultérieures de placement, de logistique à domicile, de demande d'aide sociale... Nous n'en sommes sans doute pas assez conscients et les associer au travail d'équipe doit être un souci permanent.

4) *Les équipes de bénévoles*

Les exemples anglais et canadiens, en ce domaine, sont démonstratifs : une place existe, pour des bénévoles auprès des malades graves, à domicile comme à l'hôpital.

Dès leur création, les différentes unités de soins palliatifs ont fonctionné en intégrant des « bénévoles » à l'équipe soignante.

Quel peut être le rôle d'un bénévole lors d'un accompagnement ? « Pour cette prise en charge globale de tous ceux qui sont touchés par le deuil, il ne s'agit pas, de la part des accompagnants, de techniques à apprendre, d'attitudes à adopter, mais bien d'une capacité "d'être" qui demande une préparation, un travail personnel de type émotionnel. Il est important, en effet, que l'accompagnant soit une personne qui puisse être réellement présente à celui qui souffre, qui puisse être avec lui et accepter toutes les expressions de sa douleur [17]. »

Ces personnes acceptant de s'intégrer à une équipe médicale ne sont donc pas des soignants et n'ont pas de « pouvoir médical ». Leur fonction est d'un autre ordre ; mais la générosité ne suffit pas lorsqu'il s'agit d'aider une famille inconnue et dans l'épreuve.

Pour ces volontaires, sélection et formation préalables sont, bien sûr, indispensables ; il semble toutefois nécessaire d'être prudent, afin de ne pas créer un « professionnalisme » de l'accompagnement...

Cette formation permet d'éviter ou de minimiser les risques de voir des bénévoles mal adaptés, suscitant la méfiance et le

17. Ch. HAEGEL, infirmière clinicienne.

scepticisme, à l'image de certains excès antérieurs. **La présence de volontaires ne peut se concevoir, de toute façon, qu'avec l'accord de l'équipe** et si l'aspect technique des soins est parfaitement assuré : on ne peut aider psychologiquement un malade qui se tord de douleurs physiques. Il faut d'abord calmer celles-ci.

Il est par ailleurs indispensable que ces équipes de bénévoles soient, elles aussi, **soutenues par des groupes de parole**.

Nous nous réjouissons d'avoir débuté en 1988, sur l'est de Paris, avec la collaboration initiale de Ch. Haegel et d'une équipe formée par l'Association des soins palliatifs, l'intégration programmée de bénévoles lors d'accompagnements à domicile. L'association créée, « Présence-ASP », a déjà traversé des périodes de crise et de croissance, et nous inaugurons en octobre 1992 une nouvelle équipe de coordination.

Cela ne va pas sans difficultés ! Dans tout travail d'équipe interviennent immédiatement des facteurs relationnels entre les différents membres. Tel patient se sentira bien avec un bénévole et moins bien avec un autre ; réciproquement tel bénévole redoutera la visite chez certain malade... Ces nombreuses interactions ne peuvent correctement se gérer que si un soutien psychologique est mis en place, afin que les « souffrances des intervenants » puissent s'exprimer. Par rapport au patient, la mise en situation de l'équipe de volontaires doit être minutieuse : en aucun cas elle ne peut prendre la place des soignants dont elle pallierait alors une quelconque carence. De plus, chaque membre doit avoir la **capacité de déléguer sa présence aux autres**, sans mesure d'exclusivité ; le malade n'appartient à personne, quelle que soit l'intensité de la relation qui se noue.

La fonction des bénévoles se situe à la fois « au-delà » d'une action (elle rejoint d'une certaine façon la notion simple de fraternité humaine, comme le dit A. Gauvin [18] et « en deçà » il s'agit de « savoir être », pas forcément de faire « quelque chose » à tout prix). Son rôle doit contribuer à une meilleure qualité de vie et appartient donc naturellement à la « philosophie » des soins palliatifs.

Tout bénévole s'intègre dans le cadre familial mais vient

18. Coordinatrice à l'Unité de soins palliatifs de l'Hôpital Notre-Dame à Montréal.

d'ailleurs : il est neutre, sait écouter, sa présence brise la solitude ; à lui, on peut tout dire car il n'est ni soignant ni support d'un savoir ou pouvoir. Son engagement n'est pas professionnel et peut redonner une dimension communautaire à la mort éventuelle du patient. Par sa présence, on peut dire que le volontaire « démédicalise la mort », restaurant une relation d'égal à égal avec patient, famille, amis et connaissances ; une solidarité de voisinage peut revivre. Le bénévole a aussi une tâche fondamentale : l'aide APRÈS le deuil, dans une phase où la solitude se referme d'ordinaire sur les familles.

Tout cela n'est pas facile et le bénévole devra être au clair avec ses motivations, accepter d'être un « médiateur fraternel » (Ch. Haegel), qui peut parfois aider à supporter les tensions et les angoisses.

En tout cas, il est nécessaire que les besoins éventuels de soutien, ainsi que la proposition à la famille, émanent de l'équipe médicale du domicile. La famille doit être préparée à la venue, en son sein, de cette équipe au départ inconnue. **Sur le plan médical et familial, l'évaluation du contexte à domicile** est absolument indispensable.

Pour le médecin, les exigences sont notables car le travail de liaison entre tous ces intervenants représente une charge supplémentaire ; c'est dire la nécessité de faire intervenir ces équipes de bénévoles *au sein d'une structure* clairement organisée, pourvue d'un(e) coordinateur(trice) effectuant la régulation et la constante réévaluation des besoins.

Le fonctionnement de cette équipe

A domicile, il n'y a pas deux malades qui soient entourés de la même équipe, ne serait-ce qu'à cause de la famille qui imprime sa marque propre à l'ambiance du « chez-soi [19] », et parce que l'équipe infirmière change pour chaque malade [20].

Les besoins fondamentaux bien connus concernant la commu-

19. « Le soi et le chez-soi », remarquable texte de M. FAESSLER, dans *Le Maintien à domicile, quel avenir ?*, Éd. Médecine et hygiène, Genève, 1988.

20. Voir notre étude portant sur 171 patients cancéreux suivis à domicile : seulement 30 % des patients ont été assumés par des équipes de SAD ou d'HAD, 70 % ont bénéficié d'équipes libérales variées.

nication sont ici encore plus essentiels dans la mesure où la technique s'efface au fur et à mesure du temps qui passe, laissant aux relations humaines une place grandissante. Le poids de l'angoisse de mort s'alourdit, les familles sont souvent épuisées physiquement et psychiquement. Ce contexte donne à l'équipe à domicile une spécificité évidente.

1) *Parler, s'écrire, se téléphoner*

Une transmission d'équipe est primordiale : soulignons l'importance du cahier de transmission à domicile, même si on est hors HAD. Certaines équipes libérales ont bien compris cette nécessité et placent fort judicieusement au domicile un petit cahier de transmission, incitant ainsi les médecins à travailler en collaboration... effective.

Le sens symbolique et pratique de ce type de cahier n'est pas anodin ! Il n'a d'intérêt que si est vécu un respect profond du travail de l'autre quand on est soi-même absent (souvent difficile pour le pouvoir médical !).

2) *Se voir*

« Faire exprès de se voir ! »

Ce n'est pas évident à domicile, car nous sommes pris par le rythme trépidant des journées et la difficulté de concordance des horaires de chacun.

La rencontre au domicile, progressivement, des différents membres de l'équipe, permet de se connaître, de se re-connaître, de savoir quel est le regard de l'autre, le ton de sa voix, la manière dont il touche ou parle à ce malade, la manière dont le malade lui parle.

La communication verbale et non verbale fonctionne entre tous, y compris entre soignants !

3) *Accepter et* RECONNAÎTRE *l'autre*

Reconnaître : l'infirmière a droit à la parole, a le pouvoir de sécuriser ; son rôle est naturellement complémentaire de celui des autres.

Permettre à l'autre de prendre des initiatives, d'être reconnu par la famille comme un « soignant », c'est permettre à chacun d'être lui-même – et pas seulement un technicien – dans la relation d'accompagnement.

On ne dira jamais assez que vivre cette complémentarité avec ceux que l'on appelait autrefois les « paramédicaux [21] » est une exigence qui prend à contre-pied notre système de formation sociale et médicale. C'est une lutte jamais achevée (en particulier pour un médecin) que de regarder l'autre comme une personne complémentaire, qui n'est pas inférieure !

Ce domaine de la RE-connaissance de l'autre est un vaste champ où les volontés de puissance mal contrôlées des soignants se heurtent vite à une réalité qu'ils ne peuvent maîtriser...

Nous voyons pour notre part, dans cette hiérarchisation négative trop fréquente, une des raisons du malaise infirmier : les médecins – y compris à domicile – ne respectent pas assez cette complémentarité.

4) *S'accepter « soi »*

C'est de réalité quotidienne ; être « à sa place », sans trop marquer la hiérarchie, ni être trop effacé, ni condescendant, ni hautain ; cette exigence relationnelle n'a rien d'original mais devient vite indispensable dans une équipe soumise à d'aussi fortes pressions.

En effet, les situations « palliatives » répétées ne peuvent se supporter de la même manière que des situations « curatives » : on ne sort pas indemne de la confrontation avec la mort, fusse-t-elle pour l'instant la mort de l'autre... mais nous y vivons forcément la préfiguration de ce que sera la nôtre. La position du soignant revêt donc ici une importance particulière, de par ses implications avec ce qu'il va « pouvoir faire » et « pouvoir vivre ».

Si nous insistons tant sur ces aspects de la place symbolique de chacun, c'est que la pratique nous montre toute la richesse d'une équipe dans laquelle cette exigence est reconnue comme

---

21. Quel mot condescendant pour parler des membres de l'équipe, en les « comparant » à un statut médical qui, sur le plan symbolique, les infériorise d'emblée... ou alors, acceptons de parler des médecins comme de para-infirmiers ! Ces anciennes dénominations sont exclusivement basées sur un pouvoir médical, alors que nous sommes tous en complémentarité relationnelle au service du malade. Nous sommes tous des SOIGNANTS.

primordiale. De l'acceptation de soi et des autres dépend la convivialité de l'équipe.

5) *Communauté de buts et de moyens*

L'équipe ne peut fonctionner qu'avec une cohérence de stratégie et de comportements relationnels. Cohérence et non similitude car, heureusement, l'équipe est riche des différences de chacun.

Cependant, il arrive fréquemment que les moments cruciaux de la maladie fassent apparaître des réactions imprévues, violentes, voire contradictoires avec la stratégie adoptée jusque-là : ainsi, une infirmière ne soutenant plus le désir de vie du malade et demandant un « homicide par pitié »... ou un médecin qui décide d'une réhospitalisation, sans qu'un élément nouveau puisse la justifier... ou une famille épuisée – ce qui doit toujours être respecté – ne soutenant plus les décisions à court terme.

Ces points de friction sont inévitables et font partie de la vie d'une équipe. Ils doivent être verbalisés et, si possible, aplanis sous peine de distorsions importantes.

6) *Se soutenir dans le groupe*

Tensions, angoisse, peurs de mal faire ou de ne pas y arriver, peur de soi quand on est trop triste et qu'il faut quand même aller voir ce malade et sa famille...

7) *Un référent thérapeutique compétent*

Le référent (objet du transfert privilégié) est le soignant investi spécialement de la confiance du patient.

– A domicile, le médecin généraliste devient souvent le référent. Sa tâche pour dynamiser l'équipe et respecter chaque soignant est primordiale.

Rappelons que les soins palliatifs ne sont pas une médecine au rabais : il faut donc être un soignant compétent. Mais, bien sûr, la compétence technique n'est pas seule en cause ; le savoir-faire est utile, tout comme le savoir-être... et celui-ci ne s'apprend pas dans les livres.

– Lorsque le référent est hospitalier, les choses peuvent devenir plus compliquées.

Il est fréquent de rencontrer des malades qui se souviennent des décisions anciennes : « Le Pr X. m'a dit : “surtout n'arrêtez jamais les gouttes de Z.” ! » Mais ces gouttes sont devenues bien inutiles ou inadaptées à la thérapeutique de fin de vie. Le temps, le tact et les explications peuvent éviter de « casser » brutalement la confiance auparavant justifiée dans certaines décisions devenues périmées.

Une distorsion, pénible pour tous, peut par ailleurs se produire lorsque l'hospitalier est hostile au contrôle correct de la douleur, surtout s'il ne maîtrise pas sa propre angoisse des morphiniques. (Lorsqu'on ne peut l'accepter symboliquement, il y a toujours de bonnes raisons pour refuser de prescrire la morphine...)

Il en va de même lorsque les buts entre domicile et hôpital ne sont pas ou plus cohérents : la chimiothérapie est renouvelée, mais famille et malade crient : « Assez ! »... sans doute pas assez fort ou pas au bon moment, car la cure est de nouveau programmée !

Lorsque l'éloignement, voire la contradiction entre les stratégies, rend l'accompagnement acrobatique, de solides motivations confraternelles (voir page 42) sont souvent nécessaires pour arriver à dialoguer. Prendre le temps de passer voir le soignant institutionnel est encore la meilleure façon de parler du malade, de verbaliser les difficultés que nous avons tous à regarder ce malade qui va mal, d'adapter la thérapeutique aux souhaits restés parfois non connus du cancérologue.

8) *Créer*

Au jour le jour, dans tous les cas de figure, nous sommes continuellement appelés à **inventer, créer** de nouvelles réponses aux questions, trouver des solutions adaptées pour vivre la situation : ce n'est pas notre propre échelle de références qui sert à prendre les décisions, mais les désirs du malade et de son entourage.

Les relations médecine libérale-hôpital

Nous ne pouvons éluder ici un point essentiel : celui de la place symbolique de l'institution avec un grand I [22].

Les hospitaliers sont DANS une institution, au service, qu'ils le veuillent ou non, d'un « idéal soignant ». On ne peut travailler dans une institution comme on travaille « en libéral », car on peut observer « un accord inconscient entre soignants et représentants de l'idéologie institutionnelle pour dénier ainsi l'existence dans l'institution d'expériences trop angoissantes pour les soignants » [23].

En miroir, le soignant libéral n'est pas aussi libéral qu'il pourrait le croire... car il est aussi le rouage d'un système qui est signifiant par lui-même d'un idéal de soins et de tout un système de santé.

Gilles Errieau dit fort justement : « Le médecin hospitalier découvre le malade à travers l'institution qui lui masque tout ce qui, chez ce dernier, n'est pas la maladie. Le médecin traitant perçoit d'abord les répercussions de la maladie sur le comportement du patient dans son milieu. Et le malade passe de l'un à l'autre de ces systèmes de référence qui ont, chacun, leur logique propre. Mais ce n'est pas au malade de se mettre au diapason des discours de ses médecins. C'est aux médecins de connaître leur métier de médecin, pour paraphraser François Baille [24]. »

La cristallisation des conflits est facile : l'angoisse existentielle est à la fois transformée et transportée dans la lutte thérapeutique ; c'est « l'autre soignant » qui sera responsable si cela ne marche pas [25] puisqu'il a donné trop ou pas assez de morphine, pas assez de chimiothérapie... enfin, en tout cas, pas comme on le voulait !

Structurellement, cette institution est garante du savoir, dépo-

---

22. Voir les travaux de Michel RENAULT.

23. Pr M. SOURIS, Congrès sur la formation en soins palliatifs, Bruxelles, oct. 1991.

24. Entretien avec Monique Raikovic, *Décision Santé*, n° 6, juin 1991.

25. Nicole Alby analysait remarquablement, lors du colloque MG-Cancer (Paris, 1991), le rôle incontournable de « bouc émissaire » que les uns ou les autres jouons forcément pour les autres maillons du système. Pensons-nous assez à cette problématique ?

sitaire d'un ordre scientifique dont le pouvoir est « suprême » ; il n'est donc pas étonnant que bon nombre de médecins hospitaliers à plein temps se laissent conditionner par ce savoir : ils ont raison, ceux du domicile ont tort ou en tout cas en savent moins qu'eux. C'est d'ailleurs souvent vrai sur un plan « encyclopédique »... **mais le vrai débat concernant l'équipe soignante se place sur un autre registre : c'est de relation et d'approche globale qu'il s'agit, de respect de l'autre** ; il n'y a alors plus de hiérarchie de savoir qui compte.

Il est donc tout à fait vain de vouloir batailler contre le pouvoir hospitalo-universitaire – et de nombreuses organisations syndicales ou professionnelles n'évitent pas cette tentation peu déontologique.

Pour ce travail d'équipe, mieux vaut se placer d'emblée à un niveau où il n'y a pas de « danger », de par le savoir de l'autre soignant, dans une attitude où il peut y avoir en revanche complémentarité d'actions et de positions référentielles.

Ainsi, il semble difficile de demander à un cancérologue chevronné de passer son temps à renoncer à son pouvoir de guérir, à renoncer à son savoir qui entraîne l'espoir et l'adhésion des malades ; nous avons tous besoin de ce type d'adhésion et de fonctionnement pour la dynamique des soins.

En revanche, quels que soient l'investissement technologique et la spirale inflationniste de science employés par cet hospitalier, nous sommes en droit d'attendre de lui, comme de tout homme dont le métier est de soigner, une attention à l'autre, un bonjour dans le couloir, un geste d'humanité, un mot de condoléances pour la famille de ce malade qu'il a suivi deux ans et vu quinze fois en consultation...

Là, nous pouvons parler ENSEMBLE ; là, nous sommes de plein-pied dans notre statut de soignants solidaires et AU SERVICE d'une même cause, même si les moyens employés varient dans le temps.

Nous sommes au-delà de la rivalité de statut – dérisoire – ou de la rivalité de pouvoirs – néfaste – sur le malade.

Alors, hospitaliers et libéraux sont bien complémentaires au chevet du malade, à égalité d'importance dans le but recherché : *guérir si possible, soulager de toute façon, accompagner jusqu'au bout et cela* ENSEMBLE.

Le soutien de l'équipe

Mais peut-on apprendre le savoir-être ? Comment être auprès de cette famille laminée par le chagrin, par une perte imminente ? Comment être avec ce sidéen de vingt-cinq ans qui a perdu la moitié de ses amis ces dernières années et qui est en train de mourir à son tour ?

Comment transmettre cette sensibilité humaine à la relation thérapeutique ? Comment supporter cette mort d'autrui, si angoissante car elle nous rappelle la nôtre ?

GARDER LA DISTANCE SANS ÊTRE FUSIONNEL, MAIS EN S'IMPLIQUANT DANS UNE ÉMOTIVITÉ SANS Y PERDRE SA LUCIDITÉ... A domicile, dans l'intimité des familles et l'environnement du malade, il y a des jours où l'on ne sait plus très bien où on en est, où cette « ligne de crête » (J. Pillot) n'est plus discernée... Est-on fusionnel ? Est-on submergé par l'angoisse de mort ? Est-on encore lucide ?

Pour ces raisons – et pour d'autres – un groupe de parole est indispensable au bon fonctionnement de l'équipe soignante, surtout si des accompagnements sont fréquemment assumés. L'organisation de ces groupes n'est pas simple pour des libéraux, mais le résultat en vaut la peine ! (Voir l'expérience du GRAM, Groupe d'analyse interdisciplinaire ayant fonctionné pendant 5 ans à Paris).

Un sens pour l'équipe

La situation palliative n'est pas facile *a priori* pour le pouvoir médical ! Il faut vivre cette « conversion intérieure » pour accepter d'être symptomatique, de privilégier le confort, de faire cette médecine qui ne guérira pas... pour redécouvrir le sens caché de cet autre avec lequel nous entrons en relation intense. Sans refuser cependant notre responsabilité soignante, qui est de savoir prendre les décisions, et en vivant la notion – essentielle au travail du médecin généraliste (voir page 268) – de SOINS CONTINUS.

Référent et équipe soignante seront d'autant plus en mesure de « servir à quelque chose » qu'ils irradieront une joie de la vie et, nous osons le dire, une joie de vivre. Les patients vivent, ils ont besoin de sourires, d'optimisme, et non de têtes d'enterrement.

« Servir » recouvre ici des sens multiples : être au service du patient, de ses désirs, mais aussi comme un outil soignant d'une technique de soins. Autrement dit, servir *À LA FOIS EN TANT QUE « SAVOIR ÊTRE » ET EN TANT QUE « SAVOIR FAIRE »*.

Soigner chez lui un malade dans sa globalité, aider à révéler, si cela est possible, les potentialités des relations familiales sont sûrement des richesses quotidiennes capitales pour les soignants à domicile.

3. LE MÉDECIN GÉNÉRALISTE

Tout praticien est confronté, un jour ou l'autre, à la mort d'un de « ses » patients. Mais il peut s'en occuper uniquement sur un plan de soins techniques, sans se rendre disponible pour l'important travail d'écoute et la relation privilégiée de cette période.

Accepter de s'engager dans ce fameux « colloque singulier », c'est prendre un risque. La mort est destructrice, parfois fascinante, mais la côtoyer n'a jamais été sécurisant. Aider un patient en détresse est plus fatigant que suturer une plaie, traiter la bronchite de cette dame âgée ou soigner l'otite du petit dernier... (Nous traitons aussi ces pathologies et connaissons l'infinie diversité des relations thérapeutiques qui s'établissent ; nous ne stigmatisons ici aucune hiérarchie médicale ; il s'agit simplement d'un ***autre travail***, d'une autre profondeur de relation, ni meilleure ni pire, simplement différente).

Ces difficultés expliquent-elles que peu de soignants s'engagent sur la voie de cette pratique ? Pourquoi ceux qui la suivent l'acceptent-ils avec une joie de vivre qui n'a rien de morbide ? (Cette joie de vivre nous semble d'ailleurs complètement indispensable en cancérologie.)

Les résistances à l'« accompagnement » sont complexes et se retrouvent d'ailleurs à tous les niveaux de l'équipe soignante, qu'elle soit libérale ou hospitalière.

« Accompagner » exige un temps disponible en rapport avec la complexité de ces situations terminales et implique un minimum de connaissances des techniques de soins palliatifs. Notre expérience nous a largement montré que ***la médecine***

palliative ne saurait être une médecine « au rabais » : une solide compétence est absolument indispensable car l'appréciation clinique et la thérapeutique de ces patients fragilisés ne sont pas si simples...

Plus encore, une aisance, vis-à-vis de sa propre situation psychique face à la mort et la souffrance est nécessaire.

Nous parlons d'« aisance » ; le terme est ambigu, car qui peut prétendre être « à l'aise » par rapport à sa mort ?

Cependant, il n'est pas indispensable d'avoir fait une psychothérapie ou cinq ans d'analyse pour être « à l'aise » sur ce sujet. Laissons notre structure psychique profonde à sa place et considérons simplement *la capacité à entrer en relation vraie avec l'autre*, respectant sa souffrance et sa mort prochaine. Divers registres d'actions sont disponibles, du toucher et de la caresse calmante aux cathéters périduraux de morphine [26]... en passant par les analyses de cas en groupe d'étude, au cours desquelles la relation thérapeutique est disséquée.

La mort n'est pas de la psychiatrie... ! Accompagner peut s'improviser [27] et ne nécessite, bien sûr, *a priori*, aucune formation « psy »... mais il est clair que celle-ci change beaucoup la vie de ceux qui acceptent cette remise en question d'eux-mêmes et facilite grandement la relation terminale. On sera d'autant plus efficace si l'on a ***décodé ses propres réactions, comme celles du patient*** (le non-dit est capital et, pour les patients trachéotomisés, il ne s'agit pas seulement d'un jeu de mots...).

« La relation soignant-soigné dépend de la capacité du soignant à supporter l'angoisse de mort que le soigné lui renvoie » (M. Ruzniewski).

C'est en cela qu'une formation psychologique personnelle ET/OU la participation à un groupe de travail nous semblent enrichissantes. Ce groupe peut être de recherche, d'analyse, de soutien : la dénomination importe peu, pourvu que se fasse un travail d'« écoute » par un référent analyste ou psychologue, apte à décrypter les langages et les discours. De toute façon,

26. Voir annexe sur l'utilisation de la morphine.

27. Dans nos sociétés modernes, cet aspect est sûrement perdu ; au fond des chaumières, il y a trois siècles, ou même actuellement en Afrique, l'accompagnement des « mourants », les rites funéraires sont naturels et peut-être mieux vécus...

la répétition de ces relations ultimes induit de telles tensions qu'un soutien est vite nécessaire.

Le « soignant-accompagnant » n'est donc pas un zombie introuvable ou un héros sublimé (et sublimé par la « psy » !), mais un individu qui vit à fond et en l'acceptant à l'avance, toute la richesse et la détresse d'un autre face à sa mort. Ce travail ***n'est pas stérile ou morbide ; il est d'un intérêt capital.***

Bien entendu, comme en miroir, c'est notre propre mort que nous entrevoyons... comme c'est notre souffrance potentielle future que nous jugulons par nos associations antalgiques sophistiquées.

Et nous entrevoyons, de ce fait, une des compensations dites « secondaires » d'un tel effort... car l'économie psychique du soignant n'échappe pas aux règles bien connues ! Nous accompagnons nos patients comme nous souhaiterions (éventuellement ?) être, nous-mêmes, accompagnés, un jour ou, à l'inverse, pour nous prémunir d'avoir à affronter cette période.

La « perversité » du soignant (ou, du moins, l'ambivalence fondamentale de son statut) pourrait s'exercer, ici aussi, dans de sombres desseins inconscients... que l'on pourra laisser inconscients si cela fonctionne bien et avec profit pour le patient ! Chacun décide ce qui lui semble le mieux adapté à sa vie et à son économie psychique...

Le profil idéal du « généraliste-qui-accompagne-les-mourants » n'existe donc pas, et heureusement ! A la diversité des patients et des pathologies doit répondre la diversité des écoutes.

Tout au plus peut-on souhaiter des connaissances facilitant un tel travail :

- une maîtrise des médications antalgiques et palliatives ;
- une « aisance » minimale sur la mort et la souffrance ;
- une connaissance cancérologique de base pour savoir surveiller les effets iatrogènes spécifiques des traitements ;
- l'adaptation au travail d'équipe.

Les lignes ci-dessus choqueront certains, nous le savons, car il est parfois de bon ton de prétendre que tout le monde peut tout faire... et qu'être médecin est un brevet d'omnipotence, y compris psychologique ! La réalité quotidienne est, pour nous, un flagrant désaveu de cette optique.

Au total, face au malade atteint d'un cancer ou d'un sida, le médecin généraliste peut se placer dans la droite ligne de son exercice quotidien : soigner et le corps et l'esprit, au sein d'une relation thérapeutique toujours unique et renouvelée. « Quelle que soit la voie choisie, diagnostic révélé ou tu, pronostic annoncé ou menti, l'engagement est demandé autant que la science, si nécessaire que soit cette dernière. Au médecin, ensuite, de creuser en lui-même pour savoir se dégager, cicatriser, s'enrichir. » (R. Zittoun.)

Un exemple récent d'incapacité d'accueil de ces pathologies graves :

Cas de Mr R.

Ce patient de 28 ans vient consulter, chancelant, accompagné de sa mère. Son discours est aussi impressionnant que son aspect physique et aucune lettre d'envoi n'étant arrivée au cabinet, il m'apprend lui-même sa rapide histoire de sarcome thymique dépassé.

Surpris par la longue distance existant entre son domicile et mon cabinet, je lui en fais la remarque. Il m'explique : « Quand je vais chez un généraliste de mon quartier, dès que je lève ma chemise, il se précipite et me dit : "Non, non, rhabillez-vous, je ne peux rien pour vous, allez directement à l'hôpital".

Alors je viens vous voir, car le Dr V. m'a prévenu que vous ne diriez pas cela. »

Effectivement, le foie énorme, saillant, bosselé, déforme la chemise.

(L'histoire de ce patient concerne surtout la communication familiale, et donc le chapitre II, mais dans un souci d'unité, nous indiquons ici l'ensemble des conclusions.) La fin de ce patient fut des plus pénibles à supporter, car il était muré dans une totale conspiration du silence engluant famille, médecin, amis. Au cours des deux mois qui lui restèrent à vivre, jamais ne put être exprimée la moindre angoisse ni la moindre question.

Un jour, répondant à une question de sa mère, je lui fis remarquer que la situation était mauvaise ; elle me répondit en pleurant : – Non, je vous en prie, ne parlez pas de ça, je ne veux pas entendre ça. Ce n'est tout de même pas possible que l'on ne puisse rien faire. En tout cas, je ne veux pas que vous abordiez cela avec mon fils.

La famille supportait tellement mal le spectacle de l'altération physique du malade, tout comme la relation avec lui, que les hospitalisations étaient itératives, alors qu'elles ne servaient strictement à rien. (Le traitement était le même, à savoir purement symptomatique et parfaitement réalisable à domicile.) Peu de dialogue, peu de tendresse chez lui, car ses parents n'y arrivaient pas. Il restait seul dans sa chambre, ses parents étant souvent au salon... Le patient, lui-même, semblait vivre avec « apragmatisme ». Le déni de la réalité de son corps déformé était tel qu'il n'en parlait jamais. Les hémorragies cutanées diffuses, les phlébites, l'occlusion, tout était abordé calmement, comme s'il se fût agi d'événements étrangers et sans importance. Bien sûr, je ne rompis jamais cette barrière virtuelle, car il n'exprima à aucun moment le désir d'en parler, malgré plusieurs occasions que je lui proposais à demi-mot. Sous morphine, Mr R. ne souffrait pas. Il mourut seul, au fond de sa chambre d'hôpital ; sa famille l'y avait fait réadmettre pour une syncope.

Conclusion du cas de Mr R.

Deux faits saillants :

– Tout médecin n'est pas forcément prêt (techniquement et psychologiquement) à assumer ce genre de situation intolérable (ces généralistes qui lui refusaient, ne serait-ce qu'une consultation, le prouvent clairement). Une formation semble donc parfois nécessaire.

– Le blocage familial était tel qu'aucun dialogue (en dehors de la fragile communication non verbale de sécurisation et de douceur) concernant la réalité ne fut possible. L'angoisse de mort massive bloquait tout discours et notre rôle fut ici d'aider à cette protection, acceptant cette conspiration du

silence pour ne pas imposer une épreuve psychique supplémentaire [28]. Ce rôle fut vraiment éprouvant.
Cet exemple illustre ***le raidissement muet dans la douleur morale*** que nous vivons parfois au domicile des patients.

4. L'INSTITUTION DE RATTACHEMENT

Certains chapitres de ce travail ne concernent que les phases ultimes. Mais il est évident que la question du transfert thérapeutique ou les difficultés de l'information touchent tous les stades de la prise en charge et de la relation institution/domicile.

Dans les rapports institution/domicile, deux grands types de situations peuvent se schématiser :

LE MALADE QUI « VA BIEN », ou en tous cas qui se trouve en phase curative ou contrôlable, même si la maladie est rechutée et donc souvent mortelle à plus ou moins bref délai : dans ce cas, la collaboration avec le cancérologue hospitalier est constante ; le plus souvent, les décisions sont prises par lui. Le problème de l'information mutuelle et des mensonges aux patients se pose alors avec acuité, car *le discours du médecin traitant est complètement dépendant de ce qui a été dit à l'hôpital.*

LE PATIENT CANCÉREUX EN PHASE AVANCÉE (maladie plusieurs fois récidivée, thérapeutique dépassée ou épuisée) ET ULTIME (les derniers jours) : dans ce cas, surtout si le patient est désireux de rester chez lui, le pôle de décision peut se déplacer sensiblement jusqu'à être totalement confié au généraliste, lors de l'accompagnement « terminal ». Mais, même dans ces phases ultimes, il nous apparaît ***indispensable de garder le contact de manière étroite avec le cancérologue référent*** pour, au minimum, trois raisons importantes :

1) La famille, qui a si longtemps placé sa confiance dans ce cancérologue, doit voir que la collaboration existe avec lui, même s'il ne se déplace pas au chevet du malade.

2) Pour cet hospitalier attaché à ce malade, ce « dessaisissement » de la conduite des soins peut être pénible et lié à

28. Au chap. II, nous parlons plus en détail de ces mécanismes.

un cortège de culpabilités vis-à-vis du patient (« Il va croire que je le laisse tomber »), de la famille (*idem*) et du médecin libéral (« Il va croire que je lâche mes patients quand ils vont mal... »).

3) La collaboration technique avec le cancérologue hospitalier peut être parfois utile pour la conduite des soins palliatifs.

Ces différents aspects ne sont pas sans importance, en particulier sur le plan du transfert thérapeutique.

Nous manifestons ici notre contentement de connaître et de travailler avec trois équipes institutionnelles qui, chacune dans leur genre, permettent une prise en charge remarquable des patients.

L'hôpital de jour de cancérologie de Tenon (Pr V. Izraël), animé par A. Bellaiche et A. Esteso, est un lieu où la haute technicité des traitements modernes n'exclut pas l'écoute attentive des patients et de leur famille. Les conditions ne sont, bien sûr, pas toujours idéales car tributaires de la lourdeur du système de l'Assistance publique, mais nous avons toujours trouvé un esprit d'équipe et une effective collaboration avec les praticiens de ville.

Dans un autre style, le service d'oncologie et de radiothérapie de l'hôpital des Peupliers, et les services de l'hôpital de la Croix-Saint-Simon sont également deux lieux où le partage des difficultés de la relation thérapeutique existe : les médecins ne parlent pas uniquement de l'estomac ou de la métastase, mais ***aussi*** de ce que le patient vit « dans sa tête ». Ce partage prend souvent de véritables dimensions de travail d'équipe et nous y voyons une raison essentielle de prise en charge la mieux adaptée possible. Dans ces deux hôpitaux, la moyenne taille relative explique peut-être, en partie, ce « supplément d'humanité » permettant un fonctionnement bien plus personnalisé et attentif, les responsabilités et le personnage référent n'étant pas comme « dilués » dans la structure. En tout cas, dans ces services, la mort existe. Mais elle n'est pas bafouée, niée, refoulée jusqu'à l'absurde pour éviter (bien vainement !) l'angoisse du patient et masquer (tout aussi inutilement) celle du soignant...

Quant au service du Pr Zittoun à l'Hôtel-Dieu, différents articles ont déjà signalé le remarquable travail de réflexion et d'analyse qui s'y vit tous les jours. L'institutionnalisation des ***réunions hebdomadaires de l'équipe soignante, la présence d'une***

psychologue expérimentée épaulant patients et soignants et la volonté délibérée du service de se mettre vraiment à l'écoute du patient expliquent la qualité des relations thérapeutiques. Dans les services d'hématologie, de toute façon, les situations thérapeutiques « limites » (techniques de greffe) rendent encore plus périlleux les soins aux patients et la cohésion de l'équipe soignante. Mais il s'agit bien d'une volonté délibérée dans le service de Mr Zittoun, puisque nous connaissons des services équivalents où on laisse souffrir les patients, au sein de mensonges répétés et érigés en véritable système.

Dans la pratique, les rapports du praticien libéral s'établissent avec deux types de services :

• *Les structures du type hôpital de jour,* qui sont parfaitement adaptées à la cancérologie : elles permettent des actes techniques courts, au sein d'une ***équipe pluridisciplinaire*** dont on sait l'indispensable existence. Le développement massif des traitements chimiothérapiques de plus en plus agressifs ne fera que rendre encore plus indispensable, au sein de ces unités, l'intégration de l'humain aux actes techniques, sous peine d'aggraver encore la pathologie iatrogène psychique.

• *Les services hospitaliers :* La médecine technicienne ayant spontanément tendance à évacuer tout ce qui ne ressort pas d'un modèle objectif analysable, il est fréquent que, dans les services hypersophistiqués de cancérologie, la psychologie n'ait pas toujours sa vraie place ! Et pourtant, la guérison – et sa qualité – dépend, en partie, de la manière dont le patient est pris en charge.

Insistons sur ***la nécessité de permettre l'expression de la parole au sein de l'équipe soignante***, grâce à la présence d'un intervenant psychologue ou psychanalyste psychiatre. Le seul fait de réunir les soignants régulièrement, afin de parler des tensions et angoisses de chacun, a montré, dans tous les endroits du monde, que les soignants étaient ensuite plus à l'aise pour assumer les tensions thérapeutiques et relationnelles... et que les patients en bénéficiaient [29].

L'utilité de ces services hospitaliers est bien sûr indiscutable. A travers de nombreux points abordés dans ce mémoire, ainsi

---

29. Différents travaux sur le vécu des équipes soignantes et du patient sont cités dans le remarquable livre de C. Saunders et M. Baines.

que dans les propositions du chapitre III, apparaissent différents motifs de satisfaction et d'amélioration de leur fonctionnement.

5. SÉCURITÉ SOCIALE ET POUVOIR ADMINISTRATIF

Le développement bien modeste des soins palliatifs pose, déjà, à l'échelon du système de santé, de difficiles questions économiques.

Notons, par l'intermédiaire des caisses d'assurance sociale, l'accroissement spectaculaire des contrôles administratifs – et médicaux – sur le travail quotidien. Ces contrôles se renforceront probablement dans l'avenir, surtout si un poste particulier ou un type de soins donné augmentent notablement. Heureusement, ces obstacles peuvent être transcendés par la connaissance mutuelle et un travail confraternel [30]. Mais nous imaginons fort bien toutes les difficultés qui surgiront si des conflits de personnes et des rivalités diverses viennent s'interposer au niveau de la régulation de l'activité des médecins. De même, il faut bien reconnaître que les médecins-conseils exercent avec leurs convictions personnelles... et leur peu de connaissance des données des soins palliatifs (comme beaucoup de médecins en France). Il serait urgent de réfléchir à ce que, nous, médecins libéraux, pouvons faire pour équilibrer ce pouvoir administratif actuellement considérable.

Les contrôles de la Sécurité sociale vont devenir de plus en plus fins, surtout si les soins palliatifs à domicile se développent. Cela n'est pas forcément ennuyeux; nous ne les redoutons pas.

Mais dans le système actuel, toutes les aberrations sont possibles et nous pourrions nous faire reprocher de ne pas dépenser assez pour assurer la sécurité du patient, comme le contraire: à quoi servent vos dépenses puisque ce sont des soins palliatifs pour un sujet « condamné » ?

---

30. Nous nous félicitons ici de la collaboration étroite développée avec toute l'équipe des centres 202 et 205 de la Sécurité sociale – contrôles médical et administratif compris – sans laquelle certaines difficultés seraient bien difficiles à maîtriser... N'oublions pas qu'en cas de conflit, c'est toujours le patient qui en pâtit !

Ne sourions pas trop vite : ce danger existe.

Nous avons DÉJÀ eu des difficultés à faire admettre que des séances de kinésithérapie étaient nécessaires. Et la modification fondamentale du régime des « 100 % », intervenue au 1er janvier 1986, est parfois source de difficultés :

- Un exemple : Pour un patient en phase ultime, une demande de kinésithérapie peut très bien être refusée par le médecin-conseil, s'il considère que le cancer n'est pour rien dans cette prescription, mais qu'il s'agit d'une mesure prise dans le cadre du « confort psychologique » du patient. On pourra toujours argumenter, mais... Par ailleurs, pour accorder le « 100 % », il faut maintenant qu'il y ait un accord écrit explicite sur la stratégie de soins ; un médecin-conseil opposé aux techniques palliatives peut refuser massivement les décisions.

- Autre exemple : Qui peut dire si, maintenant ou dans X années, un médecin-conseil ne décrétera pas inutiles des visites à domicile – tous les jours ou tous les deux jours – pour un accompagnement prolongé de plusieurs semaines ? Et lors des soins d'un patient à l'agonie, deux visites par jour ne sont pas rares...

- Les passages quotidiens d'infirmières peuvent être exposés aux mêmes difficultés.

Quant au problème des rémunérations, il est bien délicat : la nomenclature des actes médicaux est un sujet explosif qui fait couler beaucoup d'encre depuis plus de trente ans...

Il est clair que les soins palliatifs – qu'ils soient terminaux ou non – demandent bien plus de temps (et peut-être de savoir ?) que des actes de médecine dite « courante [31] ».

Question insoluble... car de nombreux praticiens trouvent que leurs actes ne sont pas assez évalués et, dans ce cas, quelle hiérarchie choisir pour cette réévaluation ?

Il est fréquent qu'une visite à domicile, en surveillance de phase terminale, dure près d'une heure, car il faut le temps, non seulement de faire le point médical de la situation et de

31. L'adjectif « courante » est parfois bien applicable aux actes expédiés en vitesse, ce qui ne peut être le cas des soins palliatifs !

parler avec le patient, mais aussi de s'assurer de la transmission avec le reste de l'équipe et de parler avec la famille [32]

On peut considérer que la rémunération d'une visite des différents intervenants n'atteint pas des sommes compatibles avec ce temps passé (tarif au 1.9.92) :

– visite du médecin conventionné secteur 1 : 135 F ;
– honoraires d'une infirmière pour un nursing d'une heure théorique, déplacement compris : 93,80 F ;
– honoraires du kinésithérapeute pour une rééducation des membres inférieurs, déplacement compris : 114,95 F pour un acte accepté en cotation maximale au début (40 minutes de travail prévu), puis 57,20 F ensuite pour 20 minutes de travail prévu par la Sécurité sociale.

AMM kiné	= 11,55 F
AMI infirmier	= 15,00 F
AIS nursing	= 14,30 F
Déplact. Kiné.	= 11,00 F
Déplact. infir.	= 8,00 F
Déplact. médecin	= 30,00 F

Cela dit, il est parfaitement possible d'exercer la médecine en pratiquant des actes longs et en restant conventionné strict ; nous l'avons fait pendant des années, avant de passer en secteur à honoraires libres pour de multiples raisons.

Nous livrons simplement à la réflexion cette difficulté matérielle, pour laquelle nous n'avons guère de solution à proposer, hormis :

– la reconnaissance d'un acte plus coté ;
– le passage en honoraires libres ;
– la poursuite d'actes longs au tarif conventionnel...

Il est clair que les soins palliatifs ne sont pas faits dans un but mercantile ; ce sujet, quoique non négligeable, n'est donc pas essentiel dans notre discours... mais il risque de le devenir pour les responsables de la Sécurité sociale ou pour les futurs

32. Notre expérience personnelle permet de prévoir que la première visite chez un patient en phase terminale que nous voyons pour la première fois peut durer 1 h ou 1 h 30. Certaines visites ultérieures sont souvent aussi longues.

médecins à former, en ce domaine. Ceux-ci risquent, en effet, de trouver que le surcroît considérable d'implication personnelle et le temps passé méritent, peut-être, une autre rémunération.

Il faut cependant être vigilant : le « créneau professionnel » que pourraient constituer les soins palliatifs pervertirait quelque peu l'honnêteté de la démarche de certains médecins si l'appât du gain était à la base de leur intérêt pour les patients en fin de vie...

Il faut sûrement souhaiter que la médecine palliative ne soit pas *l'unique activité d'un médecin libéral*.

6. SOINS CURATIFS ET CONTRÔLE DES SYMPTÔMES

Contrôle de la douleur

Volontairement, nous détaillerons page 195 quelques techniques de soins palliatifs et de contrôle de douleur. D'excellents ouvrages existent par ailleurs à ce sujet, avec tous les détails posologiques nécessaires à un exercice quotidien [33]. Le maniement des morphiniques, des corticoïdes, des psychotropes en tous genres est, bien sûr, indispensable, sans parler de tous les traitements symptomatiques des troubles induits par la maladie et les thérapeutiques.

En effet, ces processus sont exactement les mêmes à domicile ou à l'hôpital, soumis aux mêmes contraintes techniques et aux mêmes précautions. Mais le contexte change notablement l'application pratique ; ***l'esprit*** dans lequel ces traitements sont administrés est souvent tout autre... et nécessite cette sorte de « conversion intérieure palliative » dont nous reparlerons.

Il nous est donc apparu utile de préciser minutieusement le maniement de la morphine à domicile, surtout à l'intention des soignants (voir page 207).

Nous ne ferons que rappeler l'importance capitale du contrôle de la douleur dans l'équilibre psychique d'un patient déjà soumis au stress de sa situation ; ***on ne peut valablement favoriser l'assumation du « sujet » si celui-ci est écrasé par la douleur***. C'est,

33. Bibliographie page 271 et chapitre thérapeutique page 195.

en effet, un préalable à toute prise en charge de la maladie [34]. Ce traitement doit satisfaire aux six objectifs désormais classiques, rappelés par Mount : traiter la cause de la douleur, la prévenir de façon continue, en éliminer le souvenir et la crainte, laisser le malade le plus valide possible, lui conserver ses facultés intellectuelles et préférer la voie orale.

Contrôle de la dyspnée

Ce symptôme, si fréquent et si angoissant pour le malade et son entourage, est souvent un motif de réhospitalisation. Pourtant de nombreux moyens thérapeutiques sont efficaces à domicile et nous en donnons quelques-uns au chapitre v, page 195 et suivante.

Autres aspects des soins curatifs

Une large partie de notre activité cancérologique concerne des patients en phase « curative ». Nous sommes donc régulièrement confrontés aux surveillances d'intercycles de chimiothérapie et aux prises en charge des granulopénies à domicile [35]. Parmi tous les traitements curatifs ou symptomatiques utilisés quotidiennement, nous signalons deux aspects qui nous semblent parfois négligés en cancérologie de ville :

1) *Le soutien nutritionnel*

Cet aspect est maintenant bien développé dans les services hospitaliers, mais les praticiens ne sont pas suffisamment formés à ces techniques. L'altération du métabolisme protidique *devance* l'amaigrissement et l'on conçoit donc toute l'importance d'une connaissance nutritionnelle adaptée. Nous sommes donc résolument dans un contexte qui peut être curatif.

La dénutrition (facteur aggravant du déficit immunitaire) a de multiples causes, au premier rang desquelles l'apport insuffisant, les anomalies fonctionnelles iatrogènes et les anomalies

34. « Le problème du soulagement de la douleur est central dans la démarche d'accompagnement », Circulaire « Laroque », reproduite en annexe, page 247.

35. Baisse des globules blancs, très fréquente après certaines chimiothérapies.

tumorales propres. Il est capital de connaître la qualité des apports alimentaires pour corriger une situation clinique.

2) *Les incapacités fonctionnelles et la rééducation*

Asthénie, douleur, déficits divers concourent à une incapacité fonctionnelle contre laquelle existent de nombreuses possibilités d'action.

Kinésithérapie, ergothérapie, orthophonie, rééducation périnéale (peu pratiquée), orthèse et prothèse, tout est d'une importance capitale, en ville, afin de réinsérer convenablement le patient.

De plus, nous pensons qu'une utilisation judicieuse des méthodes de relaxation, de contrôle corporel, de visualisation peut compléter l'arsenal classique. Il y a beaucoup à faire pour connaître et utiliser ces techniques qui, à domicile, s'inscrivent encore plus naturellement dans le contexte personnel du patient.

7. LES DEMANDES D'EUTHANASIE À DOMICILE

A lui seul, ce sujet mérite un livre entier, du fait de ses ramifications allant de la psychanalyse à l'anthropologie, en passant par la religion et la sociologie...

Nous voulons simplement signaler comment, au sein d'une ambiance palliative, nous vivons les demandes d'euthanasie à domicile. Le terme d'euthanasie est employé ici dans son sens moderne courant : donner la mort délibérément. Nous avons d'ailleurs toujours été frappé par la contradiction apparente inhérente à ce sujet : alors qu'il se révèle quasi impossible de légiférer sur cette pratique, chaque médecin sait parfaitement s'il est en train ou non de supprimer un patient : les définitions au quotidien sont bien moins subtiles que les définitions du législateur... Regardons la réalité en face : nous savons très bien où commence l'euthanasie active chez nos patients !

A domicile, le problème n'est plus à la réanimation, à l'arrêt ou non de la machine, à l'intubation de dernière heure. Les cas « limites » des patients greffés en service d'hématologie sont bien loin.

Les phases terminales, si elles sont accompagnées jusqu'au bout à domicile, ne peuvent l'être qu'avec la participation de la famille qui accepte la certitude du décès survenant, qui plus est, ***avec et devant eux.***

SOULAGER D'ABORD

Depuis plus de dix ans, nous n'avons jamais eu besoin de décider une « mort activement donnée » car se placer dans l'optique palliative d'écoute du patient ET de la famille permet de ***trouver un autre accomplissement de l'individu, même pour ses dernières heures***. Bien sûr, il ne faut plus adopter les mêmes échelles de références et l'appréciation de la « qualité de la vie » du mourant se mesure en d'autres termes...

Les multiples ressources des traitements palliatifs bien maniés permettent le calme et l'absence de douleurs dans la quasi-totalité des cas. Les encombrés respiratoires peuvent également s'éteindre sans douleur et détendus. Une respiration plus tranquille permet au patient d'être moins angoissé, de communiquer encore quelques heures avec ses proches ; il s'éteint de lui-même, en communication SPONTANÉE avec son entourage. Quand il meurt, la famille a pu le voir, le sentir, le toucher, l'aider, lui exprimer amour et tendresse.

Car, finalement, décider de faire mourir « activement » un patient signifie que l'on estime sa vie trop « insupportable », au sens large de toutes les douleurs physiques et morales possibles. Nous ne pouvons décider si sa vie est insupportable et ***encore moins lui renvoyer l'idée qu'elle est tellement négligeable que l'on puisse le supprimer purement et simplement***. Il s'agirait d'une dénégation totale de son être.

Si l'on parvient à conserver une relation, si ténue soit-elle, avec la famille, pourquoi vouloir décider (et décider seul) de l'instant final ? Comment prévoir l'intensité de ce qui se noue au sein de l'amour familial ?

Autrement dit – et nous arrivons ici à la même conclusion que nos aînés – ***un patient bien calmé ne demande qu'exceptionnellement l'euthanasie active***. Cette exception est bien loin de ce que certains médecins veulent faire croire au grand public... De toute façon, lorsqu'un patient nous demande, explicitement, de le supprimer, plutôt que « ma vie est nulle, je suis nul, je n'ai plus envie de rien, tuez-moi », – et cela ne serait pas à prendre au mot de toute façon ; qui achèverait un suicidé, prenant son désir de mort au pied de sa pathologie ? – nous entendons : « Regardez-moi, je suis si triste et malheureux ; c'est vous dire tout ce que vous devez faire pour m'améliorer. »

Outre la douleur physique qu'il faut s'efforcer de contrôler, la ***douleur morale, devant être prise en charge et traitée, fait aussi partie de la fin de vie.*** En aucune façon, cette douleur morale n'est à prendre pour « discours comptant », justifiant pour certains la suppression du patient... Et cette douleur morale n'est-elle pas normale et inévitable devant sa mort ? Sans vouloir être volontariste, nous pouvons aussi nous rappeler combien E. Kübler-Ross a montré que cette douleur morale pouvait parfois se désamorcer au stade ultime du renoncement.

Nous touchons là, certainement, une des limites de l'accompagnement que nous pouvons vivre avec des patients. Nous sommes bien portants et nous voyons « s'éloigner dans sa solitude » (M.-H. Salamagne), vers sa mort, un patient ***dont il est normal qu'il soit en détresse.***

LA DEMANDE DE MORT PAR LE PATIENT

Cela dit, nous sommes – rarement – confrontés à des situations « indécidables », où des patients calmés, bien pris en charge, lucides au maximum de leurs possibilités, demandent résolument à quitter plus tôt une vie qui ne leur apporte plus de joies. A-t-on pour autant le droit de les tuer ?

Nous ne savons répondre et existe-t-il une réponse ?

Doit-on considérer, là aussi, que ce discours est pathologique ? Une telle attitude doit faire repenser la perception du ***désir*** du malade.

En particulier, nous n'hésitons pas à questionner un patient qui demande l'euthanasie pour lui-même : De quoi a-t-il peur, qu'est-ce qui lui est le plus insupportable ? – mettant ainsi au jour des craintes légitimes, mais contrôlables ou assumables, si elles sont exprimées : peur de laisser seul un être cher, peur du devenir matériel de la famille, peur du cadavre, peur sans nom... (cf. L.-V. Thomas, LES PEURS DE LA MORT). Ces questions relèvent souvent d'une délicate et subtile perception du patient [36].

> Ainsi, pour la troisième fois, lors de troubles digestifs postchimiothérapiques, Mme S. demande à être tuée ; quatre jours après, elle ne tient plus du tout le même langage... A chaque sortie d'aplasie ou de mucite sévère, c'est la fête : « Allez, ce n'est pas encore pour cette fois-ci, j'ai gagné un sursis ; comme c'est bon de retourner au restaurant. » [...] Cela ne l'empêche pas d'être lucide : « En ce moment, je m'illusionne exprès, je me dis que je n'ai rien. » « On dit qu'on veut mourir, mais on fait tout pour retarder le plus possible. »
> « Je reprends espoir quand je n'ai pas mal, même si je sais que c'est aberrant. Mais c'est comme cela. »
>
> *Autre exemple :*
>
> Puisque ce grand vieillard, s'éteignant doucement de sa leucose, refuse toute visite et « ne veut pas que sa petite-fille le voit dans cet état ». Ne faut-il pas demander à la petite-fille si son grand-père lui fait effectivement horreur ? Car, si la petite-fille peut le prendre dans ses bras, lui dire : « Grand-père, même fatigué et amaigri, je suis heureuse de t'embrasser et d'être près de toi », le désir de vie du grand-père peut s'en trouver complètement transformé. Les demandes d'euthanasie ne sont-elles pas des demandes de « reconnaissance de désir » ?

Il faut analyser ce qui est du registre ***du besoin, de la demande et du désir.***

« S'il y a effacement du “sujet”, la mort symbolique est déjà consommée, avant même la mort physique » (M. Renault).

La demande de mort par la famille

Les demandes d'euthanasie de la part de la famille sont, elles, beaucoup plus fréquentes... mais d'un tout autre ordre !

---

36. D'où l'intérêt capital de connaître le tissu familial.

Il s'agit, le plus souvent, d'entourage n'ayant pu entrer en « communication vraie » avec le patient : celui-ci se tord de douleurs ou bien est muré dans une conspiration du silence ou bien encore le dialogue est interrompu et personne ne pense que celui-ci est encore possible et utile.

De même que pour le patient, ces demandes d'euthanasie disparaissent, pour la plupart, ***dès que le patient est calmé et que la communication est restaurée***. En fait, certaines familles ne supportent pas ces relations terminales, dont le caractère durement – et psychanalytiquement – éprouvant n'échappe à personne... Ils pensent qu'il « vaut mieux arrêter tout de suite, c'est trop atroce, et inutile ». Inutile, puisqu'il n'y a plus de communication, de désir partagé. Il s'agit d'ailleurs souvent de familles ne supportant pas la déchéance d'un être auparavant brillant, dynamique, solide... Il est effectivement bien dur de voir son père tassé dans un fauteuil, ou sa mère, femme élégante, réduite à un pauvre corps de 35 kilos. Toute la discrétion et l'habileté possibles sont alors de mise pour favoriser ou faire émerger, ***si cela peut se vivre***, la prise de conscience de la finalité, de l'intensité des derniers moments, de cette tendresse à vivre ensemble... *Il faut aussi intégrer que les plaisirs et les joies du malade ne se mesurent plus avec nos valeurs de bien-portants*. Ainsi, ce qui nous semble inutile ou trop limité peut fort bien apporter la joie, voire une certaine forme de plénitude [37]. Mais parfois, c'est l'échec : les proches restent figés, défendus, raidis dans cette douleur indicible ; l'angoisse de mort engloutit tout l'entourage, ne permettant pas le dialogue et le patient reste isolé. La dialogue familial, pauvre avant la maladie, ne se ressource pas dans cette épreuve. Ces décès sont « insoutenables » pour tous, soignants compris ; c'est le *raidissement muet dans la douleur morale non partagée.*

La demande de mort par les soignants

Nous y sommes rarement confrontés en ville : afin de ne pas introduire de tensions dans l'équipe nous essayons de

37. Dans son livre, *Mourir accompagné,* R. Sebag-Lanoë cite les réponses – fort instructives – des grands vieillards interrogés sur ce qu'ils attendent pour la fin de leur vie.

coopter les infirmières libérales pour leur communauté de buts palliatifs. Mais un exemple de difficulté avec un autre médecin traitant figure à propos du cas de Mr J. (voir cas cliniques). Depuis que, en tant que consultant de soins palliatifs, et avec l'accord du généraliste habituel, nous sommes appelé auprès de malades, nous sommes en revanche régulièrement sollicité pour des gestes d'euthanasie active, car les médecins sont parfois les premiers à ne pas supporter ces situations terminales...

Au chevet d'un patient, nous avons aussi rencontré une infirmière qui demandait « que cela finisse ».

En fait, la plupart du temps, ces soignants respectables sont complètement désemparés par une situation qu'ils ne contrôlent plus, auprès d'un malade dont ils ne savent pas calmer les souffrances : ***mais ce sont eux qui ne supportent plus la situation et non pas le malade***. Il faut donc, là aussi, prendre le temps d'expliquer les enjeux réels de la situation, tenter de dénouer avec douceur les fils des contradictions et des ambivalences affectives de ces grandes douleurs morales.

En revanche, nous aurions beaucoup à dire sur ce qui se passe dans les services hospitaliers... et, hélas, ces remarques sont peu favorables.

Le cas de Mme Z. (voir cas p. 118), euthanasiée par l'interne de garde, le lendemain de son admission, nous semble résumer assez bien toute la difficulté de ce genre de décision, ainsi que les obstacles se dressant lors de ces phases ultimes. La coupure déontologique entre la ville et l'hôpital est alors parfois évidente.

Il est sûr que l'absence de groupe de parole – où ce genre de décision peut être analysé – et la dilution de la responsabilité dans la « globalité » anonyme du service facilitent des DLP [38] posés de manière plus ou moins pulsionnelle et anarchique... Paradoxalement, l'euthanasie active réalise ainsi, en milieu institutionnel, l'archétype le plus achevé des mécanismes de défense contre la mort (voir chap. II). Il faut absolument offrir aux soignants la possibilité de « verbaliser leur souffrance et même un vœu de mort éventuel » [39].

38. Abréviation d'une perfusion parfois employée entraînant la mort en quelques minutes ou quelques heures suivant le débit de celle-ci.

39. R. SEBAG-LANOË, Congrès *Mort et Modernité, op. cit.*

Un peu de rigueur, svp !

Dans tous les cas de figure, nous sommes particulièrement choqué par l'utilisation médiatique de ce douloureux problème de l'euthanasie. Le ***« colloque singulier » médecin-malade*** est incompatible avec ces publicités tapageuses et ô combien partiales... Mais le journalisme est friand de ce genre de sujets brûlants, même s'ils sont traités sans la rigueur indispensable, avec des plateaux entiers d'invités soigneusement triés pour dire tous la même chose, scotomisant allégrement l'importance des traitements antalgiques... (Quels dégâts chez les patients, dès le lendemain de l'émission !...).

La déontologie est également sérieusement bousculée par des enquêtes discutables, aux questions mal posées. Ainsi, un sondage SOFRES, demandé par l'ADMD [40] et publié dans le journal *Le Monde* [41], nous apprend que « 85 % des Français seraient favorables à ce que soit reconnu à un malade souffrant de maladie grave et incurable, s'accompagnant de souffrances insurmontables, le droit d'être aidé à mourir à sa demande. » A la limite, présenté de cette manière, tout le monde ne peut qu'être d'accord avec une telle proposition ! Il est en effet évident que personne ne veut faire souffrir autrui sans raison. Le grand public réagit immédiatement, et c'est normal, aux « souffrances insurmontables »...

Mais il est clair que les personnes interrogées ne savent pas que ces « souffrances insurmontables » sont quasiment toujours contrôlables et que ***ce soin est, bien sûr, un préalable indispensable à toute interrogation à ce sujet...*** Il serait également honnête de rappeler que ce n'est pas parce qu'on a une maladie grave et incurable que la vie, l'amour de son conjoint, la tendresse des enfants et bien des plaisirs quotidiens n'existent plus.

Au total, avec notre expérience actuelle et si l'on est immergé dans une atmosphère de soins palliatifs dignes de ce nom, le problème de l'euthanasie « active » ne se pose réellement que rarement. Mais, si cette question douloureuse persiste, l'humilité et l'écoute de l'Autre doivent faire accepter que l'équipe soignante parle clairement avec le patient et/ou la famille.

---

40. Association pour le droit de mourir dans la dignité.
41. Numéro du 19.11.87.

QUE FAIRE DEVANT CES DEMANDES PERSISTANTES ?

Que le lecteur soit rassuré : nous n'avons pas la prétention de donner des « recettes » pour ce qui restera toujours une démarche unique et un reflet des choix profonds de chacun [42].

Mais nous refusons de faire « comme si » les soins palliatifs faisaient purement et simplement disparaître la douloureuse question des demandes persistantes d'euthanasie.

Oui, il est exact que très peu de malades réitèrent leur demande ; mais pour ceux-ci, que dire ? que faire ? ou plutôt, comment être auprès d'eux [43] ?

Trois réflexions nous semblent fondamentales pour re-trouver du « sens » à notre présence auprès du malade, lorsqu'il nous crie le « non-sens » de ce qui lui reste à vivre.

– **La dignité** ne peut se résoudre à la dignité de l'intégrité physique. C'est un leurre qui encourage le déni de la société actuelle envers le corps vieillissant et la mort. Aussi, parler de « déchéance » est déjà tout un programme : c'est constamment se référer à l'antériorité perdue d'un corps jeune ou mobile et ne pas supporter son altération pourtant inévitable, faisant partie de notre nature. Nous sommes frappé par le fait que les malades réclamant un abrègement de leur vie ont très souvent des personnalités à forte composante narcissique ; ils sont souvent rigidifiés en ce qu'ils pensent « devoir » être ou paraître, ce que ne leur permet plus l'évolution de leur maladie : leur vie ne trouve plus de sens par rapport à ces échelles de références devenues « non soutenables ».

Comme le rappelle Emmanuel Hirsch [44], la dignité ne se vit pas seule, mais en relation à l'autre : élément essentiel de la relation thérapeutique, notre regard et notre considération peuvent faire vivre la dignité de l'autre. Comment vivons-nous en vérité cette exigence ?

– **La transgression** ultime du respect de la vie ne peut en

---

42. Parmi les nombreuses références importantes sur ce sujet, citons le bulletin JALMALV, nº 13 de juin 1988, entièrement consacré à l'euthanasie.

43. Nous abordons également la question des demandes d'euthanasie des patients sidéens page 67.

44. Séance du 2e congrès de la Société française de soins palliatifs, 1992.

aucun cas être objet de publicité, de tapage médiatique ou d'une justification légale.

Nous trouvons impossible de nous adjuger ce pouvoir, de pousser hors de ce monde toute personne qui le demanderait.

Sur le bord du balcon, qui pousserait dans le vide un suicidaire le demandant ?

Même en pleine lucidité (laquelle ?), ce malade réclamant la fin (de quoi ?) à ce soignant (quel « emblème du jugement » est-il ?) ne lui adresse-t-il pas aussi une quête sans fin de sa propre justification ?

« Vivre avec l'incertitude, rester vivant malgré la mort qui se profile ; parler de son désir déçu, meurtri, de son désir présent, de son désir à venir, en même temps que faire le deuil de son immortalité, tel est le chemin difficile et tortueux, mais entièrement habité par le mouvement, que poursuit la personne en fin de vie [45]. »

– **« Le sens de la vie »** de l'autre ne sera pas trouvé par nous, soignants. Mais il nous semble évident que nous sommes des catalyseurs toujours possibles de ce qui peut justifier, ou du moins valoriser, les épreuves traversées. Comme le dit Michel Renault lors de son séminaire [46] : « l'angoisse de mort ne se résume pas à "l'état des lieux" de la fin de vie... Elle renvoie à toute la vie psychique, aux conflits parentaux, à la structure de l'inconscient du sujet, à l'idéal du moi... »

En miroir, le sens de la vie ne peut se résumer aux souffrances des derniers jours ou dernières semaines. Nous ne pouvons préjuger des désirs construits au fil de la vie antérieure, vie dont nous ignorons tout. Ses désirs ultimes nous interrogent sans fin sur notre propre sens, sur notre désir de soignant, dans une confrontation radicale.

Pouvons-nous être miroir et support des désirs du malade si nous le regardons comme déjà mort ?

Nous ne devons pas nous aveugler devant cette souffrance qui nous interroge successivement sur les insuffisances de notre

---

45. J. Pillot, dans l'article « L'Approche psychologique des malades en fin de vie » publié dans la *Revue du praticien – Médecine générale*, n° 182, juin 1992. Toute la série d'articles sur les soins palliatifs édités de 1990 à 1993 est d'ailleurs une remarquable source de documentation.
46. Séminaire de psychanalyse appliquée, Paris, 1992.

savoir médical, de notre pouvoir et, pour finir, sur les limites de notre vie humaine.

« Malgré la maladie dont la gravité lui est connue ou seulement soupçonnée, sentir qu'il demeure un être humain au sein d'une société, celle dont il a fait partie, celle qui est devenue sienne à l'hôpital ; il saura qu'il est digne de respect, qu'il continue à exister aux yeux des autres et n'est pas rejeté de la vie, qu'il est *sujet d'une rencontre* et non pas seulement *objet de soins* [47]. »

8. LE MALADE SIDÉEN EN FIN DE VIE

Parmi les multiples approches possibles de l'exercice quotidien du médecin généraliste auprès du malade sidéen, nous retiendrons 3 idées force :

- les spécificités des soins et de la relation ;
- l'équipe soignante à domicile (déjà développée page 27) et son articulation avec l'hôpital ;
- le rôle éthique du généraliste.

LES SPÉCIFICITÉS DES SOINS ET DE LA RELATION

1) *Un contexte relationnel spécifique*

La relation thérapeutique est conditionnée par le contexte épidémiologique de l'infection dominée par le rejet, la marginalisation, la culpabilité.

De plus, comme l'analyse si bien D. Mallet [48], le malade sidéen est confronté à une longue expérience de la souffrance morale, à une culpabilité et à une blessure narcissique majeure.

Bien souvent, on peut noter la fragilité psychologique et l'errance d'identité de nombreux patients homosexuels ou toxicomanes, les perturbations de leurs milieux familiaux...

Il faut espérer qu'au fil des années, la pathologie HIV perde

47. Dr A. DU PONTAVICE, cité par P. Verspieren, revue *Laënnec*, 1984.
48. Soins palliatifs en pathologie HIV, tome III des « Annales du CREFAV », 1992. Voir Bibliographie, p. 273.

cette place « à part » qu'elle occupe actuellement pour devenir ce que ses particularités épidémiologiques lui ont refusé jusqu'à présent : une maladie parmi d'autres. La loi française spécifique, concernant l'accord préalable pour effectuer le test de dépistage du HIV, montre, de manière tangible, que cette maladie n'est pas comme les autres. Rarement une maladie infectieuse a mobilisé autant d'énergie hors du monde médical, autant révélé de vices de fonctionnement de notre système de soins, autant montré la capacité de déni et les retards de décisions de nos responsables politiques et scientifiques...

Autre particularité : la chronologie de l'histoire du virus, qui fait planer une angoisse de mort dès l'annonce de la séropositivité et qui entraîne un bouleversement radical de la vie affective et sexuelle du sujet.

Ce pronostic léthal exerce en lui-même une pression majeure sur cette relation thérapeutique. De plus, la fin de vie est précédée d'une *phase d'altération* physique – et nous n'employons pas les mots dégradation ou déchéance – dont on mesure tous les jours le poids et l'allongement de la durée.

Comme nous, médecins, n'avons absolument pas été formés à la prise en charge psychologique des malades – ce qui ne veut pas dire que nous ne savons pas le faire, car forts de notre richesse intérieure et de notre expérience clinique, ceci peut compenser cela ! – il est logique que cette maladie cristallise bien des névroses et des blocages, fasse « exploser » bon nombre de soignants.

Comme l'a dit Didier Seux, le sida « est une véritable rupture avec l'harmonie des défenses névrotiques pré-existantes ».

La sexualité est radicalement remise en cause chez le soignant, la problématique du « corps à corps » entre soignant et soigné revêtant ici une place toute particulière ; pour le malade, nous ne ferons qu'évoquer la symbolique de « l'enfant-mort » étudiée par Chantal Saintjarre, dont le livre fera date sur cet aspect de la maladie.

Bref, le sida peut représenter « une expérience de l'absurde », donc une épreuve radicale : les soignants vont être sur la sellette pour éprouver leur compétence, leurs capacités psychologiques à « savoir-être »... Et lorsque le patient s'approche de la fin de sa vie, le médecin généraliste est en première ligne pour vivre toutes les conséquences de cette situation.

2) *Le soutien de l'entourage*

Il est directement lié à l'activité du généraliste se rendant à domicile, dans l'intimité du « chez-soi » du malade.

Au domicile, ce sont les racines, l'histoire des malades et de leurs familles, l'histoire affective qui sont partagées. La diversité est si manifeste, les pressions sont tellement variables que l'adaptation est le maître-mot : tout dogmatisme moralisateur ou soignant risque de couper la relation et de rendre impossible le soutien de chacun.

Mais n'oublions pas que nous sommes des « étrangers », au mieux des catalyseurs, et que nous ne devons pas nous approprier l'intimité et les relations à domicile...

3) *Les symptômes particuliers*

Sur le plan physique, le malade sidéen présente de nombreux symptômes particuliers réalisant parfois des syndromes nouveaux [49] ; ainsi les douleurs diffuses de la fin de vie où sont intriqués : la cachexie, les problèmes tendino-musculo-ligamentaires, les troubles ioniques, les neuropathies spécifiques ou iatrogènes... ; ou bien les problèmes buccaux, si compliqués en raison des infections résistantes.

Ces troubles surviennent sur un vécu de la maladie bien spécifique : les malades savent tous ce qu'il leur arrive et *voient alterner en eux déni, dépression et angoisse.*

A domicile, la durée des actes médicaux et infirmiers est souvent plus longue, plus complexe que pour d'autres malades. Ce sont des patients épuisés, difficiles à laver, difficiles à retourner ; les escarres surviennent facilement en fin de vie, quoi qu'on fasse ; ils sont un motif supplémentaire de culpabilisation – pourtant injustifiée – pour les soignants.

La question fondamentale bien connue que nous avons déjà étudiée ailleurs : « En quoi cette thérapeutique améliore-t-elle le confort du malade et répond-elle au désir du malade et de son entourage ? » devient encore plus difficile à traiter, en raison de **l'incertitude de l'évolution des infections opportunistes**.

Les infections opportunistes étant plus longtemps et mieux contrôlées, on voit de plus en plus des formes démentielles

49. Nous renvoyons le lecteur au travail remarquable du Dr MALLET, ainsi qu'à celui du Dr MUSSAULT (voir Bibliographie, page 273).

du HIV. Mais un patient de vingt-cinq ans, dément, cachectique, ancien toxicomane, dans une famille instable... ce n'est pas un accompagnement simple !

Il est donc inexact de prétendre qu'accompagner un malade atteint de sida représente la même démarche qu'accompagner un malade atteint de cancer. La chronologie des altérations, la conscience de la mort, les pertes d'identité physique et sociale, la problématique de l'entourage, les soins techniques : tout peut être différent.

Les structures de soins à domicile

Quelle est la collaboration qui avec le généraliste, va pouvoir se mettre en place pour l'accompagnement du malade sidéen ?

Nous redécouvrons ici ce que nous savions depuis bien longtemps à propos de toute pathologie lourde suivie à domicile : la nécessité d'une équipe soignante, et plus encore d'une équipe qui ne soit pas définie uniquement par rapport au savoir et au pouvoir médical. (Voir page 42.)

Pour compléter le chapitre II, nous voulons insister ici sur 2 aspects spécifiques de cette approche soignante.

– S'accepter « soi » au sein de l'équipe comporte alors une exigence supplémentaire de par la remise en cause personnelle de sa propre sexualité. On voit bien cela en milieu institutionnel, mais à domicile, le mécanisme est le même, peut-être moins visible. Séduction, attirance, jeune âge des malades, identification au soignant lui-même, sensibilité souvent exacerbée, font que le soignant est aussi aux prises avec sa propre vie affective.

Ces mécanismes peuvent être à l'origine de relations « fusionnelles », au terme desquelles le soignant, lors de la mort du malade, vit un véritable drame personnel.

– La charge de travail des soins à domicile des sidéens en fin de vie est d'une telle importance qu'elle est plus facilement supportée par des équipes d'HAD ou de SAD. En effet, les honoraires ridiculement faibles et les quotas imposés aux infirmières libérales sont à l'évidence des freins aux prises en charge lourdes et longues des patients.

Soulignons ici la redécouverte, par de nombreux intervenants, du rôle des bénévoles auprès des patients sidéens. Les réseaux créés pour cette maladie l'ont été avec rapidité et efficacité. Ils montrent une fois de plus que le statut de bénévole n'a rien de péjoratif dans notre société d'aujourd'hui... au contraire ! (voir page 35).

L'articulation entre l'hôpital et le domicile : point crucial, conflictuel, bien souvent impossible à gérer en raison du fonctionnement actuel du système de prise en charge de la pathologie HIV.

En matière de sida, une des difficultés majeures de l'organisation des soins à domicile est que le RÉFÉRENT THÉRAPEUTIQUE RESTE TRÈS SOUVENT LE MÉDECIN HOSPITALIER. Toute modification thérapeutique notable, même en fin de vie, sera donc le plus souvent soumise au filtre de la confiance envers l'hospitalier, absent du domicile par définition et par contexte...

Sauf cheminement personnel délibéré, l'hospitalier a naturellement tendance à être dépendant du système institutionnel où l'on sait que le médecin généraliste a peu de place : « nous ne sommes pas formés, nous ne prescrivons pas les protocoles... »

De plus, la confiance du malade est symbolisée par la gélule du protocole – l'AZT ou le DDI – toute stratégie directement dépendante de l'hôpital. Un pouvoir important est accordé à l'accumulation des médications antibiotiques – pourtant de plus en plus illogiques au fur et à mesure que le patient arrive en fin de vie...

Le malade va être naturellement enclin à « transférer » sur l'hôpital, car celui-ci représente l'ultime sécurité, l'ultime rempart entre lui et sa mort. Ce transfert est encore renforcé par les discours orientés exclusivement vers la guérison et qui laissent trop peu de place à l'expression de la souffrance morale, à la peur de mourir ou au souhait de rentrer chez soi.

Lors de la fin de vie, la sortie de l'hôpital est trop souvent vécue par le malade comme un abandon, surtout si cette sortie est peu préparée. Elle s'inscrit alors mal dans une logique cohérente d'autant plus si, quelques jours avant, des discours de type résolument curatif, voire même « guérisseur », étaient encore tenus ; par conséquent, la sortie avec un arrêt – même partiel – des médications ne peut s'expliquer.

C'est dans ces cas que l'on voit arriver les malades à domicile dans des états de désespoir total ; ils ont compris que c'était « vraiment la fin », surtout si aucun contrat de « non-abandon » ne vient soutenir leur désir de vie toujours présent.

Le rôle éthique du généraliste

Le médecin généraliste connaît l'entourage et l'intimité réelle du patient ; il est donc un partenaire qui devrait être privilégié dans les décisions majeures que sont les arrêts progressifs des traitements.

Nous devons composer ici avec le fonctionnement même du système de santé, pour lequel ce genre de décision est en général dévolu aux praticiens hospitaliers.

Le travail d'accompagnement se fait pourtant avec une autre échelle de temps car le temps est « désarticulé ». L'évolution est en dents de scie, avec une insécurité radicale, constamment réactivée par les incertitudes sur l'effet des traitements.

Sur le plan éthique, le médecin généraliste est confronté à des difficultés quotidiennes :

1) *Le secret médical*

Il arrive que les parents ou même le conjoint ignorent le diagnostic ou au moins le mode de contamination (car ils ne connaissent pas – ou ne veulent pas entendre – l'homosexualité ou l'ancienne toxicomanie de leur proche). Il faut cheminer avec un cortège de questions impossibles, le malade nous liant par sa demande de secret.

2) *L'arrêt des thérapeutiques*

Nous sommes tous ambivalents devant notre mort, le sidéen également : quand il n'est pas dément ou confus, le malade va souhaiter tout à la fois ne plus avoir de tuyaux partout, ne plus avaler dix-sept cachets par jour, mais en même temps, il voudra conserver son GM-CSF *, son CYMEVAN *, sa nutrition parentérale... tout en disant qu'il espère mourir le soir même en dormant !

Dans la pratique, pour un sidéen en fin de vie, on s'aperçoit qu'une décision d'arrêt de traitement est rarement prise[50]. Comme si la spirale inflationniste de la technique et l'espoir toujours renouvelé de surmonter une mauvaise période justifiait n'importe quel geste, à n'importe quel prix, à n'importe quel moment.

Il faut reconnaître que le sida est une maladie pour laquelle les éléments cliniques ne permettent pas à eux seuls – en général – de décider abruptement de stratégies thérapeutiques. Une approche globale incluant de nombreux éléments éthiques, relationnels, institutionnels... se révèle nécessaire.

Ainsi l'arrêt d'un antibiotique ou la décision de ne pas transfuser – sans être culpabilisé – impose une certaine authenticité dans la relation avec le malade. Cela sous-entend de pouvoir dire autre chose que « mon traitement va vous guérir ».

Laisser de l'espace, et du temps, pour partager avec le malade le fait que la situation n'est pas bonne ou que telle thérapeutique ne lui apportera rien : c'est exigeant mais c'est peut-être la seule voie permettant réellement d'être aux côtés du malade, attentif à son angoisse.

Il est vain de vouloir éviter au malade d'être triste, vain de ne jamais accepter d'annoncer de mauvaises nouvelles.

Pourtant cette attitude est largement répandue, reflétant le manque de formation éthique et psychologique des soignants qui ne supportent souvent leur métier que si celui-ci sert de paravent absolu et aveugle contre la mort de l'Autre... et la leur !

Insistons sur le fait que parler de mauvaises nouvelles[51] n'est pas contradictoire avec une permanence de l'espoir, toujours ménagé dans la réalisation d'objectifs précis, même s'il ne s'agit plus de celui de la guérison (Twycross). *Le malade est vivant jusqu'au bout, désirant jusqu'au bout.* **Nous voulons insister d'ailleurs sur le côté positif de ce travail : c'est au cœur de cette authenticité que, jour après jour, d'immenses richesses relationnelles et des gratifications multiples peuvent être partagées avec le malade et l'entourage.**

Nous citons 2 débats régulièrement rencontrés :

---

50. Voir le travail de D. Mallet.

51. *Breaking bad news*, expression anglo-saxonne, bien révélatrice du défi de communication qui est en jeu.

- Faut-il transfuser un sidéen en fin de vie ?
- Faut-il perfuser un sidéen en fin de vie ?

Les transfusions en fin de vie n'ont d'intérêt que si le malade est réellement symptomatique de cette anémie. Autrement dit, avoir 6 grammes d'hémoglobine pour un malade alité, grabataire – qui a de toute façon une telle cachexie avec fonte musculaire qu'il ne peut plus soulever ses jambes depuis 15 jours et qu'il ne sent pas sa dyspnée – est tout à fait acceptable ; la transfusion est inutile pour son confort.

Mais si le malade est encore ambulatoire ou risque de le redevenir, et/ou s'il est épuisé ou dyspnéique par cette anémie, la transfusion peut être licite... si le contexte relationnel s'y prête et si la demande en est formulée.

De même, les perfusions sont trop fréquemment posées sans stratégie claire et partagée avec le malade. En revanche, les soins de bouche qui sont déterminants pour le confort et la prévention de la soif sont très souvent négligés !

Cependant, les dysphagies sont fréquentes chez le sidéen et la nécessité d'une voie veineuse pour certaines médications est tellement pratique que les voies d'abord intraveineuses ou sous-cutanées sont très utilisées. Mais quelle sera la stratégie annoncée sur la réhydratation éventuelle ? Avec quelle vérité exprimée au malade et à sa famille sur le sens de cette perfusion ?

3) *Les demandes d'euthanasie*

Elles n'ont jamais été aussi fréquentes chez les patients en fin de vie qu'en matière de sida.

Chez les patients atteints de cancer, nous avons montré qu'environ 20 % des patients réclamaient l'euthanasie avec insistance à un moment donné, ce nombre se réduisant à 2 ou 3 % avec une approche adaptée et un bon contrôle des symptômes.

Dans la pathologie HIV, plus de 50 % des malades passent par une période où ils demandent de manière réitérée « le geste » qui arrête ce qui est vécu comme un cauchemar [52].

Seule l'acceptation d'une relation authentique, confrontée

52. Rappelons que la dévalorisation de sa propre vie se lit avant tout dans les yeux et le discours des soignants : c'est dire à quel point sont importants le poids et le sens de notre regard sur le malade !

aux limites – acceptées ou en tout cas verbalisées – du soignant [53], permet de soutenir jusqu'au bout la quête de l'espoir, jusque dans la révolte devant cette mort trop précoce. Une des situations les plus exigeantes pour les soignants est sûrement « d'accompagner la révolte » d'un malade en quête du sens de ses derniers instants.

Nous sommes renvoyés ici à notre propre position concernant la vie de l'Autre, le sens de son existence, au chevet de laquelle nous sommes soignants. Soignant de qui ? Soignant de quoi ? Dans quel but de fraternité humaine ?

La fréquence avec laquelle les patients nous remercient de ne pas les avoir fait disparaître – ou bien retrouvent un désir de vie qui les motive jusqu'au bout – nous semble déjà un élément essentiel.

Maladie parmi d'autres, mais dont les implications sont sans commune mesure avec celles des pathologies suivies ordinairement par le médecin généraliste, le sida est d'une grande exigence pour la formation et la réflexion éthique du praticien.

Ne pas prendre en considération cette réalité ne serait pas constructif pour l'avenir de la lutte contre cette maladie et risquerait de marginaliser encore un peu plus le médecin à domicile.

53. Par exemple, l'acceptation que l'on ne peut pas tout, que l'on ne guérira pas tous les malades, que la vie de l'Autre ne nous appartient pas même s'il semble nous la remettre..., etc.

CHAPITRE II

TRANSFERT ET VÉRITÉ : LA RELATION THÉRAPEUTIQUE EN CANCÉROLOGIE

Parfois, à domicile, nous nous heurtons à des imbroglios psychologiques où angoisse et dépression du patient sont aggravées, car des réponses incohérentes l'enferment dans un dédale de mensonges. Bien souvent, l'illogisme des explications et les mensonges mal faits sont encore plus angoissants que la maladie elle-même.

Deux raisons profondes sont à l'origine de cette situation :

– la difficulté des médecins à assumer ***les questions du patient sur la vérité de sa maladie et son angoisse de mort*** ;
– la fréquente ***absence d'un travail d'équipe***, qui respecterait la règle fondamentale du transfert thérapeutique, à savoir ***l'adhésion du patient à son « référent*** [1] ».

1. LA VÉRITÉ EN CANCÉROLOGIE

« Dire la vérité » est une très mauvaise expression, nous allons le voir... mais le piège des mots fonctionne également ici... comme souvent à ce sujet [2] !

Car la vérité n'est pas univoque, elle varie dans le temps, avec le cheminement du malade et l'évolution de sa maladie.

De nombreux auteurs règlent cette question en indiquant que le problème de la Vérité n'est pas si fondamental. Nous ne sommes pas d'accord : à domicile, cerner ce sujet est CAPITAL afin d'être efficace en tant que soignant (de la maladie) et en tant que support psychologique (de tous). En effet, la prise en

1. Nous employons ici le terme de référent pour désigner le soignant, objet du transfert privilégié.

2. « C'est une conception bien plate du langage et de la communication entre êtres humains que de réduire l'acte de dire au fait de nommer... » (P. Verspieren.)

charge d'un patient cancéreux sortant de l'hôpital se heurte, 8 fois sur 10, aux mensonges invraisemblables, angoissants qui ont été annoncés et qui peuvent paralyser complètement les discours de tous les soignants libéraux, de la famille et du patient.

POUR OU CONTRE LA VÉRITÉ ? UN PROBLÈME MAL POSÉ :

• **Pourquoi parler de la Vérité ?**

Tout d'abord parce que le patient la demande. Mais il ne tient pas forcément à l'entendre et c'est une des difficultés majeures de ce sujet. « Ce qui est demandé n'est pas toujours désiré. » Mais aussi parce que la prise en charge psychologique du malade grave (et tout particulièrement du cancéreux) rend inévitable l'affrontement avec cette réalité de fin de vie. En dehors de tout « charitabilisme » ou d'« idéaux moraux », prendre également en charge la psychologie du malade a une authentique valeur de soins (le corps ne résume pas l'individu) ; si le malade redoute la Vérité, il faut quand même affronter ce sujet puisque, dans tous les cas, il devine rapidement son pronostic. Donc « dire la vérité » peut souvent aider à soigner mieux, plus efficacement pour l'équipe soignante et plus « confortablement » pour le patient : il pourra s'exprimer ouvertement au lieu d'être rongé par le doute ou l'angoisse écrasante. Encore faut-il que le patient puisse en parler, que le médecin et l'équipe soignante puissent y répondre... « Cette vérité ne peut être découverte que par le malade lui-même et seulement s'il le désire, le médecin n'étant qu'un outil entre ses mains. Le médecin ne peut que souhaiter être un bon outil, c'est-à-dire un bon thérapeute [3]. » Soyons clair d'emblée : ***il n'est pas question d'asséner systématiquement une vérité, si celle-ci n'est pas demandée.*** La demande du patient est ici le facteur capital qui guide la relation et le transfert thérapeutique.

Si un cheminement de vérité est décidé – il restera toujours,

3. R. Zittoun.

de toute façon, du ressort du soignant [4] –, les avantages peuvent être nombreux :

1) pour le médecin :

– Il va pouvoir expliquer, voire justifier certaines décisions ; celles-ci resteraient sinon incompréhensibles (et donc très anxiogènes) ;
– Son ***rôle de « référent psychologique » ne peut exister qu'au sein d'un discours de Vérité, où la confiance est réciproque.***

2) pour l'équipe soignante dont le discours et les gestes quotidiens ne peuvent exister qu'en connaissant l'état du transfert thérapeutique et de ce que vit le patient.

3) pour le patient dont c'est la seule possibilité d'affronter – ***s'il le veut*** – une partie de son « destin » (ce qui lui reste à vivre) au sens large [5].

4) pour la famille, « unité de soins du patient », dont le rôle fondamental, dans l'accompagnement qui va se jouer, est *directement* lié à la qualité et à la prise en charge de cette Vérité.

Mais cette Vérité est angoissante et ses effets « pervers » nombreux :

– la peur de la mort, que nous avons tous, peut bloquer l'activité ou le discours ;
– une expression mal adaptée peut aggraver l'angoisse du patient ;
– la vérité peut être angoissante car elle « rapproche » la mort, mort réelle ou mort fantasmée ;
– ses effets sur le médecin, le patient, la famille, l'équipe soignante influencent directement la prise en charge du malade.

4. Du moins sur un plan verbal, puisque le patient devine très bien la réalité mêmc non dite.

5. « La vérité est désangoissante par la possibilité de reprendre contrôle de son corps par la parole. » (Dr G. Desfosses), conférence 1986, non publiée.

• Vérité sur le diagnostic et vérité sur le pronostic

J. Pillot [6] a bien analysé les différences essentielles entre ces deux versants complémentaires de *la* vérité.

Annoncer un diagnostic s'il est demandé est presque toujours possible, À CONDITION QU'UN CONTRAT DE « NON-ABANDON » SOIT IMMÉDIATEMENT ENGAGÉ.

Ici encore, délicatesse et nuances sont essentielles : il ne s'agit pas de dire : « De toutes façons je vous aiderai jusqu'au bout » (!) ce qui est une manière sans doute prématurée de dire que la fin de vie est déjà prévisible... En revanche il est le plus souvent possible d'annoncer un diagnostic en se référant aux traitements, aux angoisses inévitables certes, mais qui seront partagées dans la cohésion et le dialogue [7].

Mais annoncer un pronostic est d'une autre conséquence : c'est s'approprier déjà la mort de l'autre, lui couper ses désirs.

Le pronostic ne nous appartient pas.

La famille le demande souvent : veillons à ne pas introduire des cassures irréversibles dans l'espoir du malade et celui de ses proches, induisant ainsi une tension permanente entre ceux « qui savent » et ceux qui « ne savent pas ».

• Que demande le patient ?

Qu'il soit P.-D.G., couvreur-zingueur ou mère de famille, le discours sera toujours aussi difficile puisqu'il va mettre la mort en jeu.

Seul le degré de verbalisation changera (peut-être) le caractère technique des mots (et p. 85, nous allons voir la difficulté quant à la signification de ce langage technique), mais la gageure consistant à lier relation vraie sur « l'indicible » est la même.

« Docteur, je veux savoir ! » Mais... que veut-il savoir exactement ?

Le « savoir » pour le patient n'est, en aucune manière, le même que le savoir pour le médecin. Nous retrouvons l'am-

---

6. Dans de nombreux écrits, en particulier dans les bulletins de la Fédération JALMALV.

7. Voir également page 88 les implications de l'annonce de mauvaises nouvelles.

biguïté signalée quant à la signification du langage. Pour le médecin, le savoir est représenté par l'histologie de la tumeur, l'existence de métastases ou la dernière courbe actuarielle de survie publiée par X ou Y. Pour le patient, ce savoir va se traduire en termes de condamnation, de combat, de séparation, de fin... et évoquer tout un imaginaire de souffrance et de mort.

Quelques exemples vécus nous aideront à préciser ces éléments :

1) *Il ne s'agit pas d'asséner, d'un seul coup, une vérité totale et définitive concernant à la fois diagnostic et pronostic.*

Ainsi, lorsque je trouvai une tumeur au toucher rectal de Mr D., celui-ci demanda : « Il n'est pas bien bon ce polype, n'est-ce pas ? » Point n'était besoin de répondre que, non seulement c'était un cancer, mais que la carcinose péritonéale [8] était menaçante... Nous avons répondu que ce polype n'était pas bon et qu'il continuait à évoluer. Le patient n'a pas posé d'autres questions ainsi qu'il en avait la possibilité ; il avait compris ; ***nous n'avions pas menti*** ; il était libre de penser à la suite et d'en reparler, si besoin. La relation était basée sur la confiance, puisque notre réponse était « valide » (elle ne cherchait pas à masquer une nouvelle qu'il devinait mauvaise).

2) *Il ne faut pas faire « exploser » un patient en affrontant violemment ses défenses.*

Le jour où Melle M. déclara « si ces kystes dans la tête sont des cancers, je me tue », elle manifestait, à sa manière que, d'une part, elle avait parfaitement compris et que, d'autre part, elle voulait, ***par-dessus tout***, ne pas se l'entendre dire. Ce jour-là, notre degré de liberté envers elle était proche du zéro mais ne préjugeait en rien de son évolution future. Bien entendu, ces kystes ne furent pas EXPLICITEMENT déclarés cancéreux.

Ce type de situation est un des rares cas où le patient « verrouille » lui-même les possibilités de discours et d'échange ; cette défense, comme d'autres, doit être respectée. Quel médecin prendrait le risque de lui confirmer l'existence de métastases cérébrales ?... (En fait, dans ce genre de situations, le risque suicidaire existe, mais il est probablement minime ; en revanche,

8. Envahissement de l'abdomen par la tumeur.

le risque de dépression est massif ! Il s'agirait d'une aggravation iatrogène à l'état pur.)

3) *Cette vérité est adaptable au contexte.*

Un cancer du col utérin, découvert sur un frottis systématique, chez une dame isolée de 75 ans, ne s'annoncera pas de la même manière qu'un cancer du sein chez la mère de famille de 35 ans ou que la leucémie du patient de 25 ans.

Contexte, traitement, prévision de l'avenir, tout sera différent dans ces trois cas.

4) *Personne n'oblige à répondre plus que nécessaire.*

Nous n'avons pas à « anticiper la demande » du patient, car son cheminement lui est personnel.

5) *Cette vérité, une fois partiellement dévoilée, doit être « accompagnée ».*

Il serait intolérable de laisser le patient se « débrouiller » avec cette nouvelle ou cette annonce pénible. Le soignant va se trouver ***engagé*** dans cette relation thérapeutique, aidant le patient à vivre avec cette réalité, sans qu'il en soit écrasé.

Comme le dit si justement Th. Vanier [9], « nous devons comprendre à quel moment ils veulent savoir et jusqu'où ils veulent entendre les réponses ».

Il est très délicat d'apprécier ce que le patient sait ou ce qu'il a su, mais qui a été renvoyé ou nié par les mécanismes de défense. En fait, il y a des moments où « le patient a besoin de savoir : on avance avec lui ; puis tout s'arrête jusqu'à la prochaine étape ».

• Et si le patient ne demande rien ?

Situation fréquente, mais qui ne doit pas être monolithique et considérée comme fixe : un patient peut parfaitement « mûrir » sa position avant d'exprimer une demande précise. En général, cela traduit une telle angoisse vis-à-vis de ce qu'il devine qu'il ne demande rien ; pour lui ouvrir le dialogue, le rôle de l'équipe soignante est ici capital.

De toute façon il faut, tout d'abord, s'assurer que le patient ne demande vraiment rien... ce qui est rare et étonnant !

9. Médecin du St. Christopher's Hospice.

A-t-on « écouté » sa ou ses demandes, même peu ou indirectement formulées ? Lui a-t-on laissé la possibilité de parler ?

Quand on est sûr qu'un patient ne demande vraiment rien, nous devons respecter sa liberté – ou son mécanisme de défense –, mais ce patient attend peut-être une « perche » pour exprimer son angoisse ou ses questions (cf. le cas de Mme F., p. 164).

Comme le dit C. Saunders[10] (citée par R. Zittoun) : *« Que laissez-vous vos malades vous dire ? »*

COMMENT PARLER DE LA VÉRITÉ SUR LE DIAGNOSTIC ?

Afin de souligner l'importance quotidienne des mécanismes en jeu (souvent négligés par routine ou par non-formation), nous livrons quelques brèves remarques concernant la communication.

Le discours s'exprime par la parole (communication verbale) mais AUSSI par ce qui l'entoure (communication non verbale), ces deux éléments étant étroitement liés.

1) *La communication verbale :*

Le poids émotionnel d'une parole sur la Vérité exige un contexte optimum et, en particulier, la présence des intervenants autrement qu'au téléphone... ! L'annonce du diagnostic devrait se faire de vive voix, ce qui n'est hélas pas toujours possible avec les familles.

a) Le discours utilise un ***langage*** forcément technique ; le patient comprend réellement un mot sur deux ou trois et investit les mots non compris de signifiant parfois farfelu ou très éloigné de la réalité... Des tests sur les sens de ces termes réservent bien des surprises :
– La prostate, pour prendre un organe cité quotidiennement, est investie de topographie, d'utilité et de risque opératoire abracadabrants !... en tout cas loin de la réalité médicale.
– Un « kyste », un « adénome »... cela ne signifie souvent rien pour le patient. C'est, au mieux, une boule, une

10. Fondatrice du St. Christopher's Hospice.

grosseur, au pire n'importe quoi, mais c'est toujours angoissant.

– Une « inflammation » peut s'étendre, ça grignote, ça brûle, c'est sournois. (En cancérologie, ce mot passe-partout est trop souvent utilisé pour laisser planer volontairement le doute... et cette tactique est très désécurisante pour le patient.)

– La radiothérapie, ça brûle, ça fait mal, c'est dangereux, ce sont des rayons – mal contrôlés – comme ceux du nucléaire...

– Quant à la chimiothérapie, les explications médicales adaptées devraient éviter les déformations habituelles.

Tous les jours, nous ne prenons pas assez garde au sens de nos phrases techniques et créons ainsi des distorsions de compréhension, l'éveil d'un imaginaire parfois plus inquiétant que la réalité.

Par conséquent, il faut souligner d'emblée que TOUTE EXPLICATION MÉDICALE N'EST PAS COMPRISE EXACTEMENT si des termes techniques sont employés. Il se crée immédiatement (et déjà !) un hiatus entre message donné et message transmis.

L'introduction de l'« imaginaire » du patient, dans SA traduction du message, est très importante à prendre en compte.

b) La ***parole***, elle-même, véhicule bien des nuances par son rythme, son débit, son intonation ; cet aspect du discours permet d'en varier le signifiant... avec les mêmes mots ; ce discours implicite est parfaitement compris du patient.

Exemple : « J'ai vu votre radio du poumon, Mr X. Ce n'est pas fameux. » Une telle phrase dite avec le sourire et sans pesanteur peut amener une suite qui ne sera pas forcément dramatique ; dans le cadre d'une relation de vérité et de confiance, ce type de discours est parfaitement vécu ;

– mais si le ton est anxiogène, le sourcil froncé, avant même la suite des mots, le patient sera déjà mis en situation de fragilité, d'angoisse et il filtrera la suite différemment ;

– si cette phrase est prononcée lourdement, avec dix secondes de silence au milieu, un hochement de tête entendu, un coup d'œil lourd à l'épouse (ou à l'infirmière), elle peut être comprise comme une condamnation.

2) *La communication non verbale :*

a) À un autre titre, le visage, la position du corps, les gestes des mains entrent dans la communication ; ils peuvent aussi nuancer le réel du discours.
Les yeux et le regard peuvent exprimer beaucoup plus que les mots, c'est une banalité vieille comme le monde... mais d'une actualité quotidienne.
L'expression physique qui, à juste titre, fait partie de tous les livres d'infirmières, est curieusement – et symptomatiquement – absente des livres de médecins... Pourtant, tenir la main d'un malade n'est pas seulement une image d'Épinal !

Annoncer que le scanner est à contrôler dans un mois en étant tranquillement assis sur le lit, prêt à répondre aux questions ou debout, la sacoche à la main, prêt à partir, n'est absolument pas la même chose pour le patient. Dans le deuxième cas, il sera peu enclin à demander éventuellement des explications et pourra comprendre l'attitude médicale comme un refus de dialogue ou un aveu indirect d'une anomalie grave.

« Notre gestuelle trahit nos incertitudes, dénonce nos tensions, révèle nos sentiments ambivalents, alors que nous voudrions au contraire les cacher [11]. »

b) ***Le silence*** doit être mentionné... car ses possibilités sont immenses ! Parfois, il est seul possible, en réponse à certaines interrogations terribles.
Mais il peut atténuer ou renforcer n'importe quel discours.
Le silence est une arme majeure, à double tranchant...

Et c'est ***parfois au seul niveau de la communication non verbale que le dialogue est possible***... sans parler des patients subcomateux ; des soins, des caresses, un regard surtout peuvent permettre cette fragile relation avec ce patient qui, déjà, ne veut plus ou ne peut plus parler. Car l'expression du patient peut aussi être non verbale. En

11. Dr M.-H. Salamagne, *Communication à la Société française de Thanatologie*, Congrès *Mort et Modernité*, nov. 1987.

ce domaine, un livre entier serait nécessaire pour contenir toutes les histoires intenses et bouleversantes que nous avons vécues au domicile des patients. Pour nous, elles témoignent parfaitement combien l'accompagnement des patients en fin de vie n'est pas vain et inutile : une relation existe, et ne peut se nier tant que la vie respire.

Tout ce que l'on appelle « non-dit » est d'abord véhiculé par ces subtiles alchimies du langage et du comportement inconscient.

« Le respect de l'humain passe non seulement par le respect de sa parole, mais encore par l'écoute de tout son être. Son corps, notre corps, ont un langage non verbal, chaque jour nouveau et unique [11]. »

REPÈRES PRATIQUES POUR LE QUOTIDIEN :

À défaut de « recettes » impossibles en ce domaine !

La vérité est pour nous un ***cheminement*** qui se vit au sein d'une relation vraie, donc en pleine intersubjectivité sur le plan psychologique. Aucune recette n'est imposable, seuls quelques faits d'expériences peuvent servir de base de référence.

Ne « rien dire » à un patient c'est, d'une part, choisir à sa place et, d'autre part, lui enlever toute possibilité d'évoluer face à sa mort ; en avons-nous le droit ?

Chaque jour, nous vivons la Vérité comme ***une réponse non mensongère à une question précise*** (si petite ou si grande soit-elle). Tout dépend du contexte, de l'interaction entre le patient et son interlocuteur (qui, pour ces dialogues fondamentaux, n'est pas forcément le médecin). Arriver à respecter cette trame de base dans ses rapports thérapeutiques assure une clarté bien plus grande quand les situations se compliquent...

Et répétons-le inlassablement : parler avec un patient n'est jamais « tout blanc ou tout noir », ***les nuances sont infinies, la délicatesse indispensable, la pudeur aussi***... et la communication non verbale la base du discours.

Adapter son discours aux demandes du patient sous-entend que l'on comprend ce qu'il dit... et ce n'est pas facile. « Tester son vouloir et son désir. » Comment ?

Lorsque, de lui-même, le patient aborde son pronostic ou la vérité sur sa maladie :

- Est-ce que cette inflammation est grave ?
- Ce polype est-il cancéreux ?
- Allez, Docteur, dites-moi tout : c'est un cancer ou pas ?

On peut – ***éventuellement et dans un premier temps*** – proposer une réponse en forme de question [12] :

- Que voulez-vous savoir en me posant cette question ?
- Vous rendez-vous compte de l'importance de ma réponse ?
- Pourquoi me demandez-vous cela ?
- Mais vous, qu'avez-vous déjà compris ?
- Qu'est-ce que le Docteur X. vous a dit à ce sujet ?

En phase terminale [13], lorsque la relation est intense et « palpable », des signifiants encore plus nets :

- Qu'est-ce qui vous fait tenir, en ce moment ?
- Qu'est-ce qui vous ferait plaisir, aujourd'hui ?

1) Très souvent, le patient dit comment il SE voit dans SA maladie, SON devenir et il décrit SON niveau de perception de la réalité. Ce niveau n'est pas forcément le plus utile pour la suite mais il peut servir de base. Parfois, on a ainsi une idée de ce que le patient a retenu, accepté ou du moins de ce qu'il accepte de dire sur ce qu'il sait (et qui, déjà, a pu être modifié par son angoisse).

2) Parfois, le patient répond immédiatement, digressant sur des sujets parallèles, comme s'il ne se souvenait pas de ce qui vient de lui être dit. Il ne repose plus jamais de question. Nous y voyons la preuve d'une angoisse intense et la confirmation qu'il a « compris », même confusément, que le pronostic était potentiellement redoutable.

Ce sera au soignant de tenter de renouer doucement le dialogue, sans l'imposer aucunement.

---

12. « Pour amener le patient à prendre conscience de son désir d'en savoir plus sur sa maladie. » (Dr J.-P. Routy.)

13. Voir le cas de Melle V., p. 183.

Une autre manière de commencer une relation cancérologique est possible ; dès le ou les premiers contacts, et *a fortiori* si le diagnostic est rapidement connu, nous disons à certains patients : « Je répondrai toujours à vos questions sans mentir, même si ce sont des questions difficiles. Notre relation ne peut être basée que sur la confiance et, pour cette raison, je ne vous mentirai pas. » Cette position est souvent bien comprise et approuvée [14]. À la limite, par ce biais, il est possible de savoir jusqu'où le patient ne veut pas aller. Mais il faut être vigilant, car cette « tactique » peut être massivement anxiogène pour un patient qui n'oserait plus poser de questions, de peur de réponses écrasantes...

Actuellement, dans notre exercice quotidien, nous terminons souvent nos consultations – qu'elles soient de cancérologie ou non, d'ailleurs – par : ***« Avez-vous d'autres questions à me poser ? »***, prenant le soin de marquer un temps d'arrêt suffisant pour que le patient sente une réelle disponibilité d'écoute [15]. Les dialogues qui en découlent montrent que bien souvent, même après avoir beaucoup parlé, les questions continuent d'affluer ! Dans tous les cas, annoncer une partie de la vérité doit toujours ***faire place à une marge d'espoir*** et laisser une certaine latitude d'interprétation... Twycross exprime avec finesse et justesse que l'espoir est « l'attente plus élevée que zéro de réaliser un objectif précis ». Cette vision permet d'ouvrir de larges champs relationnels car ces attentes – multiples, cachées dans l'intime du malade et toujours à découvrir pour le soignant – vont pouvoir guider l'accompagnement de la vie jusqu'au bout. Mais il est rare que le praticien libéral soit libre de son discours en la matière ; il est alors dépendant de ce qui a été dit à l'hôpital. Lorsqu'une communication en équipe est possible, la collaboration est indispensable, afin que les versions ne diffèrent pas de manière incompréhensible.

Enfin, lors des entretiens majeurs, la présence d'un membre de la famille est très utile : elle favorise le cheminement simultané de l'entourage, qui est partie prenante quant aux réactions et décisions. Cette procédure diminue les risques de

14. Mais il est vrai que nous ne disons pas cela à tout patient ; l'adaptation à la personnalité est indispensable.

15. Du moins, nous essayons !...

déformation par surprotection familiale et évite d'établir une « conspiration du silence ».

*
**

Ce chapitre sur la Vérité ne saurait faire le tour de la question... Bien d'autres aspects restent à développer. « Il s'agit d'une vérité sur le corps réel, le corps médical-objet et aucun d'entre nous ne peut avoir une relation purement réelle avec son corps. D'autres dimensions existent : symbolique, imaginaire... » (Dr G. Desfosses).

Notre expérience de généraliste nous permet de dire que ce problème de la Vérité sur le diagnostic est l'un des tout premiers à affronter, lors de la prise en charge d'un patient cancéreux ; c'est un des sujets les plus difficiles à travailler en collaboration avec les services hospitaliers.

2. ACCOMPAGNEMENT ET MÉCANISMES DE DÉFENSE

Bien que la Vérité ne soit pas forcément négative, ses effets « pervers » sont bien souvent rencontrés.

Pourquoi ? La pression exercée par le pronostic potentiellement léthal est insidieuse et constante ; elle peut faire basculer complètement les fonctionnements des intervenants : famille, patient, médecin, équipe soignante...

Il est d'ailleurs intéressant de constater que la notion de pronostic léthal inéluctable n'est pas figée dans le temps ; ainsi la maladie de Hodgkin, qui faisait trembler il y a quinze ans, est maintenant « admise ». Le Hodgkin a été démythifié et n'est plus synonyme de mort obligatoire : à quand les autres cancers ? Car parler de cancer digestif ou de leucémie est toujours aussi impressionnant, le « bon » médecin ne pouvant *assurer* la guérison.

Si la maladie échappe à notre « pouvoir », notre peur d'affronter le patient est donc bien liée à notre échec potentiel. À tous les niveaux vont se mettre en place des mécanismes tendant à éviter cette (possible) réalité insoutenable.

Ce chapitre présente quelques fragments d'analyse de ces mécanismes.

MÉCANISMES DE DÉFENSE DU PATIENT :

Certains jours, décoder la demande du patient ressemble un peu à une énigme : le patient a du noir dans la tête ; il va penser en blanc, demander si c'est bleu pour s'entendre répondre en rose... !

Nous avons tous peur de la mort, le patient également. Malgré tous les mensonges possibles, *il devine parfaitement son pronostic et va vouloir s'en défendre.*

• Comment le patient a-t-il deviné ?

En effet, dans la plupart des cas, le patient connaît son pronostic, mais ***les réactions de déni et de défense alternent avec des phases de lucidité ou l'emportent, surtout si le « colloque singulier médecin-malade » ne lui permet pas d'exprimer sa peur***.

Le patient connaît son diagnostic de cancer – physiquement et confusément – au sein d'un halo de signes et d'indices :

1) Il se voit dépérir, maigrir, souffrir, ce qui semble suffisant pour se poser des questions...

2) Il a pu lire le diagnostic sur son dossier, l'entendre à travers la porte du box de consultations hospitalières (Ah ! ces portes minces de l'Assistance publique...).

3) Surtout, ***les modifications des réactions des médecins et de l'équipe soignante*** sont révélatrices :

a) ***On ne répond plus***, ou évasivement, ou complètement à côté, aux questions ; la visite s'accélère, le silence règne. Ce sont les faux-fuyants d'une réponse laborieuse à une question pourtant claire du patient : « Ces digressions rendent suspecte une information qui, sans ces fioritures, aurait pu paraître vraie » (Dr M. Abiven).

b) ***L'imbroglio des réponses qui changent*** au rythme des visites et contre-visites : le patron parle de kyste, l'interne d'ulcération, le chef de clinique d'inflammation, le jeune externe si gentil bafouille et pâlit...

c) ***Le médecin emploie l'imparfait pour parler de son travail, de sa vie... comme si aucune amélioration n'était envisagée.***

d) Ou bien, au contraire, un rire inhabituel apparaît, les réponses deviennent carrément et brutalement optimistes, en complète et absurde contradiction avec les tumeurs qui poussent ou les déficits qui s'aggravent...

4) Encore plus explicites pour le patient sont ***les modifications des réactions familiales*** : la famille endimanchée, au grand complet, au pied du lit, le cousin de province qui débarque « par hasard », l'époux tyrannique devenu un modèle, les yeux rougis de l'épouse dès qu'elle parle à l'interne...

5) Bien entendu, les traitements eux-mêmes sont des indications : radio et chimiothérapie sont maintenant des mots connus du grand public et ce bon vieux scanner est toujours synonyme de recherche de cancer (un scanner, passe encore ; mais deux ou trois, c'est signé !).

Le patient peut ne rien demander, tant la réponse est déjà dans l'attitude ou la technique employée ; il peut ne pas oser demander, par peur d'une confirmation qu'il redoute. (Notons que cette peur est à respecter ou, du moins, à manipuler avec extrême prudence : elle est une composante du mécanisme de défense. Le patient est libre de ne pas en parler même si, dans notre « volontarisme » de soignant accompagnant, nous souhaiterions parfois une autre relation...)

Le patient a donc ***deviné ou bien il est complètement paniqué par un doute à la mesure des imprécisions qui lui sont fournies.*** À domicile, nous avons déjà accueilli des patients dans cet état : la difficulté est extrême car, n'étant pas en mesure d'aider le patient à libérer sa peur – en poursuivant un dialogue confiant –, nous ne pouvons pas dire grand-chose... Tout est bloqué : ***la conspiration du silence empêche le malade de vivre SA vie.***

« La rupture va se répéter et s'aggraver avec le temps, à chaque question restée sans réponse, à chaque réponse évasive ou faussement rassurante. Le malade va finir par ne plus rien demander, justifiant plus encore l'attitude de non-sincérité de certains : “il ne veut rien savoir, vous voyez, il ne pose aucune question”. » (Dr. B. Beth)

Afin d’éclaircir ces « procédures d’évitements du patient » – qui sont aussi liées aux procédures des soignants eux-mêmes –, nous reproduisons ici de larges extraits d’un exposé (nov. 1986) de Michel RENAULT, psychanalyste. Il détaille quelques-uns des mécanismes de défense des patients.

• Objectivité, déréalisation, mécanismes de défense en phases pré-terminales et terminales

« Je centrerai mon approche sur la question de l’“organe” ou de la “fonction” chez le malade atteint gravement. En effet, dans le processus thérapeutique, la tumeur, le néo ou l’image pulmonaire constituent un objet de discussion et l’enjeu, à la fois du diagnostic, du traitement et de l’explication fournie au malade. Il faut remarquer tout de suite que cet objet n’a pas du tout la même valeur pour les soignants que pour le sujet-porteur. En effet, pour le médecin, il a une VALEUR D’USAGE. J’entends par là qu’il est défini et appréhendé en fonction de l’usage pratique qu’on peut en faire dans la thérapeutique. La façon dont il est identifié, symbolisé, objectivé, manipulé constitue l’exercice-même du savoir et du savoir-faire médical. Pour le malade il a une VALEUR D’ÉCHANGE. J’entends par là qu’il est parfaitement étranger à tout usage, mais qu’il prend place dans la série des représentations que le malade se fait de son corps. Et il y vient à la place du “bon objet” (du bon estomac, du bon tissu) qui se trouve retiré du champ et remplacé par ce “mauvais objet”. Alors que la médecine cherche à se représenter cet objet pour le réduire ou le maîtriser, le malade se le représente comme “réalité insoutenable à fuir ou à éviter”. »

« La logique médicale va donc viser une appréciation lucide et utile de l’objet-tumeur, de l’objet-métastase. La logique narcissique du malade va viser à restaurer une image satisfaisante du corps... malgré cet objet. Vous comprenez donc que le malade se trouve pris dans une double nécessité : celle de sauver, si possible, sa vie – ce qui suppose une adhésion au savoir médical sur les moyens de guérison – et celle de supporter l’angoisse et l’altération d’image de son corps – ce qui suppose la mise en œuvre de moyens psychiques lui rendant tolérable la destruction à l'œuvre dans son étendue corporelle. »

[... M. Renault rappelle ensuite quelques notions psychanalytiques générales, non retranscrites ici.]

« Abordons maintenant les mécanismes les plus habituels, mais en sachant que leur déclenchement peut être tantôt PROVOQUÉ PAR LE MOI conscient ou pré-conscient du malade, tantôt SOUSTRAIT À LA CONSCIENCE DU MOI depuis l'inconscient, d'où les difficultés de compréhension qui peuvent alors surgir entre le thérapeute et son malade, si le premier pense que l'attitude du second est toujours consciente et volontaire. Elle peut être consciente mais involontaire en tant que liée à une régression ; elle peut être volontaire alors que ses véritables significations échappent au malade ; enfin elle peut échapper totalement à sa vigilance comme à sa bonne volonté. »

1) Plusieurs mécanismes visent à conforter LE NARCISSISME DU MALADE.

« Le but est de rejeter la mauvaise forme, le mauvais objet – visible ou invisible – hors du champ de la conscience scopique. »

a) La ***projection*** consistera à « voir » cette maladie ou ce défaut chez l'autre : par exemple le patient transférera sa mauvaise mine sur la voisine de lit ou sur l'infirmière qui « doit avoir quelque chose de grave » ou qui « semble fatiguée ». Dans ce registre, nous pouvons peut-être interpréter les évocations répétées d'un proche ou d'un membre de la famille qui a eu une maladie similaire dans le passé et dont il est question chaque fois que l'on parle au patient de son propre état.

b) La ***scotomisation*** consiste à ôter de la sélection perceptive tel aspect du corps propre. Il y a bien entendu « sensation » visuelle ou olfactive, mais elle est immédiatement mise en mémoire et évacuée du système perception-conscience. Freud a toujours insisté sur le fait que, dans l'appareil psychique, le système perception-conscience était en antagonisme avec le registre de mémoire inconsciente. Ainsi le mauvais objet est enregistré mais non consciemment perçu, alors que son environnement l'est.

c) L'***idéalisation***, au contraire, focalise le système perception-conscience sur un objet virtuel, c'est-à-dire une image de soi qui convient au narcissisme. Le malade développe alors une représentation de lui-même en rapport avec un idéal imaginaire qui fait peu de cas de la réalité et en distrait son attention.

« Ces trois procédés peuvent être partiellement complémentaires. Leur association peut alors maintenir une représentation de la situation qui élimine certains de ces éléments concrets au profit d'une élaboration plus satisfaisante pour le moi. Ce qu'il faut retenir de ces procédés, c'est leur but : éviter un état de tension psychique trop grand qui rappellerait au malade la tension angoissante du Défaut fondamental (au sens que Balint a donné à ce terme). »

2) Une autre série de mécanismes se déroule dans le CHAMP DE LA PAROLE.

« Ils agissent à propos, non plus de l'image, mais de l'histoire du sujet. » Autrement dit, ils entraînent, par rejet hors du symbolique, du discours, un moment de cette histoire.

a) L'***annulation*** : parler et se comporter comme si une authentification sociale d'un fait concernant le corps parlant n'avait pas été entendue – par exemple un diagnostic, une décision de transfert ou un résultat d'investigation.

b) La ***régression symbolique*** est souvent la conséquence de cette annulation, pour maintenir une position « d'avant » l'événement annulé. Le malade revient aux propos, projets, habitudes de penser ou d'agir précédant cette date. Il y a alors discordance temporelle entre le vécu biosocial dans le service hospitalier et la verbalisation du sujet.

c) Le ***délire*** peut constituer un pas de plus dans la déréalisation historique. Il a toujours une signification ; elle s'éclaire en général en fonction de la date de sa production. Ce délire peut s'installer définitivement ou s'avérer transitoire. Il peut être partiel (ce qui est apparu dans sa répétition et l'exiguïté de son champ d'évocation). Il vise alors à conjurer un point particulier de l'histoire de la maladie et disparaît quand les événements ou propos ou associations psychiques s'éloignent de ce point névralgique.

Dans les cas moins frappants, la construction délirante est en fait un rêve éveillé ou un fantasme récidivant auquel tient le malade.

d) La ***torpeur*** ou ***état d'auto-hypnose***, différent du sommeil habituel, joue le même rôle d'évitement de la réalité historique. Mais au lieu de procéder par annulation, il effectue une éternisation, un « hors-temps » du sujet. Du point de vue psychopathologique, on pourrait dire que c'est une solution proche du *« shoot »* du toxicomaniaque, en ce qu'il ne nie pas la réalité mais l'efface temporairement.

« L'ensemble de ces mécanismes pose donc à l'équipe thérapeutique un problème relationnel. Il confronte un désir plus ou moins conscient de soins et d'accompagnement – vécu par des gens bien portants – à un malade qui n'est jamais uni, linéaire dans le déroulement de son trajet hospitalier. LE MALADE EST D'ABORD PORTEUR D'UN CONFLIT ; il a besoin des soins de l'Institution médicale et paie ce besoin par son "entrée" dans le discours médical, c'est-à-dire dans un lieu social qui a des objectifs, des certitudes, un idéal, une puissance ; cependant, même s'il cherche à aimer (ou à haïr) les représentants proches de ce savoir-faire indispensable à son bien-être comme à l'évitement de douleurs excessives, il y a une chose dont le malade ne peut faire l'économie. Elle tient à l'autre versant de sa structure libidinale : il ne peut pas laisser se briser le miroir où est aimable UNE CERTAINE IMAGE DE LUI. Il ne peut faire table rase de son "amour-propre" ou narcissisme, dans la mesure où il doit lutter contre l'angoisse et l'éclatement psychique. Un conflit est inévitable lorsque l'avancée de la maladie ou les impératifs du savoir médical sont inconciliables avec le soutien de ce narcissisme.

« Il y a, dans ces données psychopathologiques de base, une indication concernant les risques d'impasse de différentes phases d'accompagnement. J'ajouterai que leur complément peut être :

e) « Une ***somatisation brutale*** : En effet, nous savons que si l'angoisse n'est plus maîtrisable par des processus de défense et par la verbalisation, elle trouvera sa décharge dans une inscription corporelle. Il n'est donc pas du tout impensable que certaines pressions de l'équipe thérapeutique, à un moment donné, aboutissent, par cette somatisation, à des complications subites et graves, voire à un coma ou une dégradation irréversible. »

Michel RENAULT conclut ensuite sur les ***« situations d'épreuve psychique »*** créées par le prolongement des soins terminaux, dont il faudra inévitablement étudier les conséquences si l'on veut maîtriser les confrontations malade-équipe thérapeutique.

Ce discours analytique paraîtra incongru à certains lecteurs mais, pour notre part, nous y trouvons de solides clefs d'explications à nos relations thérapeutiques.

APPROCHE GLOBALE DE LA FAMILLE ET DU PATIENT :

Bien souvent, un discours de vérité est annoncé avec ménagement au patient mais brutalement et dans des conditions discutables à la famille... Or *l'accompagnement de la famille et le cheminement de sa vérité nécessitent les mêmes précautions que pour ceux du patient.*

Bien sûr, la famille ne va pas mourir, mais est-ce une raison pour ne pas lui laisser le temps de réaliser toutes les implications de la maladie ? ***La prise en charge de la famille commence aussi, comme pour le patient, dès la première consultation.*** Si, à long terme, on veut « favoriser » les décès à domicile, il faut que, dès le début de la relation, la famille soit mise en position de vivre au mieux cette épreuve. Ainsi, plus le travail de deuil est préparé, moins il est destructeur et énergétiquement coûteux.

Avoir chez soi un cancéreux qui va mal est une contrainte permanente pour la famille : 24 h sur 24, la disponibilité s'épuise à mesure que la fatigue grandit. Il faut donner les soins, supporter les pleurs, les odeurs, la douleur, la tristesse.

En quelque sorte, le travail de deuil commence « à vif », sans ménagement, le grand malade étant parfois tyrannique. La douleur morale de ces situations peut être très violente ; personne ne peut gommer la peine d'un couple qui voit sa séparation si proche ou celle d'un père quittant ses enfants qui l'entourent.

Et « la position du médecin généraliste est éprouvante, car

les attentes familiales sont souvent mouvantes et contradictoires [16] ».

Alors, que peut faire le médecin généraliste ?

Nous parlerons successivement des aspects suivants :

1. – la connaissance du tissu familial ; 2. – les soins palliatifs techniques et le contrôle de la douleur ; 3. – l'émergence de la communication ; 4. – la relation avec le reste de l'équipe ; 5. – la relation dite « terminale » avec le patient ; 6. – l'accompagnement spirituel du patient et de la famille ; 7. – la préparation des heures d'agonie ; 8. – l'acceptation de la mort de l'Autre ; 9. – la préparation du travail de deuil ; 10. – la date prévisible du décès ; 11. – la prise en charge des enfants ; 12. – la réinsertion des cancéreux guéris ; 13. – les limites de l'accompagnement.

1) *La connaissance du tissu familial*

On ne peut soigner de la même manière un Auvergnat vivant à Paris depuis vingt ans, un Tunisien dont toute la famille est à Djerba, un veuf âgé ne voyant plus sa fille ou un couple uni, entouré de dix enfants et petits-enfants... Cette banalité est à rappeler car c'est au cœur de l'intimité familiale que peut se construire *une relation d'aide, au sens le plus large possible* [17]. S'introduire avec délicatesse dans cette fragile ambiance familiale nécessite de s'adapter aux relations et aux tensions qui s'y vivent. Connaître la vie, les conflits familiaux, les croyances spirituelles évitera bien des erreurs et initiatives inadaptées. Le domicile lui-même est un facteur de connaissance du patient. Comme le dit L. Nemet : « L'espace est toujours implicitement parcouru par un réseau de relations qui s'y déroulent, dans lequel le sujet est pris et qui le constitue. Il n'y a d'espace que par rapport à autrui. L'espace est toujours délimité par l'espace occupé par l'autre [18]. »

Appréhender l'espace, connaître l'ensemble de l'« arbre

---

16. H. Bouchez, *Gaz. méd. de F.*, 1988, 95. 2.

17. « Nous pressentions qu'il était impossible de soigner véritablement un patient très âgé sans connaître son passé, la vie qui l'avait modelé. » (R. Sebag-Lanoë)

18. « Aménagement de l'espace et psychopathologie familiale », in *Perspectives psychiatriques*, 1988, 27. 12.

généalogique » du patient, l'entourage proche, permet d'apprécier plus ou moins l'état de la communication, qui est bien un des enjeux de cette phase ultime. C'est à chaque médecin de prendre la mesure de cet environnement avec sa propre personnalité, son langage, sa perception de la vie : aucune recette n'est discernable. Il s'agit d'humanité.

L'éventuelle réhospitalisation. Cette connaissance permet d'améliorer la relation patient-famille (lorsque celle-ci était bloquée) mais aussi de protéger éventuellement cette relation. En effet, ce soutien peut épuiser la famille au point qu'à l'approche de la mort, la demande de réhospitalisation – avec son inévitable culpabilisation – resurgisse. Il faut noter cependant que les réhospitalisations décidées pour les deux ou trois derniers jours sont parfois mal vécues par le patient qui comprend encore mieux que sa fin est proche ; le contexte aide à décider ce qui est préférable.

Ainsi Mr Y., qui s'efforce de nurser au mieux son épouse perturbée par une hypertension intracrânienne, me confie dès qu'il est sorti de la chambre : « Mais quand même, Docteur, vous n'allez pas me laisser seul avec elle quand cela ira mal au point de lui donner de la morphine ? » Mr Y. me le répétera lors de deux visites différentes. Il était clair qu'il ne supportait pas l'idée que les derniers instants se passent au domicile. La réhospitalisation, dans un établissement de soins palliatifs, fut donc décidée lors d'une nouvelle aggravation.

Par ailleurs, certaines personnes – même entièrement acquises au principe d'accompagner à domicile une personne aimée – sont bloquées ou paniquées par des idées renvoyant à des fantasmes incontrôlables : avoir un mort chez soi, un cadavre dans son lit... Ces idées sont trop « archaïques » pour que l'on puisse facilement les modifier.

Il faut savoir aussi réhospitaliser un patient en phase terminale.

« Et si l'hospitalisation (du patient) s'avère nécessaire, il est encore plus important que sa famille reste impliquée. Ni hôtes ni intrus sur "notre" territoire, ils sont ***chez eux*** au chevet du malade ; nous ne devons les priver de cette occasion de le soigner – dans tous les sens du terme – que si l'indication est strictement nécessaire. C'est en effet sans doute leur dernière chance de lui exprimer leur affection et d'effacer tous les échecs, toutes les déceptions du passé [19]. »

2) *Les soins palliatifs « techniques » et le contrôle de la douleur*

Ils doivent être impeccablement assumés. Le contrôle de la douleur, l'attention au confort quotidien représentent la base indispensable de toute prise en charge pré-terminale à domicile [20]. Ces soins ne peuvent s'effectuer qu'au sein d'une ***démarche globale, la douleur physique et morale étant étroitement liée au psychisme et à l'histoire du patient. C'est du verbiage médical et une perte de temps pour tout le monde de parler du cancer, de l'euthanasie et du soutien des familles à domicile – ou en institution –, si l'on ne peut garantir au patient un traitement correct de ses douleurs.***

Notons que ce traitement des symptômes se heurte continuellement à tous les mécanismes de défense des intervenants, dont nous parlons au cours de ce chapitre. Afin d'adapter en permanence les soins à l'état du patient, la collaboration avec l'équipe infirmière est absolument déterminante. Cette adaptation des traitements passera souvent par une diminution d'un certain nombre de produits, dont le bénéfice est bien illusoire lorsque le patient est en phase terminale. ***Seules comptent les prescriptions améliorant le confort et la diminution des éventuelles douleurs.*** De toute façon, chaque mesure prise pour un patient en fin de vie doit être précédée d'une question capitale : ***« En quoi cette thérapeutique ou cette décision améliore-t-elle le confort du patient et répond-elle à son désir ? »***

3) *L'émergence de la communication*

Pour une famille écrasée par la peine ou déroutée par l'aspect physique du malade, la communication avec un mourant ne va pas toujours de soi.

Faire réapparaître ce dialogue nous semble une des *priorités du soignant* – quel qu'il soit – et concerne le VERBAL comme le GESTUEL. Au-delà de ces aspects techniques (contrôle des

19. C.-M. PARKES, *Rev. prat.*, 1986, 3. 9.

20. Voir au chapitre V quelques indications de traitements palliatifs des symptômes, et une longue note sur le maniement de la morphine.

douleurs, confort...), un des enjeux essentiels est de ***restaurer la personne humaine dans toute sa richesse intérieure*** (le reconnaître ***sujet désirant***, capable de plaisir, de relation avec son entourage). Il faut le faire vivre (au sens de vivre ses désirs et communiquer) et faire vivre sa famille ***avec lui***.

Nous sommes toujours touché de voir qu'en acceptant « d'accompagner » jusqu'au bout, conjoint ou famille du patient donnent ***une véritable preuve d'amour*** : surmonter sa peine et sa fatigue par amour est un geste bouleversant de signification et de tendresse partagée.

Le médecin, en collaboration avec l'équipe soignante entière, va donc favoriser l'émergence de cette communication. Bien souvent la famille ne se la permet même pas, ignorant qu'elle est possible. La tendresse et l'expression physique non verbale sont également concernées : il n'est pas toujours évident de sentir « du premier coup » que l'on peut caresser son conjoint, alors même qu'il semble inconscient... ou qu'il n'est pas inutile de dire « je t'aime » à la personne qui paraît ne plus entendre ; nous le vivons souvent au lit du malade. Bien évidemment, les patients n'ont pas besoin de nous pour se parler ; nous n'avons pas cette vaine prétention et, de toute façon, certains ne ressentent pas ce type d'expression (certaines familles parlent peu, leur silence ne signifie pas forcément absence de communication). Mais, ***dans la délicatesse et le respect de la pudeur des sentiments d'autrui, notre rôle de catalyseur existe.***

Cas de Mr D.

Depuis trois jours, cet homme de 48 ans s'enfonce doucement dans une torpeur paisible, complètement et intensément entouré par sa femme, ses enfants, sa mère. L'appartement a été entièrement « chamboulé » pour permettre le dégagement autour du lit de soins ; celui-ci est devenu le centre de toute la vie familiale. L'atteinte neuro-méningée (adénocarcinome) et les métastases osseuses des membres – certaines d'entre elles aussi grosses que des oranges –, empêchent toute mobilisation. Les 40 mg de morphine et les corticoïdes contrôlent la douleur.

Le Cheynes-Stokes [21] se dérègle, les pauses respiratoires s'allongent et, en ma présence lors d'une visite, le patient s'arrête de respirer. Désolation, incrédulité, la famille m'interroge du regard : « Est-il mort ? » Sans même que je parle, ils comprennent ma réponse. Incrédule, les yeux horrifiés devant cette mort contre laquelle elle se battait depuis des mois, sa femme n'ose pas le toucher. Tout doucement, je lui dis : « Voulez-vous lui prendre la main ? » Dans son effroi, elle ne touchait plus ce corps qu'elle cajolait pourtant tous les jours. Tous les membres de la famille, bouleversés, se joignent à elle et parlent au malade, pleurent, le caressent, tandis que la vie le quitte lentement. Bouleversé moi-même, je me suis reculé à l'autre bout de la pièce pour les laisser vivre ensemble ces moments. Puis, nous avons tous reparlé un moment avant que je quitte l'appartement.

À quoi bon parler à ce malade en fin de vie ?

Nous sommes intimement persuadé de l'utilité de ces contacts, car nous en avons souvent vécu la richesse avec des familles. L'expérience de nos aînés est ainsi rejointe : « Nous nous sommes aperçus que ce qui aidait le plus les malades, dans les tout derniers moments, ce sont des détails importants pour lui, le souvenir d'instants passés auprès de lui [22]. »

Mais l'accompagnement avec la famille est souvent difficile ; il arrive régulièrement, surtout si plusieurs générations assistent le malade, que se produisent des sortes de « coupures » entre les attitudes des différents membres de la fratrie. Ainsi, soigner un homme dont l'épouse veut continuer les soins à domicile, dont la mère veut le réhospitaliser à tout prix et dont les enfants paniquent, changeant d'avis au rythme des complications... est une activité acrobatique pour toute l'équipe soignante !

Pour de telles situations, les procédures sont souvent remises en question, le maintien à domicile n'étant pas évident...

La famille, elle aussi, possède ses mécanismes de défense. Souvent imbriquées, on peut observer les réactions ci-dessous :

– Déni : le plus fréquent, aboutissant à ces étranges

21. Anomalie du rythme respiratoire.
22. E. KÜBLER-ROSS.

situations où la famille est d'autant plus distante que le patient va mal.

- Culpabilité : « On aurait dû le pousser à consulter plus tôt. » « J'aurais dû être plus gentil avec lui quand il a fait ceci ou cela. »
- Surprotection : de l'acharnement nourricier à l'acharnement psychologique en tout genre...
- Peur : or le patient est parfaitement conscient de celle qu'il lit dans les yeux de ses proches.
- Colère et frustration peuvent gêner la communication.
- Citons la peur de la contagion, la peur de la transmission héréditaire ; elles ne doivent pas résister à une bonne prise en charge médicale qui doit les raisonner.
- Enfin ces situations ***réactivent les conflits familiaux*** (rivalité, jalousie, querelles sordides et convoitises diverses...) et le médecin est parfois le témoin de discussions pénibles...

Il faut souligner qu'à chaque fois que se produit – volontairement ou non – une collusion médecin/famille vis-à-vis du patient, ce mécanisme ISOLE encore plus le malade et augmente les difficultés de prise en charge. Cette collusion concerne divers aspects : le discours de vérité avant tout, mais aussi l'alimentation, les décisions de traitement, de placement...

Voici deux exemples de communication familiale difficile :

CAS DE MME A.

Cette femme de 60 ans nous est adressée avec la lettre reproduite page 151.
Dès la première visite, son discours est clair : « Puisqu'on ne peut plus rien faire pour ma maladie, je préfère rester ici jusqu'à la fin. Ils sont gentils à l'hôpital, mais il me fatiguent. Je me repose mieux ici. » La communication avec elle est d'une simplicité bouleversante : elle comprend tout du regard, son sourire lumineux m'aide à lui parler, à répondre à ses difficiles questions. L'attitude de l'entourage est altérée par leur souffrance morale extrême : son mari pleure en permanence, les yeux fous de douleur, il balbutie, il tremble et il faut voir sa femme le tancer gentiment :

« Mais enfin, arrête de pleurer, je ne suis pas encore morte ! » Je parle plusieurs fois au mari, lui expliquant que sa présence et les soins ne sont pas inutiles (ainsi qu'il le répète toute la journée), qu'il faut respecter la décision de son épouse de rester au domicile ; j'explique la technique de la potion morphinique à chaque visite... Cet homme est raidi dans la peine, il n'arrive plus à communiquer ; il commence par refuser une perfusion transitoire (la patiente est en occlusion haute totale et ne peut plus rien avaler) installée dans le but de réhydrater un peu son épouse car « ce n'est pas la peine, vous voyez bien que c'est la fin, Docteur ». Cette patiente est morte doucement, paisiblement et sans douleur, chez elle et dans les bras de son mari. Pour cette famille, l'émergence de la communication fut des plus difficiles...

Un autre exemple de communication difficile :

En phase terminale d'un cancer colique métastasé partout, cette femme est ***seule dans sa chambre...*** car le mari est toujours dans le salon, occupé à ranger ses papiers ou son journal ! Lors de chaque visite, il me demande : « Quand est-ce que cela finira ? », mais n'arrive pas à en dire plus. Pour ses derniers jours, l'équipe soignante d'HAD réhospitalisera fort judicieusement cette patiente, le maintien à domicile n'étant plus sécurisant pour elle. La douleur du mari était telle qu'il fuyait la réalité et ne soutenait plus son épouse.

4) *Les relations avec le reste de l'équipe*

Lors d'un accompagnement terminal à domicile, le médecin est souvent le pivot de l'équipe soignante. Mais ce rôle ne signifie pas qu'il est le *« leader »* en tout. Une infirmière peut fort bien garder une relation privilégiée avec le malade ou la famille ; au médecin de savoir travailler en équipe, écouter ce que dit chacun des intervenants. La coordination nécessite de nombreux coups de téléphone, des transmissions écrites, l'utilisation réelle du cahier de liaison de l'Hospitalisation à Domicile s'il y a lieu. Et surtout, le médecin a la charge prioritaire des rapports avec le service de cancérologie, dont nous allons voir plus loin la richesse... et les difficultés.

5) *La relation ultime avec le patient*

Insistons d'emblée : ce n'est pas parce que cette relation est ultime qu'elle est pauvre ou inutile ! Nous tairons résolument ce qui, avec « nos » patients, n'a rien d'original dans notre travail quotidien : écouter, écouter encore, répondre, parler, toucher, rassurer, veiller aux douleurs, à l'alimentation, à la famille... Tous les soignants connaissent cela. Nous nous garderons, en effet, de réécrire ne serait-ce que des bribes de ce qu'ont si magistralement publié d'autres soignants ! Nous renvoyons ainsi le lecteur à ces ouvrages, après avoir souligné deux points capitaux pour nous :

a) ***la joie de vivre des soignants*** est fondamentalement indispensable lors des accompagnements terminaux. Bien sûr, nous n'arrivons pas hilares lorsque des familles pleurent ; nous ne donnons pas de grandes claques dans le dos de ce patient si fatigué ! Mais comment pourrait-on assumer jusqu'au bout les soins de vie et l'expression des désirs du patient et de sa famille si, pour soi-même, la vie n'était pas un plaisir ? C'est au sein de cette relation humaine riche de nos joies, de nos doutes et de notre soif de complémentarité que peut se développer un accompagnement d'Homme. La complicité qui nous unit parfois avec le patient et la famille est bien là pour nous confirmer la validité de cette attitude.

b) Pour nous, accompagner fait ***partie intégrante de notre travail de professionnel de la santé***. En aucun cas, il ne s'agit d'un « apostolat », d'une « religion » dont une certaine forme de charité viendrait tendre la main à ce pauvre mourant et nous faire sortir de notre rôle médical... ***Soigner jusqu'à la mort fait partie de notre statut médical.*** Bien évidemment, l'intensité des phases terminales nous conduit à un engagement personnel et à des disponibilités peut-être inhabituelles (long temps passé, visites multiples et parfois le dimanche, liaisons téléphoniques pendant les congés, relations intenses, nécessité d'une formation supplémentaire, recherche personnelle, etc.). Les exigences librement acceptées rentrent alors dans le cadre du transfert avec le patient, dont chaque soignant est partie prenante et responsable. Ici, il n'y a absolument pas de contradiction avec le ***volontariat des non-soignants***, ainsi qu'avec ***la dimension religieuse*** que des soignants croyants peuvent, à juste titre, vivre dans les relations terminales. Nous tenions à écrire bien clairement ces deux notions ; elles font régulièrement l'objet de questions plus ou moins perfides... qui s'étonnent de notre travail et parlent alors facilement de « masochisme » ou de « perversité », quand ce n'est pas carrément, comme nous l'avons entendu, de « maladie mentale pour ces médecins qui aiment accompagner des mourants » !...

« Je ne sais pas ce que me réserve le futur, mais je suis certaine d'une chose : travailler avec les mourants n'est ni morbide ni déprimant ; ce peut même être une des expériences les plus gratifiantes qui soient [...] » (E. Kübler-Ross, en 1975).

6) *L'accompagnement « spirituel » du patient et de la famille*

« Le partage d'une foi religieuse peut s'inscrire tout naturellement dans une démarche d'accompagnement. Elle est à respecter, à favoriser si besoin quand le patient n'ose pas en faire la demande [23]. » Sujet des plus délicats, car porteur d'ambiguïtés... relevées d'ailleurs souvent par les soignants qui n'assument guère ces relations terminales. L'engagement spirituel de soignants auprès de leurs patients, si une demande survient, nous semble respectable. La liberté du patient devrait être totale, mais la pudeur des familles est souvent telle, en ce domaine, qu'il est bien rare qu'on ose prendre du temps à ce « docteur si surchargé », afin de lui parler de religion. Pour le respect du patient, tous les soignants doivent favoriser, si besoin, l'expression de la demande religieuse. Par ailleurs, la dimension spirituelle de l'accompagnement d'un patient en fin de Vie permet de transcender le travail de deuil. Celui-ci peut devenir, comme le dit X. Thévenot, « un travail de pâque » : « S'il est bien vrai que la foi en Dieu ne fait pas faire l'économie de l'affrontement à des zones d'absurdité et ne protège pas de l'angoisse devant la souffrance et la mort, la foi en Dieu fait faire par contre ***"un travail de pâque"*** »... « Chrétien, je préfère dire que la vie est un "travail de pâque" : il s'agit toujours de renoncer à quelque chose – l'excès de narcissisme,

23. C. Chalier, *La Souffrance d'autrui*. Voir aussi le cas de Melle V., p. 183.

les évidences et certitudes trop faciles, le péché – mais c'est pour trouver dans le clair-obscur de la foi une autre "chose", pour trouver une présence de, et à Dieu, qui transcende même l'apparente victoire de la mort biologique [24]. »

7) *La préparation des heures d'agonie*

Les proches sont massivement inquiets quant à la manière dont le malade va mourir. Va-t-il souffrir ? Va-t-il crier ? Est-ce que je vais le voir ? Que dois-je faire s'il s'arrête de respirer ? Et s'il vomit ? Va-t-il perdre tout de suite ses matières ?, etc.

Cette peur peut parfois être désamorcée si l'on explique ***minutieusement***, sans lésiner sur les détails, ce qui peut se passer lors du décès, lorsque les caractères de celui-ci sont aisément prévisibles. Ainsi, avions-nous expliqué à la famille de Mme R. (qui rentrait doucement dans le coma terminal de sa leucémie) la possibilité des « gasp », de quelques sursauts ultimes, de dérèglements respiratoires, de changements de couleur du visage... Cette patiente mourut calmement dans son coma et la famille nous raconta ensuite qu'ils avaient eu moins peur de ces modifications physiques. L'apparition de tels signes est moins paniquante quand elle a été préparée.

Insistons ici sur le maintien de l'aspect physique du mourant : même décharné, même ictérique, le patient doit demeurer parfaitement propre, rasé, éventuellement habillé. Lors du décès, cette fonction essentielle du nursing prend une importance capitale pour la dignité du mourant et les réactions de la famille (tout particulièrement des jeunes enfants du défunt). Il faut souhaiter qu'en France, les soins funéraires soient réhabilités. La THANATOPRAXIE est « un nouveau langage (du corps) qui, valorisant le corps du défunt, en assure la présentification dans les meilleures conditions possibles d'hygiène et d'esthétique, favorisant ainsi le travail de deuil [25]. »

8) *L'acceptation de la mort de l'Autre*

Qu'il est dur de se retirer doucement de l'intimité familiale où nous avons été accueillis avec souvent tant de chaleur...

---

24. *Le SIDA, Rumeurs et Faits*, chap. IV, Éd. du Cerf, 1987.
25. L.-V. THOMAS, *Mort et Pouvoir*.

Qu'il est dur de voir s'éteindre ce patient auquel nous sommes attachés... Et pourtant, il le faut ; facile à écrire, si difficile à vivre ! Certains décès de patients peuvent être vécus comme de véritables deuils par l'équipe soignante : la peine pourra se partager éventuellement avec la famille. Qu'il est dur d'accepter que « son » patient meure !... Mais ce respect de sa finalité nous emporte alors bien loin des procédures agressives et appauvrissantes (notamment sur le plan de la communication) de l'acharnement thérapeutique. « Respecter la vie d'un homme, c'est respecter la vie d'un homme mortel. Lorsque la lutte contre la mort devient tentative de dénégation de la mort, elle est négation de la condition humaine, et ne peut alors que conduire à des attitudes inhumaines [26]. »

9) *La préparation du travail de deuil*

Nous avons vu que le retour à domicile du patient était conditionné, en partie, par la capacité de la famille à assumer le deuil proche et la souffrance de l'autre. Lors des derniers jours, les soignants ont souvent un rôle important. « Le travail de deuil est normal et demande du temps. Il sera d'autant moins long et pénible qu'une verbalisation peut s'enclencher éventuellement pendant la phase terminale et qu'une préparation psychologique est possible [27]. » Ainsi, pendant les cinq jours de coma à domicile de Mr D., avons-nous parlé régulièrement avec sa compagne : la vie « avant », les bons et les mauvais moments, les problèmes à régler pour les enfants, etc. La formidable tension des derniers jours de lucidité se désamorça lentement. Lorsque le patient mourut, nous avons parlé avec toute la famille, doucement, autour du corps préparé et détendu. Nous verrons plus loin que, bien souvent, après le décès, les familles coupent les contacts avec le médecin traitant. Cette phase de deuil des proches qui « restent en vie » est pourtant une phase où l'aide psychologique serait bien utile. « La société considère le deuil comme morbide, alors que c'est plutôt sa répression qui est la cause de cette morbidité. On

26. P. VERSPIEREN, *Face à celui qui meurt*.
27. C.-M. PARKES, 1983.

évite de parler du mort, alors que la personne endeuillée a envie de parler seulement de cela [28]. »

Voici un exemple de réaction dans un contexte difficile :

Cas de Mme W.

Après de multiples traitements radio- et chimiothérapiques pour un cancer du sein métastasé du fémur au cerveau, cette patiente de 58 ans commença (après des mois de traitement courageux) à domicile, un coma avec hypercalcémie. Il était déraisonnable d'imaginer le contrôler.
Le lendemain, premier coup de téléphone de la famille affolée devant la détresse respiratoire grandissante :
« Venez vite, Docteur, il faut faire quelque chose, vous voyez bien qu'elle étouffe. Apportez de l'oxygène, on ne peut pas la laisser comme cela. » Bien sûr, l'oxygène était illusoire et inutile. L'expliquer à la famille fut très difficile et, s'ils en acceptèrent finalement le sens, ils refusèrent net l'emploi de la morphine injectable (qui était bien indiquée sur ce coma agité, tendu, en détresse respiratoire) chez cette patiente qui avait commencé à souffrir quelques heures auparavant. Le soir même, la morphine fut acceptée par l'entourage car le spectacle était difficilement supportable. Mme W. s'éteignit doucement, moins tendue ; la famille, elle aussi moins tendue, avait eu le temps, au cours de cette journée, de « comprendre » vraiment que la fin était bien arrivée. Cette journée terrible avait également débloqué le travail de deuil. Si la mort de Mme W. était survenue le matin, lors de la phase de panique, le choc pour la famille aurait été sans doute plus intolérable encore. Son coma ne lui permettait plus la parole, mais il est évident que, jusqu'à la dernière minute, elle-même et sa famille ont eu tout le registre du toucher et des contacts physiques pour s'exprimer... expression sûrement ténue, mais réelle. Et qui pourra dire qu'elle est négligeable... ?

28. J. Pillot, *Journées d'études de la F.A.V.E.C.*, nov. 1987.

Les réactions après le deuil sont souvent très conflictuelles avec l'entourage familial ; l'incompréhension domine parfois :

CAS DE MME G.

La mort subite de ce patient de 78 ans nous est annoncée trois jours après par son kinésithérapeute. Je téléphone immédiatement à l'épouse qui, en pleurs, me raconte deux fois, par le menu, les circonstances de l'*exitus* : « Il ne respirait plus, Docteur, je lui tapotais les joues, lui tenais la main, je lui disais "Respire, respire, je t'en prie, je suis là"... » Je lui dis qu'elle peut m'appeler quand elle veut.
Quinze jours de silence. Puis la patiente prend rendez-vous et éclate en sanglots, dès qu'elle est assise dans mon bureau :
MME G. – Je savais qu'il fallait que je vienne vous voir. Il fallait que je vous en parle car cela me fait du bien. Mais j'ai attendu car c'était trop tôt, je ne voulais pas que vous me voyiez comme cela. Et puis, vous voyez, je pleure quand même...
JMG. – Bien sûr, et c'est normal. Vous pleurerez encore sans doute, mais il faut que vous puissiez parler à quelqu'un de ce qui s'est passé.
(Et Mme G. raconte tout pour la troisième fois.) Puis :
MME G. – Tous mes amis, même mon fils, me disent : « Allez, sors, ne reste pas chez toi, va au restaurant ! » Mais moi je continue à lui parler, à embrasser sa photo, à lui parler le soir. Vous comprenez, Docteur ?

10) *La date prévisible du décès*

Quelques lignes sur cette question inlassablement reprise par toute famille dans la peine : « Docteur, cela peut durer combien de temps ? »

Il sera inutile, pensons-nous, de citer de nombreux exemples prouvant les conséquences néfastes d'un pronostic précis donné à la famille. Nous connaissons tous des cas où la lenteur ou la rapidité de l'évolution ont défié toutes les prévisions... et mis dans l'embarras plus d'une famille.

Ainsi, ce mari supporte pendant neuf mois la dégradation de son épouse – qui devait mourir en un mois – ; cette mère perd son fils en quinze jours – au lieu de vivre avec lui les six mois d'affection espérés. *Donner une date ne guérit pas, ne soigne pas, n'aide pas et ne sert à* RIEN... mais est encore une marque de notre fantasme de toute-puissance (celle qui veut contrôler la Mort !...). En revanche, que d'aspects négatifs :

– l'énergie est déplacée sur ce qui est une sorte de faux problème, ou du moins de problème mal posé ; car enfin, ce patient n'est pas mort, ***il vit*** ! Et ce qui est à vivre est justement d'une importance capitale dans la relation ;

– l'angoisse de la famille et donc du patient – hypersensible aux subtils changements d'attitudes de ses proches – est aggravée ;

– le futur travail de deuil peut être freiné.

Il faut donc admettre qu'il n'est pas licite de donner une date précise. Bien sûr, nous pouvons exprimer des « ordres de grandeur » quand le patient est dans le coma, le cerveau plein de métastases, avec une hypercalcémie que l'on ne dose même plus... mais nous laissons volontairement, et dans tous les cas, une part d'incertitude. Il y a en effet beaucoup mieux à vivre !

De plus dans la pratique, il est difficile de continuer à communiquer avec le patient, ***à lui reconnaître un désir de vie*** si on l'a déjà virtuellement enterré... !

11) *La prise en charge des enfants*

L'accompagnement des patients à domicile nous confronte, de manière incontournable, avec les réactions des enfants, tout particulièrement lors de cancers de parents jeunes [29]. Deux points nous semblent tout à fait fondamentaux :

a) Le conjoint « survivant » doit non seulement assumer la fin du mourant, mais encore la vie quotidienne des enfants. Or, il n'est pas rare que les enfants des patients atteints d'hémopathies malignes ou de cancer du sein aient moins de dix ans.

La prise en charge de cette crise familiale majeure nécessite toute une infrastructure psychologique qui reste à inventer au coup par coup, car les attitudes sont mal contrôlées et les structures de la société non préparées.

29. Pour l'instant, nous n'avons pas vécu d'accompagnements d'enfants atteints de cancers.

Il faut absolument veiller à « coordonner » l'accueil scolaire (le travail de l'enfant s'effondre souvent), les grands-parents et familles qui s'entraident pour la garde à certaines heures ; il faut écouter le dit et le non-dit du conjoint, des enfants...
L'émergence de la communication est ici vitale, le rôle du généraliste important car il est aux premières loges pour percevoir, au jour le jour, les tensions familiales... mais ici encore, pas de méprise : nous n'avons pas la prétention de tout catalyser...

b) Il semblerait que la vision du parent gravement malade, puis mort soit, à long terme, moins traumatisante pour l'enfant que ***l'absence de vision réelle de la maladie du parent***. La mort à domicile pourrait donc ne pas être toujours considérée comme un danger pour l'enfant qui, de toute façon, aura à affronter le deuil : autant qu'il le fasse dans la réalité, au sein d'une famille aimante, plutôt que dans un fantasme imaginaire encore plus destructeur. Autant qu'il soit présent pour vivre ces dernières preuves d'amour, plutôt « qu'à la campagne » sans rien voir ni comprendre... mais bien sûr, en ce domaine, nous n'avons rien à imposer [30]. La règle fondamentale de « réponse à la demande » joue ici aussi. L'épreuve est lourde et toute la famille ne peut pas toujours faire face ; il ne faut sûrement pas imposer à l'enfant (ou au parent) une vision qui les panique. Dans certains cas, lors des derniers jours, la réhospitalisation est inévitable. Mais il est clair que le soutien actif des familles est alors indispensable : aucune initiative ou volonté n'est inutile pour éviter – nous l'avons vécu – que, pendant des semaines, on cache à un enfant que sa mère est morte à l'hôpital...
Nous nous heurtons là aux tabous complexes de la société, dont les sociologues nous parlent utilement.

---

30. Rappelons en tout cas que cette situation n'est vivable pour les enfants que si le malade NE SOUFFRE PAS. L'efficacité antalgique est, bien sûr, indispensable à la sérénité familiale.

12) *La réinsertion des cancéreux guéris*

Cas hélas plus rare que les cancéreux qui vont mal, signalons la fréquente difficulté de réinsertion des patients dont il est carcinologiquement (à peu près) certain qu'ils sont guéris.

On ne peut oublier la confrontation avec sa propre mort. La cancérophobie pour toute sémiologie bénigne ultérieure s'infiltre insidieusement. L'échelle de référence, bouleversée lors de la maladie, peut rendre le retour à la vie « normale » bien difficile (surtout si une vie professionnelle doit être reprise). Les souvenirs des mensonges éventuels du corps médical sont pour beaucoup dans les réticences qui apparaissent ensuite ! À travers notre expérience, ces patients présentaient probablement un terrain fragile, mais il est bien mal commode de faire la part entre les effets de la maladie et ceux des antécédents... Dans ces cas-là aussi, les résistances sociologiques envers le cancer ont une importance déterminante [31].

13) *À propos des limites de l'accompagnement...*

a) La prise de décision : une responsabilité d'équipe.
Nous sommes bien-portants et aidons un patient atteint de cancer ou en fin de vie à assumer son existence, si perturbée soit-elle. Le risque est grand de transporter sur autrui nos propres fantasmes d'une « bonne mort » qui surviendrait forcément à domicile, détendue et sereine... Nous n'avons pas à décider en lieu et place du patient, mais à favoriser l'émergence d'une communication bloquée par la douleur ou la peur familiale. Mais ce choix comportera parfois une limite liée à notre pouvoir médical : Ainsi, faut-il transfuser ou non ce patient aux plaquettes effondrées ? Pour lui éviter une fin bien inconfortable, faut-il colectomiser ce grand vieillard qui saigne de son cancer sigmoïdien ? Pour gagner deux jours, faut-il poser une aspiration gastrique à ce patient qui se meurt ? C'est nous qui décidons en un domaine où palliatif et curatif se confondent... Le travail d'équipe est ici absolument fondamental, permettant la confrontation des enjeux, des

31. En 1987, pour être attaché à l'Assistance publique, il faut faire signer un certificat médical d'embauche attestant – entre autres – que l'on est indemne de cancer !

relations, de l'engagement humain de chacun des soignants.

b) La mort est triste.
Accompagnants, bénévoles, soignants, autorités morales en tous genres, volontaristes ou acharnés de tous bords, nous avons toujours tendance à « oublier » que la mort (même indolore et détendue) est un déchirement intolérable pour ceux qui restent, sans parler de ce que vit celui qui s'en va... même si de brillants témoignages rapportés par E. Kübler-Ross nous interpellent, tous, sur ce que nous vivons avec nos patients.

*
**

Pour conclure ces quelques remarques concernant le travail quotidien auprès de la famille, rappelons avec humilité que ***« Nous devons constamment déjouer nos tentations de toute-puissance, renvoyer vers ce qui peut être fait en dehors de nous et ne pas nous substituer à la famille, aux soutiens qu'elle peut trouver sans notre aide, ni rêver à grands renforts de psy d'une "bonne mort", pour et grâce à la famille. Il restera toujours de l'impartageable ; la mort invite chacun à le reconnaître et, si possible, à l'accepter*** [32]***. »***

MÉCANISMES DE DÉFENSE DU MÉDECIN :

Nous parlerons brièvement de certains d'entre eux : 1. La vérité à tous les coups. – 2. La vérité : jamais ! – 3. Les refus des morphiniques. – 4. L'euthanasie active. – 5. L'annonce escamotée du décès. – 6. Défenses institutionnelles.

Pour quelles raisons des professionnels ont-ils des réactions aussi divergentes devant le même malade cancéreux ? Il est clair que la réponse se trouve dans l'engagement personnel et psychique de chacun des soignants. À tous les niveaux de la prise de décision ou du dialogue avec le patient interviennent

32. R.-W. HIGGINS et I. MARIN.

des mécanismes, parfois très subtils, conduisant tous au même but : évacuer la mort, ne pas être confronté à l'échec médical, fuir l'angoisse et l'investissement du patient. Personne ne dira qu'il est facile de s'affronter à la mort d'autrui, surtout quand celui-ci croit en vous (en la médecine) pour guérir... Il est donc logique qu'une des difficultés essentielles de la prise en charge des cancéreux en médecine libérale concerne ce point précis : Que sait le patient de sa vérité ? Que lui a-t-on dit et qu'a-t-il retenu ?

1) *Un exemple de défense médicale : la vérité à tous les coups*

Les exemples de ces discours médicaux où la Vérité est « annoncée » – que le patient la veuille ou non, la demande ou non... – abondent.

« Voilà, je vous ai opéré ; c'est un petit cancer [33], mais ne vous inquiétez pas, j'ai tout enlevé »...

Nous voyons régulièrement les conséquences de ces prises en charge. D'emblée, le patient part sur de mauvaises bases ; il n'a pas été mis dans des conditions humaines pour affronter sa « Vérité ». C'est ici que les effets « pervers » de la Vérité méritent bien leur qualificatif... car, loin d'améliorer le patient dans sa liberté et dans son désir de vivre, cette abrupte révélation peut le couper du réel et de son « imaginaire » de vie, favorisant ainsi les réactions de défense-obstacle aux soins et à la communication. *Une telle attitude peut aggraver le patient.* Annoncer un pronostic mauvais quand il n'est pas demandé n'est pas souhaitable et, de toute façon, ***le discours peut ne pas passer*** : le patient peut très bien ne pas « entendre » ce mauvais pronostic, car il n'est pas en position pour l'appréhender ; le « lieu symbolique » d'où le patient « entend » est ici d'une importance capitale. À la décharge de cette attitude, certaines conclusions américaines – mais la mentalité y est bien différente à cet égard – indiquent que les diagnostics sévères, annoncés brutalement, sont finalement plus ou moins métabolisés avec le temps [34]. Il n'y aurait pas de difficultés psychiques majeures

33. « Petit », cela serait-il moins dur à dire ? Mais à entendre ?

34. Dans certains services américains de cancérologie, sur les tables de salles d'attente, on peut trouver des plaquettes détaillées indiquant les pourcentages de survie pour telle histologie, suivant l'existence de telle ou telle métastase.

supplémentaires par rapport aux situations où la connaissance est progressive. Cela est fort intéressant mais reste à étayer solidement. En tous cas, l'annonce brutale et totale du pronostic augmente très fortement les épisodes dépressifs initiaux et nous pensons qu'un CHEMINEMENT progressif, adapté aux possibilités du patient, est sûrement plus confortable.

Une variante de l'attitude médicale « la vérité à tous les coups » consiste en un optimisme irréaliste et serein : certains médecins « n'ont pas de problème avec la Vérité ; cela se passe très bien car je leur dis tout et l'expérience me prouve que ça marche... »

Pour deux raisons, nous ne partageons guère cet optimisme : d'une part, leurs patients ne sont pas vraiment si contents que cela [35] et, d'autre part, cette attitude relève d'une défense psychologique aveuglante... Car « dire tout » dans ces cas ne respecte pas la demande du patient et « l'expérience qui marche » dépend de l'objectivité du regard ultérieur !

Plus profondément, se décrire indemne de difficulté sur un sujet de cet ordre peut témoigner d'une non-écoute de l'autre et d'une absence de remise en question sans doute bien périlleuse...

2) *Une défense médicale classique :*
La vérité = jamais !

Le « refus d'avertir » (D. Collot) est la défense habituelle du corps médical. Pourtant, ***« le doute est pire que la vérité, car il n'est pas objectivable »***. Comment peut-on entièrement baser une relation sur le faux-semblant ? Comment des médecins peuvent-ils croire que leurs « énormes » mensonges bernent le patient qui se voit périr ? « Le malade peut partager cette fuite, mais son imagination remplit bientôt le vide que laisse le manque d'information. On entend ce qui n'est pas dit ***mieux*** que ce qui est dit : "Quand les médecins ont cessé de provoquer mes questions, j'ai su que les nouvelles étaient vraiment mauvaises [36]." » Car, ne nous faisons pas d'illusion, **la totalité des patients atteints de cancer le savent parfaitement**, toujours à un niveau inconscient et bien souvent à un niveau tout à

35. C'est souvent le généraliste libéral qui s'en aperçoit après !
36. C.-M. PARKES, *Rev. prat.*, 1986, 36. 9.

fait conscient (mais plus ou moins refoulé). Si le patient n'en parle pas, ce n'est pas parce qu'il ne sait pas... mais parce qu'il se défend aussi, comme il le peut, contre cette angoisse :

– le patient sait ce qu'il a (plus ou moins nettement) ;
– on lui a déjà menti s'il a posé des questions ;
– et, surtout, personne ne semble en position pour écouter son angoisse.

Donc le patient se tait. Or nous constatons tous les jours que la plupart de ces patients ***veulent et préfèrent « en parler » !***

Ainsi, le patient hésite à poser les questions – celles qu'il formule pourtant facilement avec ses proches – au médecin. Ce « silence sélectif » peut s'expliquer par deux raisons (R. Zittoun) :

a) *La conscience qu'il n'a rien à attendre du médecin (il n'est pas disponible ou sa réponse n'est pas digne de confiance).*

b) *Le désir de ne pas entendre la vérité de sa bouche, comme si le fait de se l'entendre confirmée par l'autorité médicale lui donnait un poids supplémentaire et la rendait encore plus insupportable.*

Une autre attitude médicale très fréquente consiste à en « rajouter ». Non seulement le médecin répond par des mensonges purs et simples, mais encore il exagère ses dissimulations. Pour notre part, ces surenchères de mensonges nous ont conduit à affronter les plus grandes difficultés psychologiques quant à l'accompagnement des patients. CAR LE PATIENT SE REND RAPIDEMENT COMPTE QU'ON LE BLUFFE COMPLÈTEMENT... et peut le dire à son « médecin traitant », sans jamais en reparler à son référent hospitalier !

En voici un exemple :

CAS DE MME Z.

Cette patiente de 56 ans, massivement déformée par d'énormes masses abdomino-pelviennes (cancer de l'ovaire récidivé) m'accueille avec un grand sourire et déjà des excuses : « Je vous dérange, mon pauvre Docteur, il faut me pardonner, mais j'ai vraiment très mal. »

Effectivement, l'occlusion est menaçante, les nausées per-

manentes, l'état général très mauvais. Mon correspondant hospitalier m'a prévenu du contexte, m'a indiqué l'épuisement des thérapeutiques et l'éventualité du passage aux morphiniques.
Dès ce premier contact, le discours de Mme Z. est clair, alors même que je l'écoute sans pratiquement interrompre son flot de paroles :
« Le Professeur X. est adorable ! Il me dit que je vais guérir. C'est agréable d'entendre cela. Mais je sais bien qu'il ment. »
Quelques minutes après :
« Je veux savoir ce que j'ai. Je sais que j'ai un cancer. Mais je ne veux pas de détails sur ma maladie. »
Nous parlons longuement de son mari et de sa fille qui l'entourent constamment.
Mise sous morphinique, corticoïdes, traitement digestif symptomatique, conseils diététiques, au rythme d'une ou deux visites par semaine, nous tentons de colmater la formidable angoisse ainsi que les douleurs physiques.
Trois semaines après, Mme Z. revoit son référent hospitalier en consultation ; elle me dit quelques jours après :
« Quand le Professeur X. m'a menti après l'opération, j'étais contente car j'avais besoin d'être réconfortée. Mais maintenant c'est dur de voir qu'on vous ment de manière énorme ; je ne suis pas bête quand même, je vois bien mon ventre. »

Il a donc suffi à cette patiente ***d'être écoutée*** pour qu'elle livre très simplement sa réaction devant des réponses impossibles à entendre, car niant sa propre réalité. Avec une ambivalence d'ailleurs bien caractéristique, elle disait presque simultanément qu'elle n'en voulait à personne pour tous ces mensonges qui l'avaient soutenue un temps. ***Elle désirait toujours être soutenue, bien sûr, mais pas de cette manière.*** Nous avons analysé cette réaction comme une demande de se faire ***entendre*** dans sa vraie réalité corporelle, mais surtout pas comme une demande visant à « s'entendre dire ou décrire sa mort ». La différence de discours entre l'hospitalier et nous a été simplement que nous n'avons pas rajouté de mensonge. ***Ils étaient d'avance inutiles, Mme Z. avait tout compris.*** Pour elle, l'écoute silencieuse de ce discours lucide était capitale puisque nous étions ***la seule personne*** à laquelle elle puisse le livrer. En effet, il n'était pas question d'en parler en ces termes à sa famille ; elle la protégeait farouchement... « Je suis angoissée car je les empêche de partir en vacances ; surtout ne leur dites pas que je veux aller à l'hôpital pour les soulager, mais promettez-moi de m'y envoyer quand je ne pourrai plus rester ici. » L'hospitalisation était donc logique quand la situation se dégrada.

Mme Z. fut euthanasiée le lendemain de son arrivée par l'interne de garde, qui trouvait la situation intenable.

Ce non-respect du cheminement du patient et de l'accompagnement réalisé avec sa famille est révélateur des difficultés de travail d'équipe entre la ville et l'hôpital. Il semblait logique, chez cette patiente qui se battait avec acharnement depuis des mois, de la laisser mourir naturellement, entourée de sa famille ; ***elle n'avait jamais demandé qu'on la supprime, même pour ses dix dernières heures.*** Et elle prouvait depuis de longs mois qu'elle ne souhaitait qu'une chose : vivre le plus possible. Ce n'était pas à l'interne de garde de lui « voler sa mort » de cette manière.

Cette systématisation du mensonge a bien sûr des buts : protéger le malade, lui éviter la peur de la mort... lui redonner confiance et espoir (on en connaît l'importance indispensable). Mais s'il est parfois nécessaire de mentir – en partie – il n'est jamais nécessaire d'en rajouter, d'autant que cette partie du discours est tout particulièrement difficile à appréhender pour le patient, et à justifier ultérieurement pour le praticien. *Nous vivons tous cette tentation de surenchère protectrice. Mais elle n'est valide ni pour le patient ni pour nous, soignants.*

Cette « conspiration du silence » force tout l'entourage à une cascade de mensonges, de plus en plus intenables, de plus en plus angoissants pour le patient qui n'est pas berné aussi facilement...

Pour nous, au lieu d'aider à l'émergence de l'angoisse existentielle forcément réactivée par la connaissance de la mort prochaine, c'est à ce moment-là que la médecine peut devenir iatrogène.

3) *Une défense type : la méfiance envers les morphiniques*

Fréquemment observés, voici trois dysfonctionnements concernant la délivrance des morphiniques ; leurs conséquences peuvent être lourdes.

a) Le refus de morphine par les praticiens
Aussi étonnant que cela paraisse, il arrive fréquemment que des praticiens – libéraux comme hospitaliers – refusent de donner des morphiniques aux patients qui souffrent sévèrement. Tous les arguments sont bons, et ils montrent le chemin qu'il reste à parcourir, en France, afin qu'à ce sujet, les mentalités évoluent.
Rappelons simplement que ***la morphine bien administrée transforme complètement la capacité relationnelle du malade, l'affranchissant de l'esclavage de sa douleur.*** L'accoutumance, la toxicomanie sont des arguments complètement dépassés par la situation (Voir à ce sujet page 207). En phase curative ou palliative, lorsque le patient ne souffre plus, on peut parfaitement arrêter progressivement la morphine ; nous l'avons fait à de nombreuses reprises.
Les mécanismes de défense contre l'emploi des morphiniques justifient ainsi des attitudes étonnantes.
En voici quelques exemples :
– Récemment, nous avons conversé avec un chef de département oncologique. Ce praticien soutenait que « le Moscontin *[37], c'est bien joli ; d'accord, ils n'ont plus mal ; mais ils plongent immédiatement, ne mangent plus, sont constipés, se laissent glisser et meurent tout aussi vite ». [...] Il est donc significatif de voir attribuer à la morphine – trop tardivement et mal donnée – les effets dus directement à la maladie... Faisant alors remarquer que, dans notre expérience de ville, cette forme de morphine était efficace, maniable et globalement très utile, on nous répondit « que le recrutement n'était pas le même... » *(sic !)*
Nous apprîmes, par la suite, que le Moscontin * était parfois débuté, dans ce service, à 2 fois 30 mg, d'emblée et sans laxatif... (Voir utilisation correcte page 211).
– Un oncologue voulut arrêter, en consultation, les

37. Comprimés de morphine à effet retard.

120 mg de Moscontin * quotidiens de Mme M., pour, dit-il, « voir si vos douleurs persistent, sinon je ne peux savoir si ma chimiothérapie est efficace ». Heureusement, la patiente n'en fit rien, d'autant plus qu'elle savait pertinemment qu'elle souffrait immédiatement de ses métastases vertébrales si elle avait le malheur de retarder une prise de quelques heures.

– Ce médecin de ville (dit « traitant ») ne contrôle absolument pas les douleurs terribles de cette dame de 80 ans dont le foie tumoral arrive à l'ombilic. Elle est prostrée, sa famille est effondrée. Au moment de partir, la main sur la poignée de la porte, le praticien se retourne et lance avec aplomb à la famille sidérée : « Et surtout ne lui donnez pas trop de potion morphinique ! » [38].

– Le service de médecine qui accueille cette dame truffée de métastases, plexus sacré envahi, ARRÊTA sa morphine « pour vérifier si elle en avait vraiment besoin » La famille, affolée, confirma que tout avait été tenté avant, que la morphine était indispensable, mais rien n'y fit : « Ici, on reprend tout à zéro » (*sic* ! On ne peut mieux dire !). Cette patiente eut donc la possibilité de souffrir à nouveau massivement, jusqu'à ce que les morphiniques soient repris...

Chaque lecteur trouvera bien des exemples permettant d'allonger cette liste pénible...

Les défenses institutionnelles contre la morphine entraînent – entre autres – trois conséquences néfastes [39] :

– la méconnaissance des jeunes médecins en la matière ;

– le maniement des morphiniques n'est pas considéré comme un « acte médical noble » ;

– enfin la persistance de la douleur conduit à une escalade

38. Il n'est pas inutile de signaler que cette dame fut spectaculairement améliorée en 48 heures, lorsque les bonnes doses lui furent données ; une communication familiale de qualité fut rétablie, la demande d'euthanasie sous-jacente disparut. La patiente revint manger à table, regarda de nouveau la télévision, retrouva une vie ambulatoire chez elle. Elle mourut six semaines après cette scène.

39. D. COLLOT, *Thèse sur les résistances à l'accompagnement du mourant adulte non comateux*, Poitiers, 1987.

compensatrice des psychotropes, accentuant la rapidité avec laquelle la communication est ralentie ou coupée.

b) Le refus de morphine et les commentaires de certains pharmaciens.
Avez-vous essayé d'acheter 6 flacons de Solumedrol * 120 [40] et 1 boîte de Moscontin * 60 chez un pharmacien qui ne vous connaît pas ? (Il s'agit là d'une prescription pourtant bien banale en soins palliatifs.) Vous verrez, sans doute, de bien curieuses réactions. Dans le meilleur des cas, vous serez servi sur-le-champ et sans question désagréable. Plus souvent, il vous faudra attendre le lendemain car le produit manque ; mais hélas, certains patients sont obligés de faire « la tournée des pharmaciens » avant de trouver satisfaction et en essuyant un feu roulant de questions complètement déplacées... (Voir cas de Mr C.)
Des pharmaciens d'officine critiquent et refusent si souvent des prescriptions palliatives que nous en sommes venus à prévenir le patient ; il sait ainsi que le pharmacien risque de réagir. De nombreux exemples se sont produits et, désormais, nous téléphonons au pharmacien pour l'avertir des ordonnances inhabituelles... qui ne sont pourtant pas erronées !
Le problème du pharmacien lui-même est, bien sûr, tout à fait secondaire pour notre sujet, mais les conséquences sur le patient sont souvent bien ennuyeuses. Or le pharmacien est un intervenant dont le prestige public est important et dont les conseils sont parfois mis au même niveau que ceux du médecin. Une telle attitude a ainsi pu provoquer des doutes stupéfiants de la part des familles qui en sont venues à mettre en cause la validité du traitement ou l'opportunité de telle ou telle décision.
Par ailleurs, il est très fréquent que les pharmaciens, évidemment sans connaître le dossier médical, portent des jugements de « pharmacologues » sur les prescriptions.
Pour une famille, il est très inquiétant de le voir allonger sa mine à chaque délivrance d'ordonnance... renforçant le fantasme de « médicament dangereux », de « traitement risqué » ou, tout simplement, indiquant indirectement une

40. Cortisone.

dégradation du patient...
Et puis... le patient peut entendre :
« Au moins, lui a-t-on dit de manger sans sel avec le Solumedrol * ? Non ? Oh ! là, là...
– Comment ! Il vous donne 180 mg de Moscontin * ? Mais vous savez que c'est de la morphine, Monsieur ?
– 20 gouttes de Largactil * et 2 Tranxène * ? Mais elle doit dormir tout le temps avec cela !...
– Mais dites-moi, depuis le temps que votre mari est sous cortisone, il n'est pas fatigué ? »
Nous arrêtons là ces exemples qui, heureusement, ne sont pas règle habituelle mais qui ont été vécus bien douloureusement. Les médecins hospitaliers qui liront ces lignes seront peut-être choqués... mais nous connaissons ***aussi*** des services hospitaliers de pharmacie qui rechignent à préparer des potions morphiniques fortement dosées pour les patients de l'hôpital ! (Un comble !)
N'oublions pas que le pharmacien détient une part du pouvoir du « sorcier » de l'ancien temps, celui qui sait donner la bonne fiole pour chasser la maladie. Ayant la chance de pouvoir travailler, dans notre quartier, avec des pharmaciens compétents et humains, nous savons ce que les patients perdent quand ils sont mal pris en charge par « leur » pharmacien. Un pharmacien sécurisant, attentif, ne discutant pas devant le patient des doses inhabituelles, rapide à décrocher son téléphone pour appeler le praticien en cas de doute ou d'événement bizarre, est un personnage précieux pour tous.

c) Les radiothérapeutes sans carnet à souche [41]

A l'hôpital, il y a toujours un médecin chimiothérapeute pour prescrire le morphinique ; cela explique peut-être que certains radiothérapeutes n'aient pas de carnet de « toxique » [42].

Mais comment font les radiothérapeutes de ville qui ne peuvent prescrire des morphiniques ?

41. Le carnet à souches, aussi appelé « bon de toxiques », contient les ordonnances spéciales indispensables pour la délivrance de la morphine par le pharmacien. Voir à ce sujet chap. v, page 207.
42. Dénomination bien révélatrice de la tradition médicale concernant les morphiniques.

Nous avons été confronté à des équipes libérales refusant tellement les prescriptions que cela devient inexplicable pour le malade lui-même, sans compter l'aspect scandaleux de la douleur non soulagée.

Un exemple :

CAS DE MR C.

Une tumeur buccale extensive, des adénopathies bilatérales, un état général altéré par une radiothérapie décidée dans de mauvaises conditions, Mr C. se traîne aux consultations. Le chirurgien, qui a réséqué pour la troisième fois une partie de la langue, refuse de lui donner ne serait-ce qu'un Lexomil * ! Le radiothérapeute ne connaît pas le nom de Moscontin * et, de toute façon, n'a pas de carnet à souche. Habitant la banlieue nord, le patient se rend en consultation chez le chirurgien et va se faire irradier en banlieue ouest, retraversant ensuite tout Paris pour obtenir notre prescription de morphinique... puisque aucun autre intervenant n'accepte de lui en donner. Lors de notre première ordonnance de Moscontin *, il fut obligé de faire SEPT pharmacies – dans certaines il fut quasiment traité de toxicomane – avant de se faire délivrer l'antalgique.

Un jour, excédé par les remarques de tous bords, il dit : « Je voudrais bien les voir avec un cancer dans la gueule, ils feraient moins les marioles et ils en demanderaient, du Moscontin * ». Quand Mr C. fut hospitalisé (ce patient souffrait alors d'une nécrose mandibulaire...) pour une chimiothérapie, l'infirmière et l'interne refusèrent de le croire quant à ses doses de morphine... disant : « D'abord, vous en prenez beaucoup trop et, de toute façon, les comprimés à 100 mg n'existent pas [43] ! » Et Mr C. souffrit le martyre pendant 48 h, avant que la réalité soit rétablie lors de notre passage – qui fit un certain bruit – dans le service.

43. Ces comprimés existaient depuis des mois.

4) *La défense ultime : l'euthanasie active à l'hôpital*

Et le DLP (voir note p. 63) ressort de son flacon... Ces euthanasies actives sont ressenties souvent très douloureusement par le personnel soignant, plus proche des malades que bien des médecins ; lors de telles décisions, le manque de réflexion d'équipe est dramatique. Nous sortons du cadre de ce livre car cela concerne nos expériences hospitalières. Rappelons simplement que l'euthanasie active est peut-être l'exacerbation d'un pouvoir médical mal assumé :

« Donner la mort, ou plutôt l'imposer, c'est en effet prouver et *se* prouver deux fois son pouvoir : on domine celui qu'on va détruire en le réduisant au non-être ; on maîtrise la mort en la tenant dans le creux de la main, déshabillée de tout ce qu'elle pourrait avoir de mystérieux et de transcendant. Ce pouvoir suprême est bien l'exorcisme radical de l'angoisse de mort et l'affirmation triomphante de la vie : tuer l'autre c'est détruire la mauvaise part de soi qui vit en l'autre, c'est donc doublement s'exorciser [44]. »

5) *Une défense médicale surprenante et indirecte : le silence sur l'annonce de la mort*

La défense contre la mort peut prendre des aspects inattendus, y compris par ses conséquences sur la vie de l'Institution hospitalière. Ainsi en est-il du silence quant à l'annonce de la mort d'un patient. Depuis des années, nous étions surpris par le fréquent silence des familles ou de l'hôpital, lors des décès. Nous avons décidé de préciser cette « impression », reprenant la totalité des dossiers de patients suivis à notre cabinet et décédés entre 1981 et août 1987 inclus.

Chaque dossier nous permit de savoir :

a) si le patient était encore suivi par nous lors de l'*exitus* ;
b) qui avait hospitalisé le patient ;
c) par qui et quand avait été annoncé le décès ;
d) et par quel moyen : lettre, téléphone, faire-part, CRH, voisin, hasard...

44. L.V. THOMAS, *op. cit.*

Dans certains cas, l'annonce du décès se fait de manière inhabituelle :

a) Ce patient déjà décédé depuis 36 h lors de la première visite à domicile (visite demandée par l'HAD)... Personne n'avait prévenu... Dans ce genre de situation, le regard réprobateur de la famille, sur le pas de la porte, ne s'oublie pas.

b) Cette femme à laquelle nous demandons, par téléphone, des nouvelles de son mari hospitalisé huit jours plus tôt – la secrétaire hospitalière avait annoncé sa sortie en maison de repos. En fait, il était « sorti » mort ; je fus donc accueilli par des hurlements d'agressivité, car la patiente trouvait – à juste titre ! – scandaleux que je ne sois pas au courant...

c) Le suicide familial collectif, annoncé dix jours après par un voisin.

d) Les patients déjà décédés lors de notre visite à l'hôpital ; un exemple particulièrement démonstratif figure ci-dessous.

Il n'est pas choquant, bien sûr, de ne pas avoir été prévenu du décès de patients sans famille ou perdus de vue depuis un certain temps. Le décès des patients que nous avons accompagnés à domicile jusqu'à la fin de leur vie nous est bien sûr connu, les contacts avec la famille ou les soignants étant, dans ces cas, quotidiens.

Cette étude est finalement instructive pour 71 dossiers de patients SUIVIS PAR NOUS au moment de l'hospitalisation et décédés à l'hôpital.

• **Réponse par l'hôpital**

51 de ces 71 patients avaient été adressés par nous, donc avec une lettre d'admission. 23 fois *(soit dans 45 % des cas),* L'ANNONCE DU DÉCÈS NE NOUS A JAMAIS ÉTÉ ÉCRITE PAR L'HOPITAL [45], cette nouvelle étant communiquée spontanément par la famille ou sur notre demande, au téléphone.

45. C'est-à-dire aucune lettre explicative ou compte rendu d'hospitalisation.

20 de ces 71 patients étaient suivis par nous, mais hospitalisés au hasard des circonstances par des confrères. Or, nous écrivons toujours au service pour demander des nouvelles ; notre existence est donc connue – en tout cas théoriquement. Le silence sur le décès atteint alors 65 % des cas (13 absences d'annonce sur 20).

• **Réponse par la famille**

30 fois (lors des 51 hospitalisations décidées par nous), la famille ne nous a pas spontanément prévenu du décès, soit près de 60 % des cas.

Lorsqu'il s'agit d'hospitalisations décidées par des confrères, 9 familles sur 20 ont gardé le silence (soit 45 % n'annonçant pas le décès du patient).

• **Que conclure ?**

Une grande prudence s'impose quant à l'interprétation de ces chiffres ; nous sommes tout de même assez choqués par la conduite des institutions. Comment justifier, près d'une fois sur deux, qu'un service possédant la lettre d'admission du médecin traitant n'ait même pas pris la peine d'avertir celui-ci du décès et de ses circonstances ? La désinvolture déontologique est choquante, mais peu digne d'intérêt pour ce qui nous occupe. Beaucoup plus intéressante est l'image de la mort – reflétée par ce silence – dans l'institution : une fois mort, le patient « objet social » disparaît, il est aseptisé, neutralisé ; la famille est prévenue, afin de se débarrasser du corps et tout est fini. Il n'y a pas d'explication à donner. La mort est un échec – qui doit être évacué au plus vite – ou bien un événement inévitable (sujet « trop » âgé) – prévenir est donc inutile, puisque tout le monde s'y attend. Il faut noter que cette statistique personnelle a été menée toutes causes confondues et toutes origines institutionnelles confondues (décès survenus aussi bien à l'Assistance publique qu'en hôpital privé, maison de repos, clinique). Nous convenons volontiers, lorsque le patient est passé par plusieurs services, que les coordonnées du praticien dit « traitant » ne figurent pas toujours sur les dossiers des maisons de convalescence ou de retraite. Mais il est alors regrettable que le service d'origine, une fois prévenu, ne fasse pas circuler l'information. Bien entendu, il nous arrive souvent d'écrire à l'Institution pour obtenir des renseignements concernant le patient dont le décès nous a été annoncé par ailleurs. Dans le groupe des patients hospitalisés par nous, cela nous permit d'obtenir dix réponses supplémentaires écrites ou téléphonées. (Mais il faut relever que, par deux fois, malgré deux lettres, aucun courrier ne fut reçu ! Malade, dossier, tout a disparu...).

Le délai de réponse est trop variable pour être analysable de manière concluante. La majorité des courriers hospitaliers spontanés parvient dans un délai de trois ou cinq semaines pour annoncer un décès (comme pour un CRH banal) ; quelques services au secrétariat fulgurant écrivent dans la semaine.

Notons par ailleurs que la difficulté concernant la circulation d'information quant à l'annonce du décès peut s'appliquer bien souvent aux nouvelles permettant de suivre l'évolution des patients, même s'ils ne meurent pas.

- **Analyse du silence des familles**

Nous ne pensons pas qu'il soit aussi anormal que l'est le silence hospitalier. Les quelques familles avec lesquelles nous avons eu ultérieurement la possibilité psychologique de parler du retard de leur annonce insistent en général – et avec étonnement, elles aussi – sur le fait qu'elles pensaient que l'hôpital avait prévenu immédiatement ! Cela semble en effet logique. Par ailleurs, et peut-être plus profondément, prévenir le médecin dit « traitant » que le patient est mort représente indirectement un « affront » à sa réussite de « tout-puissant » censé guérir ; c'est l'échec de la médecine et on ne va pas avoir l'impudence de le lui rappeler... Ce mécanisme doit sûrement jouer, même s'il n'y a pas eu d'erreur de diagnostic ou de reproches particuliers émanant de la famille. De même, envoyer un faire-part de décès est sûrement « ambivalent » pour de nombreuses familles, qui ont sans doute peur de peiner le médecin. « Puisque cela nous fait de la peine, cela doit lui en faire aussi. » Cela explique sans doute que 17 % des familles (sur 102 décès où il existe un proche en mesure de le faire), seulement, nous aient envoyé un faire-part. De plus et surtout, recontacter le médecin généraliste réactive la douleur, les peines de la maladie préalable, les insuffisances que peut ressentir l'entourage quant à sa conduite antérieure auprès du défunt ou sa manière d'assumer le deuil. Plus profondément, il existe peut-être des raisons moins claires : puisque le patient a disparu, à quoi va servir le médecin ? Et que va-t-on lui dire ?

Pour conclure ce paragraphe sur l'annonce du décès, voici un exemple précis des difficultés de transmission en Institution :

Cas de Mme T.

Une charmante dame de 82 ans et son fils handicapé psychomoteur étaient suivis très régulièrement pour des pathologies bénignes. Un ictère fébrile me fit hospitaliser cette patiente en urgence : c'était une hépatite fulminante qui l'emporta en treize jours.

Je passai la voir tous les trois ou quatre jours dans le service, assistant à la vertigineuse montée de son angoisse devant la dégradation rapide de son corps. Lors de ma quatrième visite, j'appris avec stupéfaction que la patiente était morte trente-six heures avant. Personne n'avait prévenu. Triste et furieux, je protestai vigoureusement dans le service... et écrivis mon indignation à son responsable. Voici la réponse reçue :

Mon cher Confrère,

J'ai pris connaissance de votre lettre du X.

Vous vous plaignez de ne pas avoir été prévenu du décès d'une de vos patientes [...].

Je pense effectivement qu'il est fort désagréable de venir voir une patiente à l'hôpital, alors que celle-ci est déjà décédée, mais si votre choc et votre mécontentement sont grands, je dois dire qu'ils sont assez exceptionnels.

Nous nous plaignons, nous médecins hospitaliers, de ne pas voir très souvent les médecins traitants des malades qui nous sont confiés. Mais je dois dire qu'un médecin qui vient 4 fois en 10 jours, je n'ai jamais vu ça en 25 ans de pratique hospitalière. Personnellement, j'ai peine à croire que votre récrimination soit fondée. Nous nous efforçons de faire, le jour de la sortie, du transfert ou du décès d'un patient, une note manuscrite informant le médecin traitant de son devenir. Dans les meilleurs délais, cette missive, qui passera par le vaguemestre hospitalier, mettra plus de 48 heures à vous parvenir. Quant à une lettre dactylographiée dans les mêmes

délais, c'est rigoureusement impossible, compte tenu du travail qu'ont déjà nos trop rares secrétaires. Peut-être pourrions-nous téléphoner, mais je doute que la plupart de vos confrères soient satisfaits d'être interpellés ainsi, tous ne portant pas à leurs patients une attention aussi dévouée que la vôtre.
Je suis désolé de cet incident mais je ne crois pas avoir à en excuser notre service.
Croyez, cher Confrère...

Cette lettre est un témoignage exemplaire des défauts du système de soins où l'accompagnement psychologique d'un patient et de sa famille est bien difficile... et, à la limite, suspect !

« J'accompagnais » cette patiente, ce qui était évidemment la seule explication à quatre visites en dix jours (rythme bien banal dans une telle situation). Nous ne pensons pas, par ailleurs, qu'il y ait d'autres sous-entendus – en particulier financiers – dans la réponse du praticien hospitalier, mais nous indiquerons, à toutes fins utiles, que toutes nos visites à l'hôpital sont entièrement gratuites [46].

La structure de ce service ne permet donc pas une annonce du décès dans des délais qui puissent autoriser une aide éventuelle auprès de la famille.

Dans cette lettre, certains points sont très judicieusement soulevés ; ils concernent :

- les difficultés de communication : sujet essentiel pour un travail d'équipe ou, tout simplement, de bonne confraternité,
- la surcharge des secrétaires : dans ce cas précis, est-ce seulement un problème budgétaire ?
- les médecins qui ne voudraient pas être dérangés : cette attitude doit être replacée dans le contexte actuel concernant le déni de la mort et la difficulté du travail de deuil des familles.

46. Problème financier en ville : voir p. 54. Ces visites à l'hôpital pourraient théoriquement être facturées, comme le prévoit la Sécurité sociale. Les praticiens libéraux se servant de ce droit ne le font généralement que lorsque l'établissement de soins est privé.

6) *Les défenses sociologiques et institutionnelles*

« Toute l'institution hospitalière cherche à se préserver de cette contamination symbolique du déjà-mort. » (D. Collot). Dans le comportement de l'institution hospitalière, l'implication du groupe social est évidente. Elle est le reflet d'un mode de vie, d'une attitude vis-à-vis de la mort. A nouveau, nous osons renvoyer le lecteur à de plus fines lectures concernant les structures de la société à cet égard. Pendant toutes nos études médicales, nous sommes élevés dans l'obsession « de ne jamais être symptomatique ». Plus encore, la finalité de la médecine moderne est bien de guérir, quels qu'en soient, à la limite, le prix et la qualité. C'est justement sur cette limite que vont se cristalliser les résistances à la médecine palliative. Si accompagner un cancéreux en phase curative ne provoque pas de distorsion avec cette éthique implicite, les phases terminales, elles, bouleversent ce schéma. Il va falloir alors accepter de faire une médecine du « non-guérir » (M. Tavernier), en acceptant d'être uniquement symptomatique pour « son » patient. Si, sur ce dernier chemin, nous voulons être utiles au patient, il faut regarder la mort de ce dernier en face. Sans angoisse, il faut entrer dans la période des antalgiques morphiniques. Toute l'Institution se raidit contre cette véritable ***conversion intérieure*** qui la remet tant en question... Nous vivons cette conversion comme le pur et simple prolongement de notre écoute du patient, de sa prise en charge de ***personne unique*** ; heureusement d'ailleurs car, comment imaginer de faire X fois par jour une grande gymnastique entre le « curatif » et le « palliatif »... ce qui serait le cas si ces deux optiques étaient différentes, voire contradictoires !

3. MÉDECIN RÉFÉRENT ET TRANSFERT THÉRAPEUTIQUE

LE MÉDECIN :

L'instant où le soignant sait, en entrant dans chambre du patient, que la question du pronostic vital risque d'être posée, représente souvent un tournant décisif dans l'attitude du soignant... Du statut d'« omniscient », de « savant », il va passer, d'un seul coup, au statut de ***personne en relation*** devant annoncer une nouvelle. Le poids potentiel de celle-ci est décisif, le pronostic peut en être mauvais ; en un mot, le soignant va être placé dans une situation d'échec de la médecine (celle qui doit guérir). Non seulement le patient se rend parfaitement compte que le ton de voix change, que la radio n'est pas bonne..., etc. [47], mais, de surcroît, le trouble (parfois) visible du médecin, lors de ce dialogue, ne peut que renforcer angoisse et crainte [48]. Même si le praticien assume son rôle, cette annonce partielle de la vérité va l'engager complètement :

- vis-à-vis du patient, dont il aura déclenché l'angoisse, le processus des questions à venir, mais aussi toute l'évolution éventuellement conscientisée de fin de vie ou de préparation à la mort ;
- vis-à-vis de lui-même, car cette mort qu'il va affronter le renvoie à sa propre fin, à son propre pouvoir sur elle et à son échec de « soignant qui guérit » ;
- vis-à-vis de la famille qui va, dès lors, intervenir dans une relation :
  – soit ambiguë, si les versions divergent (patient laissé dans l'ignorance) : c'est la redoutable conspiration du silence qui s'amorce,
  – soit coordonnée avec les efforts de l'équipe médicale, si une vérité « vivable » a pu être transmise aux proches, sans distorsions trop sévères avec ce que le malade sait. Cette « collaboration » entre médecin, famille et patient est délicate, constamment remise en question par l'évolution de la maladie.

1) *Le référent thérapeutique*

La notion de « référent » nous était peu familière au début de notre exercice. Au fil des années et avec le cheminement

47. Voir chap. II, p. 77.

48. Parfois ce malaise est délibérément créé quand on décide de faire sentir l'imminence de troubles sévères ou de complications cliniques aisément observables ; cette technique, à hauts risques psychologiques, doit rester exceptionnelle car elle force le patient à affronter un pronostic qu'il fuit ou qu'il refuse...

réalisé au sein du Groupe d'analyse, la place prise par le soignant référent [49] nous est apparue fondamentale. Dès l'instant où s'engage une relation cancérologique, la mise en jeu de la mort – qu'elle soit possible, probable ou certaine – ***implique fortement le thérapeute, qu'il l'accepte ou non*** [50]. Mis en position d'affronter un pronostic léthal, le patient ***a immédiatement besoin de croire en la toute-puissance médicale, en un savoir pouvant le libérer de la maladie. Ce besoin est à la base d'une forte demande relationnelle, dont il serait vain de vouloir s'affranchir : elle fait partie de notre responsabilité de médecin***. S'enchaînent alors les mécanismes du transfert, du contre-transfert, dont les analystes parleront mieux que nous. La perception de ces rapports est capitale : elle nous permet d'analyser nos relations thérapeutiques et de ne pas être « écrasé » par les relations terminales que nous essayons d'assumer tous les jours.

2) *Qui est ce référent ?*

Il peut être le patron du service – même s'il ne décide pas ***directement*** la thérapeutique du malade – car son statut est prééminent [51]. Dans la pratique, le référent cancérologue est en général le chef de clinique-assistant hospitalier. Parfois le référent est le praticien libéral [52]. La période curatrice ne pose pas de problème particulier et la période terminale s'en trouve grandement facilitée, puisque le poids des décisions n'a pas forcément à faire l'aller-retour institutionnel classique. Lorsque le référent est hospitalier, les difficultés sont plus nombreuses si n'existe pas une étroite et confraternelle collaboration [53]. Tout d'abord, l'information circulant très sou-

49. Dans ce texte, soignant (ou médecin)-référent = soignant objet du transfert privilégié.

50. Cette liaison privilégiée est d'ailleurs la preuve palpable, pour les médecins qui adoptent le profil « la vérité, jamais », que les patients se rendent bien compte du pronostic redoutable, même s'il ne leur est pas dit. Sans rien résoudre, ce silence ne fait qu'aggraver l'angoisse.

51. Parfois une distorsion se produit, car il n'est pas rare que l'assistant ou l'interne, connaissant mieux le dossier, prenne, au jour le jour, des décisions qui, ensuite, ne sont qu'en partie confirmées par le patron. Toute distorsion de ce type angoisse le patient.

52. Un exemple : le cas de Mme F. p. 164.

53. Voir également le fonctionnement de l'équipe soignante page 27.

vent comme nous savons [54], les retards en tout genre sont lot quotidien. Plus profondément, et si la prise en charge psychologique n'est pas bien adaptée au patient, l'inévitable non-collégialité quant à la plupart des décisions peut entraîner des tensions et une dépendance parfois bien inconfortable pour le praticien. Dans ce cas, le praticien libéral n'est pas en position pour, si besoin, adapter la situation.

Cas de Mr R.

Cet homme de 60 ans sait depuis un an qu'il a été opéré « d'une sorte de cancer, mais on m'a tout enlevé. On m'a dit que j'étais guéri ».
Tout enlevé, oui, sauf cette image curieuse sur le scanner de contrôle. En quelques mois, elle se révélera être une agressive récidive abdominale.
L'enchaînement habituel des chimiothérapies et des mensonges effrontés commence : je reste complètement fidèle aux réponses du cancérologue hospitalier, réponses qui me parviennent avec des semaines de délai... et nous entrons dans une conspiration du silence de plus en plus insoutenable : « C'est une inflammation », « Un ulcère qui saigne », « Vous allez retravailler dans un mois »...
L'épouse sait tout et se révolte contre cette procédure.
Pendant plusieurs mois, je vais être « coincé » entre le cancérologue, le patient et les récriminations de plus en plus violentes de l'épouse. De complications en infections, les mois passent. Une chirurgie de désespoir emporte estomac, rein, angle colique gauche, hémi-pancréas... mais le chirurgien ne dit même pas au patient qu'il n'a plus du tout d'estomac ! Il l'apprendra plus tard par moi, car j'ignorais qu'une telle nouvelle lui avait été cachée !
Abasourdi et perdu dans ce dédale de traitements, il me demande un jour : ***« Mais est-ce que je suis bien soigné, puisque cela ne s'améliore pas ? »*** A l'approche de la phase terminale, le patient qui, finalement, n'est plus dupe devant les masses abdominales déformant son ventre, me demande :
– Mais, Docteur, si ces nouveaux ganglions entourent le

54. Voir chap. III, p. 141.

foie, cela n'est pas bon. Il faut me dire si je dois aller encore plus mal, si j'ai encore du temps pour préparer mes papiers. Et le patient insiste pour savoir la vérité « pour que je me prépare psychologiquement ».
Que faire ?
Briser le discours du référent qui continue à parler de ganglions inflammatoires devant partir avec la chimiothérapie ? Lui dire aussi qu'il peut prévoir sa reprise de travail le mois prochain ? (Il pèse 45 kg et on palpe des masses abdominales de 15 cm).
Je n'ai pu mentir une nouvelle fois.
Contrairement à mon habitude, j'ai brisé en partie le discours du référent ; j'ai dit qu'effectivement la situation était préoccupante, que ces ganglions n'étaient pas contrôlés convenablement par la chimiothérapie et qu'en fait, certains étaient des tumeurs. Mr R. me remercia de lui répondre ainsi ; il parut soulagé, mais sa femme, qui assistait à notre entretien, était suffisamment ambivalente pour être triste et furieuse de ma réponse (la protection de son mari était capitale pour elle, même en pleine lucidité). Je n'étais absolument pas à l'aise car j'avais conscience de mettre l'hospitalier dans une situation difficile ; le jour-même, je lui écrivis une lettre détaillée reproduisant les principaux passages de cette conversation. Le patient rentra quelques semaines après dans une torpeur terminale, sans poser d'autres questions. Par son épouse, je sus qu'à la suite de cette consultation, ils avaient pu parler pour la première fois du pronostic à court terme. Ils s'étaient sentis plus près l'un de l'autre, car elle n'avait pas eu besoin de « jouer cette comédie » insupportable.

Pour qu'une collaboration entre un hospitalier et un médecin généraliste soit possible, lorsqu'il s'agit de partager la surveillance d'un patient cancéreux, il faut arriver, dans l'idéal, à un ***« passage de transfert » mettant le patient en situation de croire que le praticien libéral peut aussi quelque chose pour lui***. En matière d'accompagnement de cancérologie, ce « transfert » est primordial ; sans lui, on ne peut annoncer les nouvelles graves d'une manière vivable. Mais le cancérologue référent ne va pas « abandonner » son patient : celui-ci et sa famille doivent savoir que les praticiens restent en relation continue, même si l'hospitalier ne peut se déplacer à domicile.

Pour que ce transfert ait lieu, il faut que le patient trouve un médecin qui l'accepte. Et il n'est pas rare de voir un patient « tourner en rond » au sein de l'équipe soignante, sans ressentir une disponibilité de transfert qui puisse le satisfaire. Cette situation peut être observée chez les patients sortant de grands services hospitaliers, ***la dilution des responsabilités*** et l'absence d'organisation d'un référent institutionnel ne permettant pas l'établissement d'une relation transférentielle normale.

Le médecin de ville est alors « coincé » dans sa prise en charge, car le patient n'est pas installé dans un processus évolutif et « responsabilisé » permettant de poursuivre un discours s'appuyant sur une référence précise.

3) *Transfert et conduite de l'accompagnement*

Une vérité, annoncée par un soignant qui n'est pas le référent, et CHANGEANT notablement le discours du référent (pronostic et surtout diagnostic), ne sera pas acceptée par le patient qui peut y voir une insoutenable remise en cause de celui qui est « investi » de sa confiance ou de son « pouvoir sur lui » (voir p. 168, le cas de Mme D.).

Mais cette ***notion de référent n'est pas figée : le transfert évolue avec le cheminement du patient et la connaissance de sa vérité***.

C'est ainsi qu'un membre de l'équipe soignante peut très bien se substituer un temps au référent et devenir l'interlocuteur privilégié. Nous connaissons tous des patients qui préféreraient apprendre des décisions par l'infirmière ou l'aide-soignante.

Une nouvelle fois, l'indispensable travail d'équipe devant assurer la sécurité du patient doit être souligné : le malade doit toujours trouver à qui « parler ».

Depuis que plusieurs cas, analysés et partagés en groupe, ont pu montrer, chacun dans leur style, que le transfert thérapeutique revêtait une importance psychanalytique essentielle, nous sommes encore plus convaincu du rôle de ce référent.

Nous-mêmes le vivons de manière bien différente depuis que nous sommes appelé au chevet de certains patients ***comme consultant en soins palliatifs***. Le transfert fonctionne alors autrement que lorsque nous sommes le médecin habituel du patient. Le cas de Mr. J., page 174, révèle une des difficultés de ce statut.

Rappelons que ce transfert est indispensable à un accompagnement terminal : la qualité de fin de vie peut dépendre en partie du désir que le patient pourra ***exprimer*** et de la manière dont ce désir sera reconnu.

« Ce n'est pas la compréhension qui fonde l'inter-subjectivité mais le fait que le patient soit reconnu et reçu comme sujet [55]. »

En groupe, nous avons ainsi analysé le cas d'un patient auquel son référent annonça malencontreusement un jour :

« Je ne peux pas vous empêcher de mourir. » Le désinvestissement immédiat du patient et une sévère dépression firent bien comprendre que la soutenance de son désir était vitale. Le médecin avait perdu son statut de tout-puissant, le patient ne pouvait le supporter.

L'ÉQUIPE SOIGNANTE :

Dès que le médecin sort de la chambre, nous savons bien – en institution – que l'infirmière est souvent pressée de questions ; en ville, elle les subit également.

L'infirmière, ou l'aide-soignante, ne peut souvent y répondre pour des raisons techniques simples ; mais souvent aussi, elle ne peut répondre au patient car elle ne sait pas « où il en est ». Or un dialogue COMPLÉMENTAIRE de celui noué avec le référent pourrait s'établir et faciliter prise de conscience ou sécurisation.

En ville, le rôle du kinésithérapeute est, là aussi, capital ; de plus, sur le plan du savoir médical, il est plus souvent « valorisé » dans l'imaginaire du patient ; on pose souvent des questions précises et difficiles au kinésithérapeute. Il est donc indispensable qu'un travail de liaison permette au kinésithérapeute de connaître l'état psychologique du patient.

Lorsque le référent n'existe pas, les infirmières ne peuvent répondre valablement aux angoissantes questions posées par le patient : celui-ci ne « sait » pas, ou plutôt, il s'en doute, mais le discours médical ne l'a pas confirmé. Il semble peu souhaitable qu'un pronostic grave soit prononcé par une infirmière, non pas qu'elle en soit incapable, mais parce que le processus de confiance avec le référent médical risque d'en être défini-

55. M. RENAULT, 1987.

tivement rompu (s'il existe). En revanche, cela est parfaitement vivable si l'équipe en a parlé et si le médecin est au courant.

Si le transfert existe au sein d'un discours VRAI (voir cas de Mme F., p. 164), les infirmières peuvent adapter leur attitude beaucoup plus sereinement, mais à condition qu'elles sachent où en est la relation avec le médecin référent.

Dans la vie de l'équipe soignante, le rôle des « groupes de parole » est essentiel; non seulement ils permettent l'expression de ces tensions, mais aussi leurs analyses et leurs compréhensions. Mais il faut savoir que ce travail n'est pas simple ! En effet, si un mécanisme est appréhendé par un soignant en groupe, « quelle partie de ce qu'il comprend doit-il communiquer au patient, quand et comment [56] ? ».

Aucun travail efficace d'« accompagnement » ne peut être fait par un membre de l'équipe soignante si celui-ci est tenu à l'écart de l'avancement psychologique du patient. Cela impose un travail d'équipe avec les médecins, les infirmières, la surveillante, les aides-soignantes, le kinésithérapeute et les autres intervenants éventuels. (Voir page 27 le passage concernant l'équipe soignante à domicile.)

LE PATIENT :

E. Kübler-Ross a décrit les cinq « stades du mourir » [57]; sachant que ces étapes sont rarement aussi tranchées et ordonnées, on peut cependant les utiliser comme guide de l'évolution du patient.

Un des points fondamentaux des dernières semaines à domicile est la *sécurisation maximale du patient*, ainsi que de sa famille. Nous avons réalisé qu'il était très important d'assurer le patient et son entourage que ***tout*** serait fait pour permettre le confort et éviter la douleur. Nous n'hésitons plus à insister explicitement sur ce point, car le transfert se fait alors encore plus sécurisant.

Le travail en groupe autour de M. Renault nous a permis d'approfondir les mécanismes mis en jeu dans la relation thérapeutique. Il en est ainsi des différents niveaux de « bcsoin »

---

56. M. BALINT.
57. Refus, colère, marchandage, dépression, acceptation.

du malade, que nous mentionnons simplement ici, en guise de pistes de recherches...

« Ce n'est pas parce que l'on satisfait les besoins du malade que l'on satisfait son désir. » Apparemment paradoxale, cette phrase sous-entend l'existence de trois registres dans la relation soignant-soigné :

1) Le registre du ***besoin***, qui renvoie aux besoins archaïques d'espèce (faim, soif, douleur) : on peut les satisfaire de manière pragmatique.

2) Le registre de la ***demande***, qui renvoie à l'individu : on peut y répondre par une présence physique et une relation de fait.

3) Le registre du ***désir***, qui renvoie au « sujet dans sa dimension d'être parlant » ; il est l'expression d'un manque : on le reconnaît en entrant dans le jeu du transfert.

Cette reconnaissance du « sujet désirant » peut alors redonner au mourant sa liberté d'homme et un sens à la vie qui lui reste, si limitée soit-elle à nos yeux.

Ces trois registres – longuement explicités par Lacan – peuvent « fonctionner » indépendamment. Les deux premiers sont le plus souvent pris en compte dans la médecine habituelle [58], mais seul ***le registre du désir reconnu peut révéler l'étendue relationnelle du « mourant » et justifier nos efforts palliatifs***.

58. Et encore pas toujours, si la douleur n'est pas calmée...

CHAPITRE III

PROSPECTIVES...

1. LES TECHNIQUES DE SOINS À DÉVELOPPER

En dehors de toute préoccupation médicale ou psychologique, il est un argument de poids dont nous parlerons peu malgré son importance : le coût [1] !

Il est clair que toutes les instances administratives sont très attentives aux solutions diminuant le prix de la santé et, à ce titre, les alternatives à l'hospitalisation sont très appréciées.

Certaines techniques de soins utilisées à domicile conjuguent un moindre coût et de nombreux avantages pour les patients. De plus, la prise en compte des rythmes circadiens, ainsi que du rythme éventuel de croissance tumorale, s'il est connu, permet d'améliorer tolérance et efficacité des traitements.

1) *L'amélioration nutritionnelle*

Les remarquables progrès de l'assistance nutritionnelle orale, entérale (naso-gastrique ou par stomies) et parentérale devraient donner la possibilité, à l'avenir, de mettre en place plus fréquemment ces systèmes, au domicile des patients. Cycliques ou continues, certaines de ces méthodes sont, d'ores et déjà, ambulatoires.

Il reste à former les praticiens libéraux à ces techniques.

---

1. Nous renvoyons le lecteur à notre étude minutieuse du prix des soins à domicile en fin de vie, publiée dans les actes du Colloque du groupe PETRI sur les « Aspects socio-économiques de la mort à domicile et en institution », Paris, janvier 1990 ; reprise partiellement dans le livre *Idées clefs en cancérologie* (voir Bibliographie, p. 273, 13).

2) *Les chimiothérapies continues*

Cet immense domaine d'action à domicile est à l'aube de son développement. Si la pratique des voies artérielle et péritonéale reste plutôt hospitalière, celle de la voie veineuse, en ambulatoire, va s'intensifier au fur et à mesure que les structures d'HAD et la formation des praticiens libéraux seront en place. Les pompes programmables, avec ou sans boîtier implantable, nécessitent en effet une étroite collaboration avec l'institution cancérologique.

Dans le cadre naturel du patient, respectant ses rythmes propres, on maintient ainsi vie de famille et moindre déracinement social.

3) *Les soins aux sidéens*

Cette épidémie virale lance un véritable défi économique et médical : il faut arriver à multiplier par dix les structures de soins et d'accueil ! Or, en ce domaine, tous les services spécialisés s'accordent à reconnaître l'utilité de l'HAD. Dès maintenant, ***il faut organiser la formation adéquate, afin que les soins ambulatoires puissent être pratiqués.***

2. UN POINT CRUCIAL : LA FORMATION DES SOIGNANTS

Répétons-le : *« l'accompagnement des cancéreux ou des sidéens » ne commence pas au cours des dernières heures, comme si, tout à coup, après avoir essuyé un échec sur la guérison du corps, on s'apercevait que le patient est aussi « un sujet » méritant une écoute particulière.* La prise en charge d'une maladie au pronostic potentiellement mortel diffère, ***dès le début***, par cet affrontement possible à la mort. Mal annoncer un ulcère à l'estomac ne changera pas grand-chose pour le patient : guéri, il oubliera vite ses quelques angoisses et l'implication restera faible. Annoncer une tumeur, sans décoder l'attente du malade (alors même que la chirurgie n'est pas faite et que le patient est encore valide), met en cause l'équilibre psychique du sujet et sa prise en charge.

Alors, comment faire pour « accompagner » psychologiquement ?

Toutes les équipes expérimentées en ce domaine se rejoignent sur le fait qu'il n'existe pas de savoir en accompagnement [2].

Il est rigoureusement vrai qu'un « savoir psychologique » n'est pas transmissible. On ne peut que rappeler un certain nombre de principes, d'expériences, d'outils psychanalytiques pour comprendre toujours mieux la relation thérapeutique. ***Le reste de la relation appartient au « colloque singulier » entre le patient et son référent.***

S'il existe une sémiologie propre à la période critique, elle est multiforme car ***liée à une relation inter-personnelle qui en fait la réalité et le caractère unique***. Il serait d'ailleurs complètement illusoire d'appréhender l'accompagnement en cancérologie comme on peut appréhender la gastro-entérologie ou la cardiologie. Il faudrait 10 000 pages pour décrire toutes les phrases avec lesquelles un patient peut exprimer qu'il a peur de la mort. Et 10 000 autres pour son discours familial... Mais 2 pages suffisent pour décrire une colique néphrétique depuis que les lithiases urinaires sont connues...

Ainsi comment former les médecins – ils sont dans les facultés actuellement – qui, dans dix ou vingt ans, accompagneront les patients atteints de cancers ou de sida ?

1) *Enseignement universitaire*

En fait, tout le fonctionnement relationnel du médecin est concerné. Toutes les disciplines médicales ont besoin de se mettre à l'écoute du patient, de pouvoir communiquer avec lui dans tous les registres (verbal et non verbal), de savoir décrypter un non-dit. Nous n'avons pas la sotte prétention de penser que seuls les praticiens de cancérologie sont soumis à cette exigence ; cependant, la proximité de la mort du patient les expose plus que d'autres. Au cours des études médicales, une sensibilisation à la **relation thérapeutique** doit donc être mise en œuvre.

A ce sujet, notre mémoire personnelle nous laisse uniquement le souvenir de quelques vagues cours dispensés – « à la sauvette » – à notre génération... La question se complique

2. Nuançons cette idée sur le plan du savoir technique... car nous rencontrons suffisamment de prescriptions antalgiques inadaptées pour savoir qu'une formation à ce sujet n'est jamais inutile !

quand on sait que toute relation thérapeutique fait appel ***aux capacités humaines de l'individu***, sans que le savoir soit bien nettement transmissible. Certaines personnes sont destinées à la recherche, d'autres à la pharmacologie, d'autres encore à la clinique... Prétendre imposer à tous une formation psychologique concernant la relation thérapeutique est inadapté à la réalité. Mais, entre cette prétention excessive et le vide actuel, un équilibre reste sûrement à trouver. Il est bien connu qu'en médecine, « on ne trouve que ce que l'on cherche et on ne cherche que ce l'on connaît ». Pourquoi ne pas en dire autant de la relation thérapeutique ? L'exemple vécu est irremplaçable, certes, mais la compréhension sera facilitée par des rudiments préalables...

Alors n'hésitons pas : demandons un enseignement des multiples composantes « non scientifiques » de notre travail quotidien. Cette pédagogie fait cruellement défaut.

2) *Structure d'enseignement sur le terrain*

Par le biais de toutes sortes de séminaires, staffs, colloques, réunions Balintoïdes, etc., il est absolument capital que les quelques USP (Unités de Soins palliatifs) à venir rayonnent largement auprès des équipes soignantes intéressées, afin d'accroître l'audience de ce type de soins ainsi que la compréhension de leurs buts.

Il n'est pas souhaitable de multiplier massivement les USP, car la démobilisation des médecins et des familles pour les accompagnements serait encore renforcée. De plus, les USP deviendraient des ghettos du « mourir médicalisé » ! Nous avons eu le privilège de faire partie de l'équipe qui a créé l'USP de l'hôpital Paul-Brousse et qui en a assuré le fonctionnement pendant les deux premières années. Le bilan publié (*Annales du CREFAV,* voir Bibliographie, page 265) montre clairement que la responsabilité d'enseignement et le rôle de « formation des formateurs » dévolus à une telle structure sont devenus indispensables dans le système de santé actuel. Il n'est plus question de supprimer les USP comme on pouvait le penser il y a peu : il faut les renforcer en maintenant leur triple vocation de soin, d'enseignement et de recherche.

Et quand nos facultés se décideront à prévoir un enseignement sur la mort et ce qui l'entoure, les praticiens seront peut-être moins facilement « dépassés » par ces situations terminales. Dans deux générations, on peut espérer qu'il n'y aura plus d'enseignants disant – comme aujourd'hui – que, même en cancérologie, les morphiniques sont dangereux. Les jeunes médecins seront donc en partie libérés d'un tabou si dramatique pour les patients.

3) *Formation médicale continue*

La remarquable expérience des séminaires de FMC [3] développés depuis 1990 avec la mise en place de l'agrément du Fonds d'action formation (FAF) nous remplit d'espoir à propos de la formation des généralistes ! Régulièrement sollicité en tant que « personne ressource » dans ces formations toujours très bien organisées, nous avons pu mesurer la qualité humaine de ces soignants, leur désir d'améliorer leurs formations, conscients que leurs études universitaires ont laissé des lacunes majeures quant à l'approche globale de ces malades.

Ces séminaires « agréés FAF », de par leur importance, vont inévitablement faire évoluer la pédagogie médicale. Aussi, c'est avec impatience que nous attendons que le monde universitaire accepte enfin une nécessaire collaboration pour former les générations futures... avec des pédagogies moins archaïques sur les plans relationnel et psychologique.

4) *Groupes de soutien et groupes d'analyse*

De remarquables textes ont déjà longuement montré que le soutien de l'équipe soignante était indispensable pour assumer, au mieux, l'engagement personnel que représentent ces relations thérapeutiques. Pour notre part, le travail au sein du Groupe de recherche et d'analyse sur les malades graves s'est vite révélé indispensable à notre exercice quotidien. Jamais nous n'aurions pu accepter l'investissement qu'exigent les nombreux accompagnements à domicile si nous n'avions pu nous « ressourcer » régulièrement – et nous critiquer, en toute fraternité – afin de rester le plus lucide possible.

Lucide, nous ne pouvons l'être constamment car, à domicile, l'angoisse de mort et la demande de la famille sont envahissantes. Mais il est probable que nous n'aurions pu aider aussi

3. Formation médicale continue.

explicitement certains patients si notre attitude n'avait été réfléchie et analysée en groupe.

La génération de ces « groupes de parole » nous semble une possibilité de formation continue des plus enrichissantes.

Il est difficile de rapporter le déroulement d'une séance de « groupe de parole »... car les fonctionnements varient avec les groupes, les époques, les difficultés. En revanche, le principe est le même : un des membres expose une relation thérapeutique ou une situation de soins qui lui « pose problème » ; il peut s'agir d'angoisse de mort, de conflit avec le patient, d'incompréhension de la famille, de tensions entre les soignants, de refus ou d'acceptation de transfert, de non-dit qui bloque tout... la liste n'est pas limitée ! Les réactions ainsi engendrées au sein du groupe forment un « matériel » psychologique et humain permettant à tous de mieux comprendre ce qui se vit ; le rôle de l'analyste-écoutant est primordial quant à la compréhension du dit et du non-dit de toutes ces paroles... mais là aussi les variations de son statut sont notables...

3. LA CIRCULATION DE L'INFORMATION

Nous avons toujours été frappé par l'inertie avec laquelle circulent les renseignements sur un patient donné. Une interrogation non résolue (date de la dernière échographie ? numération normale ? quand la fièvre est-elle apparue ? le ganglion existait-il il y a deux semaines ?, etc.) n'est en général pas posée au médecin traitant (ou à l'hospitalier !). Bien souvent, pourtant, il peut avoir la réponse.

L'explication semble simple : personne ne veut penser que telle vérification clinique ou tel examen ont été effectués au préalable ! Combien de fois avons-nous ainsi constaté, dans les services hospitaliers où nous travaillons, que ce réflexe n'existe pas. Le patient ne sait pas répondre ? Tant pis, on recommence l'examen ou la procédure, sans vérifier si ceux-ci ont été effectués en ville (ou à l'hôpital), dix jours auparavant...

Un épisode est flou dans la mémoire du patient ? Bien sûr, il y a quatre ans que cet épisode a justifié l'hospitalisation... Le médecin institutionnel pensera, sans doute, à demander l'ancien CRH[4] mais pensera-t-on que le dossier du médecin généraliste existe toujours, qu'il peut sans doute être rentablement utilisé et qu'il possède encore les résultats des radiographies et examens biologiques ?

Cette insuffisance de relation concerne tout autant le praticien libéral.

Le courrier institution-domicile

Il représente une difficulté quotidienne, l'ampleur en étant renforcée en cancérologie. Un exemple récent :

Cas de Mme B.

Un jour, je fus appelé au chevet d'une femme de 35 ans ; son mari me prévint qu'elle avait un cancer du sein métastasé récemment en rétro-orbitaire. L'irradiation palliative allait débuter.

J'écrivis immédiatement au centre anticancéreux dans lequel elle était prise en charge, afin de connaître l'histoire ; je reçus la lettre suivante, exactement transcrite :

Cher confrère,

En effet, Mme B. m'a été confiée après tumorectomie et curage axillaire droit, radiothérapie loco-régionale, pour une chimiothérapie supplémentaire adjuvante, en raison d'un envahissement ganglionnaire à l'histologie.

La malade a reçu 9 cycles de chimiothérapie combinant Fluouracile-Méthrotexate-Endoxan. Elle est actuellement en rémission complète de son cancer du sein.

Je vous prie de croire, cher Confrère, etc.

Cette correspondance est bien révélatrice de la difficulté à communiquer. Quelle est l'utilité d'un tel courrier ? Tout ce qui peut servir au médecin de ville n'y est pas :

– l'histologie
– LES RÉSULTATS DU BILAN D'EXTENSION INITIAL ET SECON-

4. Compte rendu de l'hospitalisation.

DAIRE, bien sûr indispensables dans la pratique ; lorsqu'on ignore tout de la scintigraphie ou de l'échographie hépatique pratiquée deux ou trois semaines auparavant, comment savoir si telle ou telle douleur est due à une métastase ? L'attitude à adopter est bien différente si ces résultats sont positifs ou négatifs.
– Quelques mots sur la prise en charge psychologique, ce qui a été dit au patient et sur les grands traits de son contexte personnel. C'est SUR CE TERRAIN que vont souvent apparaître les premières questions.
– Sur un plan strictement pratique, même en faisant abstraction de toute stratégie psychologique, les éventuels points particuliers à la maladie ou à l'histologie manquent.
– A titre anecdotique, on peut également remarquer que ce praticien, pourtant dans l'Institution, ignorait encore que la patiente était en rechute, et quelle rechute !...
– Deuxième remarque anecdotique : les résultats para-cliniques s'avérèrent être des références bien utiles puisque, pour cette patiente, nous avons successivement établi les diagnostics de métastases rachidiennes, d'envahissement du sein contro-latéral et de métastases hépatiques.

Ainsi, le médecin généraliste voit bien souvent, en premier, la complication ou la métastase, mais il ne dispose pas toujours des informations nécessaires à ce dépistage ou, du moins, à sa compréhension. (En imaginant, bien sûr, que ce praticien déshabille son patient et l'examine correctement, ce qui, tout le monde le sait mais personne n'ose le dire [5], n'est pas toujours fait...) Ce manque de rigueur clinique nous semble, en effet, la seule explication au nombre non négligeable de patients, dont la tumeur – *visible ou palpable au **premier** examen clinique* – n'a pas été diagnostiquée lors des consultations précédentes auprès d'autres médecins. Nous pensons ici tout particulièrement au cancer du sein (!), au cancer de prostate et aux tumeurs gynécologiques. L'examen des seins et les touchers pelviens sont donc loin d'être aussi systématiques qu'on veut bien le dire).

Les remarques que nous venons de faire concernent le

5. Des instances syndicales aux instances ministérielles, en passant par les médecins administratifs...

contenu des courriers d'information. Le problème des autres courriers, en particulier CRH et CRO [6], est d'un autre ordre : il s'agit du DÉLAI ; la qualité technique est généralement irréprochable, rien ne manquant. Nous voulons d'ailleurs insister sur ***la valeur incontestable de formation continue que possède un bon compte rendu d'hospitalisation***, surtout si une partie du raisonnement exploratoire et diagnostique est notifiée. Ce moyen tout simple de FMC (Formation médicale continue) mérite bien plus de place dans la vie quotidienne !

Mais il faut dire haut et fort qu'il est IMPOSSIBLE de suivre efficacement un patient en cancérologie « de ville » si les décisions prises par le référent hospitalier sont annoncées avec deux, trois ou même quatre semaines de délai. Seuls quelques services – où la volonté farouche de quelques individualités parvient à secouer la structure et son inertie – obtiennent des délais vivables. Lorsque les événements s'enchaînent rapidement, et particulièrement en cours de chimiothérapie, ce délai de courrier ne devrait pas excéder quatre jours.

Deux points sont donc améliorables :

a) Le délai du courrier :

Nous avons récemment pris en charge, à domicile, un patient qui est décédé neuf jours après ; la lettre nous annonçant son arrivée ne nous était toujours par parvenue ! C'est l'exemple extrême, bien sûr. Récupérer le dossier est parfois un sport acrobatique. Mais lire au téléphone certains extraits de compte rendu ne prend que quelques minutes et permet d'intervenir immédiatement en connaissance de cause. Nous rappellerons ici la remarquable collaboration développée avec les trois équipes hospitalières déjà citées. Chacune, avec ses caractères et possibilités, nous permet un travail d'équipe soudée.

b) Le contenu du courrier :

Il est parfaitement possible d'écrire des lettres précises et efficaces. Cette lettre reçue récemment, annonçant l'arrivée à notre cabinet de Mme A. [7], en est la preuve :

« Cher Ami,

Tu vas sûrement être amené à voir prochainement Mme A.,

6. Compte rendu opératoire.

7. Voir p. 104.

qui a été traitée par le Dr Y. pour une carcinose péritonéale diagnostiquée en mai, probablement d'origine ovarienne. En janvier, après 7 cycles de 61 B [8], elle était en rémission complète post-chirurgicale (la chirurgie avait compris hystérectomie, annexectomie bilatérale, et omemtectomie [9]). Elle a reçu une chimiothérapie dite d'entretien jusqu'en décembre. En juin, elle récidivait sous forme, à nouveau, d'une carcinose péritonéale [10] : la laparotomie [11] faite au mois de juillet n'avait pu être qu'exploratrice car les masses étaient inextirpables. Il existait, dès cette époque, une masse de la région rétro-gastrique, rétro-pylorique, qui comprimait le pylore. Le Dr Y. reprit alors une chimiothérapie par VP16, Mitomycine, 5FU et Endoxan.

Depuis cette date, elle reçoit une cure de chimiothérapie toutes les 4 à 6 semaines, actuellement très peu agressive. Depuis le mois de mars, des troubles digestifs sont à nouveau réapparus, évoquant des syndromes de Koenig [12] à minima. Depuis mai, elle présente un syndrome de sténose de pylore qui ne lui permet plus que des repas très fractionnés et semi-liquides. La fibroscopie faite le 7 mai montrait qu'il existait, au niveau de l'angle, une volumineuse prolifération qui s'étendait jusqu'au pylore. Le pylore n'est que difficilement franchi par le fibroscope ; et derrière celui-ci le bulbe était comprimé par une masse extrinsèque postérieure. Dès lors, Mme A. a une alimentation liquide fractionnée, avec Solupred * et Débridat * ; elle devait revenir cette semaine pour un transit du grêle, car le Dr F., à qui j'ai montré ce dossier, pensait qu'une dérivation gastro-jéjunale pourrait peut-être être possible, à condition qu'il n'y ait pas d'obstacle sous-jacent. Lorsqu'elle est venue, elle était en sténose du pylore complète, déshydratée, avec une cétose de jeûne et elle a refusé d'être hospitalisée. Je lui ai expliqué le problème, à savoir qu'il y avait actuellement quelque chose qui empêchait son estomac de s'évacuer, que cet obstacle ne pouvait être levé que chirurgicalement et au prix d'une dérivation, mais que cela, en aucun cas, ne pourrait améliorer l'ensemble de la maladie et que ce n'était que pour

8. Protocole de chimiothérapie.
9. C'est-à-dire ablation d'une partie du contenu pelvien.
10. Extension tumorale diffuse à tout l'abdomen.
11. Ouverture chirurgicale de l'abdomen pour exploration.
12. Blocage transitoire de l'intestin sur un obstacle.

lui permettre de s'alimenter. Elle a dit qu'elle allait réfléchir ; je lui ai donné ton adresse, pour l'aider dans cette phase qui, je pense, peut être qualifiée de terminale.

Bien sûr, si tu as des problèmes pour le maintien à domicile, je reste à ta disposition pour la reprendre à l'hôpital. Merci de ton aide. »

Cette lettre (qui fut d'ailleurs complétée par un coup de téléphone) est remarquablement efficace et adaptée à la situation : indications techniques, éventualités thérapeutiques, état psychique de la patiente, passage du « transfert » sur le praticien de ville... : tout y est [13]. Tout était prêt pour qu'un « accompagnement » puisse éventuellement se vivre.

Enfin, signalons un travers de l'Institution parfois observé : la défiance systématique sur tout ce qu'elle n'a pu voir et toucher ! Combien de patients avons-nous fait hospitaliser avec une lettre circonstancée, racontant les antécédents. Or le CRH de sortie mentionne avec élégance :

– M. X. *aurait fait* une hémiplégie en 1978..., etc., alors que nous avons indiqué clairement : hémiplégie régressive en 1978. On conçoit le doute pour des pathologies non vérifiables ou subjectives, mais pour une hémiplégie...

– Mme Y. *aurait présenté* une infection urinaire (ou pelvienne ou pulmonaire...) alors que la preuve bactériologique a existé...

Il s'agit là des conséquences du fantasme de toute-puissance médicale (Moi seul, Grand Docteur, ai raison !). Nous le rapprocherons des exigences consistant par exemple à faire traverser Paris à un patient, afin que l'ACE [14] soit dosé là et non ailleurs... alors que le patient tient à peine debout [15] ! Bien sûr, nous aimons tous que les membres de l'équipe habituelle surveillent « nos » patients, mais il faut s'adapter au contexte !

---

13. Pour la suite de la relation, la manière dont le cancérologue hospitalier « transmet » son pouvoir au médecin de ville est DÉTERMINANTE : d'elle peut en partie dépendre la confiance du patient.

14. Marqueur tumoral présent dans le sang permettant de suivre l'évolution de certaines tumeurs. Mais sa présence ne signifie pas forcément cancer.

15. Histoire vécue. Cette tactique est souvent observée par certains centres de cancérologie en raison de protocole strict ou de procédures spéciales impliquant la similitude des méthodes d'analyses. Nous ne sommes bien sûr pas opposé à ce qui peut faire progresser les traitements... mais il faut reconnaître que ces contraintes sont parfois trop lourdes.

INFORMATISATION ET TÉLÉMATIQUE

En médecine, l'informatisation des données est incontournable. Elle seule permet une fiabilité, une rapidité [16] et un accès aux informations, autorisant ainsi le travail quotidien et les études épidémiologiques. Or, en cancérologie, ce sujet est particulièrement sensible ; la convocation des patients est capitale pour leur surveillance et pour la connaissance des résultats obtenus. Seule l'informatique en assure la rigueur absolue.

Mentionnons, bien sûr, les possibilités de connexion à des bases de données et le futur diagnostic assisté par ordinateur.

Pour notre part, l'informatisation totale de notre cabinet [17] nous permet d'assumer (entre autres avantages) un important volume de courrier dans des conditions de rapidité difficilement améliorables... Le patient peut sortir de la consultation avec sa lettre, imprimée et éditée par l'ordinateur en quelques dizaines de secondes. (Ce présent livre, bien sûr, a été composé avec l'aide d'un traitement de texte [18].)

Nous avons ainsi la possibilité de prévenir tous les intervenants de l'équipe pluridisciplinaire, au fur et à mesure des événements marquants. Surtout, ***le cheminement psychologique du patient est parfaitement suivi, au jour le jour*** ; chaque membre de l'équipe est tenu informé, par exemple, des éléments de vérité annoncés.

Mais il ne suffit pas de poster la lettre le jour même... quand le vaguemestre de l'Assistance publique met trois jours à déposer l'enveloppe dans le casier du service !

L'informatisation de notre cabinet permet aussi de savoir combien de cancers nous suivons, quels sont les retards de surveillance, quels patients ont disparu des consultations. En quelques secondes, les derniers résultats, les dernières ordonnances, les décisions prises, etc. – sans erreur, sans retard, le tout étant imprimable, manipulable, classable, lisible –

16. Nous parlons des informations réussies !

17. Logiciel MEDIGEST de Medical Computers France – 66, bd Malesherbes – Paris VIII – Tél. 43.87.01.04.

18. Nous exprimons ici nos vifs remerciements à Silvia et Eugène ESTREMS, concepteurs du logiciel de traitement de texte VERSATYP. Ce logiciel, à l'adaptabilité et aux possibilités stupéfiantes, nous a affranchi de multiples contraintes. Il a grandement facilité la préparation de l'impression définitive.

défilent à l'écran... Et la liste des avantages de l'informatique ne s'arrête pas là !

L'équipe de l'IGR, à Villejuif, a opté pour une intéressante initiative : Santé-Service (organisme d'HAD) se chargeant des chimiothérapies à domicile, un serveur télématique *via* Minitel doit tenir l'équipe au courant des événements et résultats. L'importance du travail de mise en place mérite de réelles félicitations. Il faudra, de toute façon, former toute l'équipe soignante à ces techniques de chimiothérapies ambulatoires. Le contact direct est irremplaçable, mais le Minitel peut effectivement permettre une amélioration quant à la ***transmission-réception*** des événements. Cependant, une grande partie des avantages d'un tel système est également assurée par un répondeur-enregistreur sur une ligne téléphonique médicale, ce qui est plus simple et moins coûteux.

4. PROPOSITIONS CONCRÈTES

En attendant l'ère des dossiers médicaux sur cartes à puces, la transmission téléphonique des radios et ECG, etc., voici quelques idées pratiques !

Les questions budgétaires ne sont pas forcément plus insurmontables que l'inertie humaine..., mais ces deux obstacles sont en général coresponsables de situations anormalement pérennisées.

Information et transmission entre soignants

1) Informatisation des secrétariats, afin de ne pas taper quinze fois les mêmes résumés cliniques pour les courriers successifs...

2) Ligne téléphonique directe (réservée aux médecins) avec ENREGISTREUR ; le coût n'est pas exorbitant, mais combien de secrétariats de cancérologie en sont équipés ? En ville, le travail ne s'arrête pas à 17 h ; pour la transmission des événements, les demandes de renseignements, etc., cet outil sera bien utile... et nécessaire au travail d'équipe.

3) Au même titre qu'existent des horaires de consultation, pourquoi ne pas créer des mini-créneaux ou des certitudes

horaires permettant de joindre les hospitaliers au téléphone ? On pourrait également généraliser la pratique des « bip », car il est difficile de travailler en équipe si le référent décisionnel n'est pas ou peu joignable.

4) Pour les transmissions des hospitaliers, les médecins libéraux doivent absolument s'organiser afin d'offrir un secrétariat ou un enregistreur téléphonique.

5) Feuille type d'ANNONCE DE L'HOSPITALISATION du patient, remplie par le service et postée le jour même... (temps nécessaire pour la remplir : 80 secondes).

6) Feuille type d'ANNONCE DU DÉCÈS, remplie par le service et postée le jour même... (temps nécessaire pour la remplir : 20 secondes).

7) Sur le dossier de maison de convalescence, ne jamais oublier les coordonnées du médecin de ville, afin que celui-ci soit prévenu de l'*exitus* (ou des autres événements) car, sinon, l'information ne remonte plus jusqu'à lui !

8) Mise en place de consultations d'aide téléphonique pour conseils et directives aux médecins en difficultés ; ce rôle de formation – en complément d'autres structures – peut être précieux mais reste à étudier (difficultés déontologiques).

9) La communication ***complète*** du dossier hospitalier ***paraclinique*** est indispensable au médecin de ville assurant la surveillance quotidienne du patient. Seule possibilité efficace de travail d'équipe, cette transmission est facilitée par l'informatisation.

10) Dans chaque dossier, une page « psychologique » permettant de noter succinctement ce qui est dit au patient et les étapes essentielles de sa démarche vis-à-vis de sa maladie.

FORMATION DES MÉDECINS

1) Mise en place de formations souples et courtes, adaptées aux médecins libéraux et aux hospitaliers : autour des USP, autour des hôpitaux de jour.

2) Modules d'enseignement à la faculté :

- surveillance en cancérologie curatrice ambulatoire ;
- éthique médicale ;
- utilisation des morphiniques et des traitements symptomatiques ;

- formation technique sur les chimiothérapies ambulatoires ;
- sensibilisation à la psychologie ;
- application au travail d'équipe soignante ;
- induction du travail de deuil ;
- prise en charge des maladies à HIV.

3) Parler des groupes de parole ou d'analyse : dire leur existence et leur utilité. Étudier la possibilité de la rémunération de l'intervenant psychologue au sein de l'institution.

4) Adapter la nomenclature à la réalité : prévoir une codification des actes « psychologiques » longs.

Formation des membres de l'équipe soignante

1) Adaptation de modules d'enseignement :
- infirmières et aides-soignantes : particularités des soins terminaux ;
- kinésithérapeutes : adaptation aux déficits évolutifs des cancéreux.

2) Sensibilisation des agents administratifs :
- assistante sociale : la prise en charge des familles nécessite impérativement la visite au domicile ainsi qu'une formation adaptée ;
- médecin-conseil : les profils technocratico-bureaucratiques actuels sont inadaptés aux difficultés des soins palliatifs et sont surtout inquiétants pour l'avenir.

3) Renforcement des structures d'HAD (en temps et en personnel) :
- accepter l'HAD, y compris s'il n'y a pas nécessité d'injection ou de pansement ;
- reconnaître le travail de soutien « psy » : chaque soignant doit disposer, ***si besoin***, du temps nécessaire à l'écoute du patient ;
- obtenir plusieurs passages par jour, sans que cela soit aussi problématique qu'aujourd'hui... ;
- faciliter les prises en charge de longue durée ;
- augmenter le nombre de consultations permettant d'obtenir l'HAD, sans hospitalisation préalable ;
- et, bien sûr, ***former spécifiquement des infirmières HAD*** (soins palliatifs, vécu psychologique terminal...) ;

- adapter la structure ***aux interventions de nuit*** ; actuellement, le manque est cruel ;
- étudier l'éventuelle intégration d'un intervenant psychologue, afin de soutenir patient, famille... et soignants (groupe de parole pour les infirmières qui « accompagnent » à longueur de journée... en se sentant souvent bien isolées !) ;
- établissement systématique d'un cahier de transmission pour toute l'équipe.

4) Valoriser les actes à domicile (nomenclature, rémunération).

5) Étudier la possibilité d'inclure des bénévoles – convenablement formés – au sein de l'équipe soignante.

Modifications des structures de soins

1) Multiplier les hôpitaux de jour ; ils sont exactement adaptés aux soins de cancérologie, y compris en phase ultime, du moins si les équipes sont cohérentes et soutenues.

2) Intégrer les praticiens intéressés, lors de certaines étapes de la prise de décisions cancérologiques.

3) Possibilités *réelles* de venir présenter un dossier de manière institutionnelle ou de participer à un staff.

4) Implantation systématique, dans tout service de cancérologie, d'un consultant psychologue ou psychiatre capable d'aider les équipes à décoder les discours des patients et les réactions des soignants. (Nous parlons ici de l'aide ***à l'équipe soignante*** ; elle n'a rien à voir avec le rôle d'un intervenant psychologue – également très utile – auprès ***des patients*** ; mais, dans le deuxième cas, le « psy » peut devenir « la bonne conscience du service » et ne pas faciliter la responsabilité de l'équipe).

5) Dans les services de cancérologie, les difficultés institutionnelles nombreuses montrent, de toute façon, l'intérêt d'une ***formation continue*** sur les techniques de soins palliatifs.

Cancérologie et médias

1) Sensibiliser le grand public aux techniques employées et à *l'enjeu existentiel des derniers instants de la vie* (la tâche est rude, puisque la société s'acharne à évacuer l'image de la mort).

2) Information « impartiale » sur :

- la dédramatisation de la morphine ;
- l'intérêt de la communication avec le proche qui meurt.

3) Ne pas se laisser abuser par les médias complaisants qui organisent de grandes émissions partiales, où il n'est pas assez dit que les douleurs chroniques cancéreuses sont parfaitement contrôlables dans 90 % des cas.

4) Promouvoir le volontariat pour la prise en charge des patients en fin de vie, en collaboration avec les équipes médicales.

5) Favoriser la création d'Associations de patients (les exemples étrangers européens sont largement positifs).

CHAPITRE IV

CAS CLINIQUES

Avertissement sur les cas cliniques

– Au cours des consultations, j'ai toujours pris en notes des phrases entières de patients ; cette habitude s'est trouvée renforcée par les accompagnements de cancérologie.

– Les dialogues avec les patients ne sont donc pas inventés, mais transcrits mot à mot pendant ou juste après les consultations (l'informatisation aide beaucoup) ou encore écrits au cours des visites. Il en va de même pour la plupart de mes questions importantes.

1. LISTE RÉCAPITULATIVE DES CAS CLINIQUES CITÉS

Mme W.	– pages 33 et 110. Kinésithérapie à domicile ; angoisse de la famille, coma et décès à domicile.
Mr R.	– page 48. Phase terminale, non-communication familiale. Décès à l'hôpital.
Mlle M.	– page 83. Métastases cérébrales : menace suicidaire.
Mr D.	– page 102. Coma et décès à domicile.
Mme A.	– pages 104 et 151. Lucidité totale, décès à domicile.
Mme G.	– page 110. Décès à domicile. Réaction postdeuil.
Mme Z.	– page 118. Mensonge hospitalier, protection familiale. Euthanasie par l'interne de garde.
X.	– page 121. Défiances envers les morphiniques.
Mr C.	– page 125. Refus des morphiniques, relation avec les pharmaciens.

Mme T. – page 130. Non-annonce du décès par l'hôpital.
Mr R. – page 135. Mensonge hospitalier, relation avec le référent, demande du malade.
Mme B. – page 149. Communication incomplète du dossier hospitalier.

CAS CLINIQUES DÉTAILLÉS :

Mme F. – page 164. Accompagnement à domicile, sur 19 mois d'évolution. Décès à domicile.
Mme D. – page 168. Puissance du transfert et déni de réalité.
Mr J. – page 174. Lucidité totale et accompagnement. Relation avec le médecin traitant. Décès à domicile.
Mme J. – page 177. Acceptation du traitement, après deux ans d'abstention.
Mr C. – page 180. Refus du traitement, réaction du médecin à domicile.
Mlle V. – page 183. Lucidité et accompagnement en milieu hospitalier : la force de la Vérité.

2. CAS DE MME F.

En mars 85, une femme de 60 ans entra dans mon cabinet « jaune comme un coing » ; une volumineuse masse était perçue dans l'abdomen. Je l'hospitalisai en lui parlant d'une « masse qui était un obstacle à la circulation biliaire ». Opérée huit jours plus tard de ce qui était une tumeur du pancréas avec extension régionale, la patiente, en bon état général, supporta sans problème la radiothérapie complémentaire.

Elle sembla se satisfaire de ce qu'avait dit le chirurgien : « Ce n'est pas une hépatite, mais des lésions inflammatoires et graves du foie. » En tout cas, Mme F. ne posa aucune question supplémentaire et la surveillance de l'insulinothérapie symptomatique commença tranquillement. Un interne voulut instaurer un régime diabétique strict, après contrôle de consultation diabétologique, mais je m'y opposai, faisant admettre qu'en terme de confort de survie, ce n'était vraiment pas utile et rentable, l'extension régionale devant la tuer bien avant les complications de son diabète iatrogène.

Pendant sept mois, Mme F. reprit sa vie tranquille et forcément plus limitée, rythmée par les consultations de contrôle du chirurgien, du radiothérapeute et de moi-même. L'apparition des métastases cutanées sur la cicatrice – donc parfaitement palpables et visibles – ne provoqua aucune question, à mon étonnement ; la radiothérapie palliative fut acceptée sans discussion.

A douze mois d'évolution, l'amaigrissement progressif commença au rythme d'environ un kilo par mois. A quatorze mois, une brutale dégradation liée à une extension cœliaque lui fit exprimer, pour la première fois, une angoisse importante : « Je vois que je ne remonte pas la pente. » Les douleurs étaient encore contrôlées par les antalgiques banals, mais bientôt l'extension régionale fut telle que la potion morphinique devint nécessaire (10 mg 5 fois, la prise de nuit s'avérant inutile).

La potion apporta une nette amélioration : la patiente dormait mieux, ne souffrait plus et me dit. « C'est formidable la potion, je suis redevenue comme avant les rayons. »

A seize mois de l'intervention, alors qu'elle ne pesait plus que 36 kilos, Mme F. ne parlait pas plus qu'avant de sa maladie ou de son pronostic ; un jour de consultation où elle était particulièrement enjouée, je décidai de « sonder » un peu ce qu'elle pensait car il me semblait clair qu'elle jouait « l'optimiste à tout crin » sans en être bien convaincue.

JMG. – Vous ne parlez pas de votre moral, comment va-t-il avec tous ces ennuis ? Pas d'angoisse ?

Mme F. s'effondra en pleurant, verbalisant enfin une terrible angoisse de la mort et de la souffrance.

Mme F. – J'ai peur, j'ai surtout peur de souffrir. Je sais depuis le début que j'ai un cancer car, après l'opération, je l'ai lu sur mon dossier, en consultant (vrai ou pas, en tout cas elle le savait de manière explicite et c'était l'important). Je ne voulais pas vous en parler car je ne voulais pas vous ennuyer *(sic)*.

JMG. – Vous avez bien vu que la potion vous soulage. Je ne vous laisserai pas souffrir, quoi qu'il arrive. Vous vous battez formidablement bien depuis le début ; vous n'êtes pas seule et personne ne vous laissera souffrir.

Aux consultations qui suivirent et que je rapprochai délibérément, Mme F. reparla encore de son angoisse mais fut calme, semblant soulagée par ces entretiens ; je lui redemandai comment allait son moral et elle sourit : « Beaucoup mieux, cela m'a fait du bien. »

Deux mois après, les nodules cutanés étaient très inflammatoires ; Mme F. prétendait ne pas souffrir et prendre correctement sa potion ; son ami rétablit la vérité : elle avait de violents spasmes abdominaux car elle « économisait la potion ». Cette consultation fut assez houleuse, Mme F. voulant nier la réalité, comme si prendre la potion était néfaste ou dangereux.

En groupe d'analyse, nous ne pûmes que soulever des hypothèses, car il était très étonnant qu'elle renonce volontairement à une potion dont elle connaissait bien le résultat bénéfique : explications insuffisantes de ma part ? « autopunition » pour de lointaines culpabilisations ? nécessité de se ménager une douleur corporelle pour mener un combat lui prouvant sa « vie » physique ?

Nous étions maintenant à dix-neuf mois de l'intervention ; Mme F. pesait 33 Kilos et l'extension régionale tumorale me poussa à débuter une corticothérapie de confort, en association avec une augmentation des doses de morphine (20 mg par 5). Je ne l'avais pas assez prévenue que son diabète allait être déséquilibré – elle était toujours sous insuline à doses prudentes – et elle vint, en larmes, en consultation... pour ses glycémies au doigt trop élevées.

Sans le vouloir (? !), je lui avais fourni un bon objet de projections et d'explications quant à son aggravation car, jusqu'à son décès, ce fut son « diabète qui la fatiguait ».

Rappelons que Mme F. savait EXPLICITEMENT qu'elle souffrait d'un cancer.

A cette époque, je renforçai la « sécurisation » de la patiente ; tous les jours, je fis passer une infirmière à domicile ; choisie avec soin (cf. chap. I), celle-ci apporta beaucoup d'apaisement et me tint au courant des événements, plusieurs fois par semaine.

Mme F. ne fut grabataire que les quinze derniers jours de cette évolution étonnante et entra, à domicile, dans un coma assez calme. Lors d'un de ses derniers instants de conscience, je lui dis que je ne l'envoyais pas à l'hôpital, son ami s'occupant très bien d'elle. Aucune perfusion ne fut posée, sur ma proposition et en accord avec son ami ; ce dernier se révéla un accompagnant exceptionnel, la cajolant et lui parlant jusque, et y compris, pendant la période de coma, qui dura trois jours. Son ami assuma les dernières 48 heures, seul, déclinant gentiment mon offre de passage car disait-il, « elle est calme et je me débrouille ». Je ne forçai pas cette volonté ; il me prévint quand elle décéda et je passai alors seulement.

Conclusion du cas de Mme F. :

Mme F. est pour moi un exemple démontrant combien la « vérité » peut aider, quand elle est exprimée dans un contexte de confiance et de respect. Certes, il a fallu attendre que la patiente accepte d'en parler ; je l'ai un peu « provoquée » à aborder le sujet, lui offrant simplement une ouverture pour parler (elle pouvait d'ailleurs parfaitement ne rien dévoiler de son angoisse et continuer à vivre ainsi).

– Sa « vérité » lui était donc connue, mais non verbalisée, non re-connue. Le fait de l'avoir entendue (physiquement et psychiquement) confirmée par moi a permis un apaisement évident ; ***le référent savait ce qu'elle-même savait...*** Mme F. me dit même : « Je suis heureuse que vous le sachiez... » comme s'il pouvait en être autrement !

– Diagnostic connu, malgré sa grande altération physique, elle ne parlait que de son diabète. **Ce déni lui évitait de réactiver trop violemment une angoisse, bien sûr toujours existante.** Mais le fait que notre relation soit basée sur la vérité et la confiance permettait, apparemment et sans nocivité, d'attribuer son aggravation au diabète.

– Je lui avais très fermement répondu, lors de la consultation « charnière », que je ne la laisserais pas souffrir et qu'elle pouvait compter sur tous les médicaments nécessaires. Mme F. savait donc que, si la médecine ne pouvait plus la guérir, elle n'était pas « lâchée » pour autant, seule, face à sa souffrance. La preuve tangible en était d'ailleurs apportée par le soulagement dû à la potion morphinique.

– Il faut aussi souligner que ce travail d'accompagnement n'a été rendu possible que par la participation extraordinaire de son ami. Personne ne pouvait l'imaginer suffisamment dessaoulé pour être aussi prévenant...

Plusieurs fois, au cours de l'évolution, son ami était venu me voir seul, afin de me parler d'elle, de me demander, à chaque fois, une confirmation du mauvais pronostic ainsi qu'une estimation du délai de vie imaginable. Je m'étais bien gardé de fixer une date, me contentant à chaque fois de reprendre ses propres constatations d'évolution pour faire sentir la proximité du décès.

– Les rapports avec l'Institution : le chirurgien et le radiothérapeute restèrent prudemment neutres, respectant le transfert de la patiente qui téléphonait d'ailleurs immédiatement toutes les décisions hospitalières, afin d'avoir mon « aval ». Je pus ainsi intervenir plusieurs fois auprès de l'Institution, facilitant certains contrôles : par exemple, dire l'inutilité de faire déplacer la patiente à l'hôpital pour un contrôle biologique ou échographique réalisable en ville.

Nous eûmes à souffrir des habituels problèmes de communication : quinze jours pour avoir une lettre, un mois pour le protocole de radiothérapie (donc après les premières séances !).

3. CAS DE MME D.

En mai 1985, une femme de 55 ans fut opérée d'un tableau atypique abdominal qui se révéla être un cholangio-carcinome infiltrant tout l'arbre biliaire, mais sans atteinte extra-régionale.

En novembre 1985, Mme D. me fut confiée par son chirurgien, dans les conditions suivantes : « Il n'y a plus rien à faire ; elle est massivement ictérique, mais non purigineuse ; elle est surtout terriblement angoissée et a besoin d'être rassurée. Chirurgicalement, on ne peut plus rien proposer. Je lui ai dit que tu pouvais l'aider si elle avait des problèmes dans l'intervalle de mes consultations, car je continue à la voir 2-3 fois par mois. »

Lors de ma première consultation, cette patiente pesait 45 kilos (soit, déjà, plus de 10 kilos d'amaigrissement), mais continuait à travailler à mi-temps, régulièrement, « en éludant les questions de mes collègues sur la couleur de ma peau ». Le drain de Kehr à demeure était très peu productif et elle s'arrangeait pour que la poche ne soit pas visible ou gênante. Extrêmement maquillée, apprêtée, elle prenait visiblement un soin attentif à son aspect extérieur ; celui-ci était assez stupéfiant, car une peau vert bronze, des cheveux teintés roux flamboyant, des conjonctives jaune canari et un rouge à lèvres rose vif formaient un ensemble inédit.

« Je suis très angoissée, mais il y a de quoi, Docteur ! » fut une de ses premières phrases ; cependant, elle ne me demanda que des réponses déjà données par son chirurgien : la longueur de sa maladie, les perspectives de déjaunissement, le contrôle « des lésions de son foie » et l'organisation de la poursuite de son travail ; ce dernier était présenté comme une nécessité absolue, pour des raisons familiales et financières. Je restai en tout point fidèle à ce qui avait déjà été dit – du moins ce que j'en savais...

Pendant trois mois, la situation fut stable. Fin janvier, son état était toujours inchangé, mais son angoisse augmentait parallèlement à des remarques de plus en plus précises quant à son pronostic ; un jour, en pleurs, elle dit : « Je sais que je suis condamnée, mais c'est dur de jouer la comédie. »

Je ne fis aucune remarque et j'ai sûrement eu tort, ce jour-là, car cet instant aurait pu être propice à un certain « déblocage » des discours. Peut-être était-ce, de sa part, une demande masquée d'aide... mais on ne peut le supposer que rétrospectivement.

En tout cas, j'étais très ennuyé de ne rien faire chez cette patiente stable contre toute attente... et on pouvait se poser la question d'une tentative de « traitement » radiothérapique au lieu de cette abstention totale que j'avais bien du mal à justifier (!). Car la patiente se rendait parfaitement compte qu'on était très « contemplatif » et que sa situation, quoique stable, ne s'améliorait pas.

Le point de départ de cette initiative était donc bien mon angoisse à supporter cette patiente sans traitement.
Comme par hasard (ce n'en est pas un, bien sûr !), c'est à ce moment que j'ai commencé à parler de ce cas en groupe d'analyse. Nous avons alors remarqué l'importance du transfert sur le chirurgien, mon rôle semblant être simplement un rôle de « réassurance » par rapport à tout ce qu'il décidait ou disait.

Je proposai donc ce dossier en radiothérapie, après avoir obtenu l'accord du chirurgien. La radiothérapie hépatique débuta en mars – soit au quatrième mois de ma prise en charge – et entraîna, en quelques jours, une nécrose hépatique avec importante altération de l'état général et diverses complications qui nécessitèrent l'hospitalisation. Finalement, un changement total de stratégie thérapeutique fut décidé, en partie sous l'effet des demandes réitérées de la patiente. Mme D. eut en permanence deux à quatre drains transhépatiques de drainage palliatif. Pendant quatre mois, je n'eus de contact régulier avec Mme D. que par mes visites à l'hôpital (sans que celles-ci soient des actes médicaux), au rythme de deux ou trois passages par mois.

Elle verdissait progressivement, mais prenait toujours grand soin d'elle-même. Au fur et à mesure que s'aggravait la cachexie, le résultat devenait de plus en plus impressionnant.

C'est au cours du premier mois d'hospitalisation, lors de mon troisième passage, qu'au moment de sortir de sa chambre – j'avais réellement commencé à ouvrir la porte –, elle me dit : « Encore une question, Docteur, est-ce que j'ai un cancer ? »

C'était un tournant majeur dans son attitude : elle exprimait pour la première fois, en langage direct, d'une part le mot cancer et d'autre part une question précise sur son diagnostic.

JMG. – Pourquoi me posez-vous cette question ?

Mme D. – Parce que je n'en peux plus de ne pas savoir ; ce doute affreux me ronge. Dites-moi vraiment car le moment est venu : il faut que je prépare mes affaires et que je m'organise.

JMG. – Mais vous rendez-vous compte de la possibilité de réponses que je peux vous donner ?

Mme D. – Oui, je veux savoir.

JMG. – Oui, vos lésions sont cancéreuses.

Mme D. pleura en silence quelques instants, puis...

Mme D. – Je le savais, je m'en doutais. Pourquoi ne me l'a-t-on pas dis plus tôt ?

JMG. – Vous ne l'avez peut-être pas demandé... en tout cas vous ne m'aviez jamais posé cette question auparavant. Et vous-même n'étiez sans doute pas prête à l'entendre ; mais vous avez bien insisté aujourd'hui.

Je ne réussis pas à joindre le chirurgien, l'après-midi même, pour le prévenir de cette conversation capitale.

Celui-ci passa le soir et Mme D. l'accueillit avec un « JE SAIS TOUT » bien ambivalent... comme le montra la suite des événements.

Tout d'abord, Mme D. parut plus sereine, comme apaisée, effectivement, de ne plus « être rongée par le doute ». L'anesthésiste, le lendemain, confirmait une certaine tranquillité... transitoire.

Car, au troisième jour de l'annonce verbalisée du cancer, Mme D. déprima assez massivement, exprimant des regrets amers « d'avoir demandé la vérité au Docteur ». « Jamais je n'aurais dû lui demander, je suis plus mal qu'avant... » Elle développa même une manipulation complète de mon discours et de mes passages à l'hôpital, puisqu'elle déclara à l'anesthésiste, quelques semaines après, que « le Docteur n'est plus revenu me voir après m'avoir dit que j'avais un cancer » (ce qui était faux, évidemment).

> Dans le groupe, cette attitude fut analysée comme une scotomisation complète de mon rôle, car j'avais « osé » sortir de mon statut secondaire, perturbant le discours tenu jusqu'alors par son référent.

Simultanément, sa relation avec le chirurgien devenait plus prégnante, renforçant un transfert déjà massif.

Mme D. – Il n'y a que mon chirurgien qui arrive à me rassurer. Je ne veux pas quitter Paris, je ne suis rassurée que lorsque je suis près de mon chirurgien.

Puis, très rapidement, Mme D. ne parla plus directement de son pronostic et de sa déprime.

L'anesthésiste, parfaitement rompu aux aspects techniques du contrôle de la douleur ainsi qu'à la prise en charge psychologique, voyait très régulièrement la patiente.

C'est cependant à moi qu'elle demanda de préparer le certificat médical lui permettant d'aller en pèlerinage à Lourdes...

Mme D., sensiblement plus en forme – malgré, au moins une fois par semaine, des pics fébriles à 39-40 liés à sa rétention biliaire – revint quelque temps chez elle et je notai alors dans son dossier : « semble plus dynamique et réveillée... mais furieuse quand je le lui dis, car elle ne veut pas reconnaître qu'il a du nouveau ou une amélioration ».

Mme D. – Lourdes m'a fait du bien ; j'étais entourée par de la bonté. Mais je suis souvent très angoissée.

Cependant – une fois de plus – Mme D. refusa les sédatifs, car « je me désangoisse toute seule ». Et avec une énergie étonnante, elle reprit son travail... pour trois jours, car bien entendu, son état était incompatible avec une activité ; c'est elle qui insistait à tout prix « pour ne pas perdre sur mon salaire. »

A cette époque, les douleurs abdominales et l'état général nécessitèrent la mise sous morphinique (Temgesic *). La décision fut prise par l'anesthésiste, qui pratiqua également régulièrement les ponctions d'ascite itératives.

Puis la patiente exprima avec insistance le désir de préparer un repas de Noël dans les règles et de manger de chaque plat.

Je ne revis Mme D. qu'une seule fois chez elle, trois jours avant Noël, dans un état de cachexie terminale, avec ascite monstrueuse. Alors que je lui proposais de ponctionner cette ascite, chez elle, pour éviter les fatigants déplacements à l'hôpital, elle me répondit : « je préfère que ce soit mon chirurgien qui le fasse ».

Il faut rappeler qu'en réalité l'anesthésiste effectuait les ponctions.

Elle revit l'anesthésiste auquel elle demanda si elle pouvait prendre du Mogadon *, car un comprimé l'avait fait dormir dix-huit heures :

L'anesthésiste – Je pense que vous allez vous réveiller comme la première fois.

Mme D. – Docteur, il ne faut pas dire « je pense », il faut dire « je suis sûr ».

Nous ne saurons jamais ce que la patiente décida et si elle le fit en pleine conscience, mais elle mourut huit jours plus tard, après avoir pris deux comprimés de Mogadon *...

Cette patiente survécut donc dix-neuf mois et demi (!) à ce tableau dont l'issue semblait rapidement mortelle.

Conclusion du cas de Mme D.

Mme D. demanda beaucoup d'énergie et de temps... tout particulièrement au chirurgien et à l'anesthésiste, lors des longues semaines d'hospitalisation. Un constant dialogue dut s'établir entre nous trois, surtout durant les périodes psychologiquement critiques.

Pendant plus d'un an et demi, cette patiente se savait donc « corps cancéreux », mais non pas « sujet cancéreux ». Il était d'ailleurs impossible qu'elle ne tire pas les conclusions de son apparence physique impressionnante et de l'absence de thérapeutique pendant des mois. Sa structure psychique favorisait la prééminence de l'aspect extérieur, même en déniant la réalité [1].

J'ai attendu qu'elle aborde elle-même son diagnostic et j'ai cru qu'elle voulait entendre une vérité « réelle » et médicalement définie. C'était une erreur : ***en fait, elle voulait que je perpétue le système sécuritaire – basé sur un mensonge total – instauré avec le chirurgien, son référent.***

Elle ne voulait pas la « vérité » au sens médical du terme, mais SA vérité – à n'importe quel prix, y compris celui d'un déni « insensé » de son aspect physique –, qui était avant tout une protection (la plus absolue possible) face au danger de sa maladie et de son pronostic.

SA vérité était celle du chirurgien, rien de plus.

En fait, pour que mes décisions ou mon discours soient acceptés, ***reconnus***, un autre transfert aurait été nécessaire : il aurait fallu que le chirurgien me confie cette patiente « autrement », sur le plan psychologique, lui disant que je pouvais la soigner, lui faisant sentir que mon pouvoir se substituait au sien. Cela n'aurait d'ailleurs sans doute pas fonctionné chez elle, tant le transfert sur le chirurgien était massif. Mais, sur le plan théorique, confirmé totalement par la suite des événements bien pragmatiques, seul un « passage de transfert » aurait permis cette nouvelle relation. De toute façon, le chirurgien ne voulait sans doute pas se décharger suffisamment de cette relation.

Le cas de Mme D. illustre bien la manipulation du discours médical qu'un patient peut réaliser ; elle avait commencé par piéger le chirurgien, ne lui laissant pas la possibilité psychologique de lui annoncer le diagnostic en post-opératoire, puis m'avait piégé en « prêchant le vrai pour savoir le faux ». Son

1. Comme le dit Cosette Odier : « Il faut une telle force au déni pour exister, que cela montre bien que la personne a compris ».

transfert était basé sur un référent HOSPITALIER et je n'aurais jamais dû répondre, le jour où elle m'interrogea directement. C'était au chirurgien, en fait la seule personne « supposée savoir » et « supposée pouvoir », d'annoncer éventuellement ce diagnostic.

La conclusion la plus évidente de ce cas est qu'un transfert bien établi sur un médecin – qui devient ainsi le référent pour le patient –, NE DOIT JAMAIS ÊTRE ROMPU PAR UNE TIERCE PERSONNE sans qu'un accord intervienne, à ce sujet, entre les médecins concernés. Sur le plan psychologique, mon intervention a incontestablement aggravé cette patiente, réactivant une formidable angoisse qu'auparavant elle colmatait tant bien que mal.

4. CAS DE MR J.

La fille (infirmière) de Mr J., âgé de 55 ans, me supplie de venir le voir « car il souffre vraiment beaucoup ».

Mr J. m'accueille debout, malgré sa cachexie. Avec un humour grinçant, il me raconte l'histoire de « son cancer qui a été massacré pendant des mois ». Effectivement, de nombreux détails semblent surprenants, à commencer par le diagnostic d'oreillons attribué à l'adénopathie sous-maxillaire révélatrice de sa tumeur d'amygdale.

En fait, avec une lucidité et un cynisme sidérants, il me raconte par le menu comment X et Y lui ont « raconté des salades honteuses » lorsque le diagnostic exact fut connu.

Mr J. sait tout : son diagnostic, le retard de celui-ci, l'histologie, la récidive actuelle, le très mauvais pronostic...

Sur le plan médical, après des semaines de douleurs, son généraliste a donné des morphiniques injectables. Le dosage excessif et trop brutal a entraîné une rétention aiguë d'urines et Mr J. me dit : « La morphine, c'est fini, je n'en prendrai plus jamais. »

Or, depuis dix jours, les douleurs empêchent Mr J. de manger et de dormir.

J'explique longuement ce qui s'est passé lors du traitement précédent, les nouvelles précautions à prendre, la justification des corticoïdes devant l'énorme masse tumorale cervicale de dix centimètres sur sept. Je téléphone au généraliste, rédige pour lui une lettre détaillée quant à la stratégie thérapeutique, appelle la pharmacie pour commander le Moscontin.

La femme du patient est psychotique, endormie par ses neuroleptiques, mais sa fille est très présente, active, sécurisante. Deux jours après, au téléphone, c'est l'euphorie : il mange à nouveau, n'a presque plus mal, se « sent revivre ».

Sur le plan psychologique, un cycle de chimiothérapie « palliative » décidé avant mon arrivée est très mal supporté ; Mr J. menace de ne plus accepter d'autre traitement puisqu'il « voit bien que cela ne sert à rien : la tumeur a encore grossi ».

Tout cela est vrai, car la chimiothérapie est, de toute façon, dépassée.

Mr J. est un homme brillant, caustique, qui manie un humour noir à longueur d'entretien. Ainsi, lors de la deuxième visite, alors que je lui donne des idées pour des menus de dîner faciles à mâcher, je lui parle de plat à la béchamel ; il me répond du tac au tac : « Mais oui, Docteur, béchamel du soir, espoir ! »

Dix jours après, il appelle, en larmes : paralysie faciale. L'évolution tumorale massive est en cause et l'anomalie gêne considérablement Mr J., qui mange encore plus mal et déglutit avec peine ; mais toutes les médications se prennent encore *per os*.

Le second cycle de chimio est interrompu à la 36ᵉ h, car le patient « signe sa pancarte ». Le scanner confirme l'extension massive de la tumeur et le caractère illusoire de toute radiothérapie complémentaire.

Mes visites alternent avec celles du généraliste local, mais Mr J. semble négliger ses conseils : le transfert fonctionne massivement sur moi.

A chacune de mes visites, Mr J. pleure dès qu'il parle de lui ou de sa famille.

Mr J. – Je revois toute ma vie, c'est terrible.

L'ambivalence avec l'espoir sous-jacent fonctionne toujours, malgré sa lucidité et son cynisme ; sa résignation alterne avec des phrases telles que :

Mr J. – Vous savez, pour avoir les gosses un ou deux ans de plus, cela vaut le coup de « s'emmerder » avec ces traitements.

L'état général s'altère, les douleurs s'aggravent, les doses de morphine grimpent et le discours s'assombrit de plus en plus :

Mr J. – Je me désintéresse de tout, à l'approche de la fin.

Début décembre, l'œdème tumoral le rend pratiquement aphone et de fortes doses de corticoïdes récupèrent à peu près la situation. Sa demande devient alors totalement explicite :

Mr J. – Tout ce que je veux, c'est que vous me fassiez tenir jusqu'à Noël. C'est possible n'est-ce pas ? Car je dois offrir un ordinateur à mon petit-fils.

JMG. – Je vous promets de faire tout ce que je peux.

(Le propre fils de Mr J. était, par ailleurs et également, en pleine récidive d'une tumeur ORL ; revoir ses deux petits-enfants revêtait encore plus d'importance.)

Son agressivité s'exacerbait :

Mr J. – Je sais bien que je vais crever mais, quand même, ça me rend dingue d'imaginer tous ces salauds qui m'ont loupé, il y a deux ans ; ils vont mourir gros et gras, sans souffrir.

Tout au long de ces soins, le généraliste local ne m'appela pas une seule fois et ne répondit à aucune de mes lettres d'information. Un soir, trois semaines avant Noël, il m'appela, bouleversé :

Dr X. – Mr J. est en train d'étouffer, c'est horrible, il faut faire quelque chose. Vous qui connaissez cela, comment peut-on l'endormir pour de bon ? On ne va tout de même pas prolonger cette situation !

JMG. – Je sais que ce n'est pas facile, mais il y a encore des moyens de le soulager rapidement, si cela marche. Vous pouvez le tuer si vous voulez, moi je ne veux pas. *D'abord, vous l'a-t-il demandé ? Où en est sa communication avec sa famille ?* Et qu'y a-t-il dans ses yeux ?

Ce médecin était complètement bouleversé par le spectacle : il se débattait comme il le pouvait avec une angoisse bien compréhensible. Il était sur place, auprès du patient. Je lui PROPOSAI – en le laissant libre – d'injecter, à bref intervalle, 2 fois 120 mg de SOLUMÉDROL *, de parler avec la famille, de leur poser la question, de prendre le temps d'en parler avec eux avant de pratiquer des injections léthales...

Le lendemain, la fille de Mr J. m'appelait pour me dire que Mr J. prenait son petit-déjeuner, debout... ! et qu'il voulait me voir.

Je passai le soir ; Mr J. était toujours aussi lucide.

Mr J. – Alors, Docteur, comment ça va ?

Je souris.

JMG. – C'est à moi de vous poser la question, après votre ennui d'hier soir !

Mr J. – Le Solumédrol * 120, c'est bon !

Pendant huit jours – sous potion antalgique (160 mg/jour) et 240 mg de Solumédrol *, Mr J. se leva peu mais parla régulièrement avec sa famille.

Il mourut en dormant, dix jours avant Noël.

Conclusion du cas de Mr J.

Quelques faits saillants :

– La lucidité exceptionnelle de ce patient permit un échange d'une intensité épuisante. Sous la pression de ce qu'il faisait partager et de l'angoisse de mort qu'il ne dissimulait pas, je sortais « vidé » de chez lui. (Devant une telle demande et un tel besoin de parler, que feraient les partisans du mensonge ?)

– Le transfert – comme d'habitude – a fonctionné sur le médecin « supposé savoir » et non sur le médecin habituel.

– La collaboration entre les deux praticiens intervenants resta très parcellaire... puisque le médecin traitant ne m'appela que lorsqu'il eut besoin de « la permission » d'euthanasier ce patient ! A elle seule, l'intensité dramatique de la situation expliquait son angoisse et révélait alors son besoin d'être « couvert », afin d'interrompre une situation que *lui-même* ne supportait pas. Depuis que ses douleurs étaient calmées, Mr J. n'avait *pourtant jamais* demandé à être supprimé. Pendant les derniers jours, au plus fort de sa détresse morale, ce patient n'avait jamais exprimé ce désir. En fait, ni le patient ni la famille ne demandaient l'euthanasie ; celle-ci venait du médecin.

Respecter jusqu'au bout le formidable désir de vie de ce patient, ainsi que sa communication familiale, m'a semblé l'attitude la plus logique.

5. CAS DE MME J.

Une femme de 56 ans vint consulter « parce que j'ai mal au dos et pour mon pansement du sein ».

En fait, c'était une tumeur du sein évoluant depuis trois ans ; elle n'avait jamais été réellement traitée (« J'ai arrêté la chimiothérapie à la quatrième séance et j'ai refusé l'opération et les rayons »). La tumeur était devenue une monstrueuse ulcération thoracique de quatorze centimètres sur huit en avant avec une extension postérieure de six centimètres.

L'examen de cette femme (qui suait littéralement d'angoisse) montrait, outre l'ulcération mammaire, une extension tumorale en masse de la région axillaire et de très probables métastases osseuses vertébrales.

Mme J. me demanda « si c'était un cancer ».

Il était impossible de se dérober à une question ainsi posée, dans un contexte aussi préoccupant et compte tenu de sa démarche, ce jour-là. Son psychisme était à l'évidence fragile ; sa spectaculaire ambivalence face à la thérapeutique (deux ans avec une ulcération thoracique grandissante...) traduisait un grand risque de voir disparaître la patiente des consultations, si le dialogue n'était pas efficace.

JMG. – Oui, c'est un cancer.

Mme J. – ENFIN, QUELQU'UN QUI A LE COURAGE DE ME LE DIRE. Si vous saviez comment j'ai été traitée... Jamais on ne m'a donné une réponse franche comme vous. Mais... est-ce que j'ai des métastases ?

JMG. – Oui, sûrement.

Mme J. – (Elle se met à crier, à pleurer... et à injurier la vie, les médecins précédents, elle-même... avec l'expression immédiate d'une volonté apparaissant farouche) :

« Enfin je sais contre quoi je vais me battre, enfin on me dit ce que j'ai. »

(Le doute subsistera toujours : on ne saura jamais si, EFFECTIVEMENT, personne n'avait jamais répondu à sa question fondamentale ; elle peut avoir « oublié » ou « scotomisé » la réponse. Mais le silence des médecins antérieurs est possible surtout devant un tel psychisme.)

Au cours de ce premier entretien, qui dura une heure, tout y passa ; oui, elle avait des métastases ; oui, son pronostic n'était pas bon ; oui, il lui faudrait se battre avec courage.

Elle était venue à ma consultation à 14 h, un vendredi. Je ne lui donnai AUCUNE prescription, hormis un antalgique banal et je lui proposai :

JMG. – J'ai absolument besoin de votre participation si vous voulez vous soigner. Vous refusez la chirurgie, vous refusez les rayons ; il faut que vous réfléchissiez jusqu'à lundi. Si vous voulez vous battre avec moi et les médecins de mon équipe, je vous affirme que l'on pourra vous soulager très rapidement ; nous ne pourrons peut-être pas vous guérir, car votre maladie est très évoluée, mais nous allons nous occuper de vous.

Lundi matin, Mme J. était là.

Mme J. – JE VEUX ME SOIGNER. Donnez-moi ce qu'il faut.

Elle refusa l'hospitalisation – qui n'était pas indispensable d'ailleurs – mais accepta de commencer éventuellement une radiothérapie en ville, après avis de l'équipe. (Il faut noter qu'elle ignorait complètement ce qu'était une radiothérapie. Elle pensait « que cela faisait mal et brûlait ».)

Un bilan non invasif fut effectué et la radiothérapie commença sous Nolvadex *.

Je contactai et rencontrai une infirmière à laquelle j'expliquai le contexte psychologique, le pronostic et l'importance des pansements à effectuer. Par la suite, cette infirmière remarquable me prévint régulièrement des événements marquants.

Cinq mois après, à la fin de la radiothérapie – rendue particulièrement délicate par l'importance des ulcérations – Mme J. me rapporta que le radiothérapeute lui avait dit « que j'avais une robuste constitution ».

Mme J. – Pourquoi m'a-t-il dit cela ?

JMG. – Parce que vous seriez déjà morte sinon.

Mme J. – Ah, bon ! C'était si grave que cela ? Je ne me rendais pas compte !

JMG. – Pourtant, je vous l'avais dit ici, lors de la première consultation.

Mme J. – Oui, mais j'étais dans un tel état que je ne sais plus ce qu'il s'est passé...

Sept jours sur sept, ***onze mois de pansements quotidiens*** furent nécessaires pour fermer l'ulcération thoracique antérieure. La kinésithérapie du bras aida à améliorer l'état local.

Un an après le début de cette prise en charge, Mme J. put même retravailler en intérim, pendant six semaines ; la mobilité du bras l'autorisait à nouveau.

Mme J. : « C'est formidable de travailler avec des gens qui ne savent pas que vous êtes malade, vous redevenez comme tout le monde. »

Elle reparle librement de sa « tumeur » et, peu à peu, scotomise le caractère dangereux de la situation.

Conclusion du cas de Mme J.

On peut – en partie – interpréter ce cheminement comme une volonté d'adhérer librement à un combat, combat que Mme J. avait refusé pendant deux ans. Il était devenu « psychologiquement vivable » dès lors qu'elle le voulait et que la présentation correspondait à son psychisme.

Dans ce cas précis et pour expliquer ce transfert ainsi que cet engagement massif, il est probable qu'une impalpable « communication » – comment appeler cela... ? ! – s'est instaurée entre nous deux. Je n'ai pas d'argument objectif pour en rendre compte ; je n'ai (consciemment en tout cas) pas eu d'attitude différente ; pourtant la relation s'est d'emblée instaurée avec une intensité exceptionnelle.

Cette ***relation basée sur une vérité vraie***, avec une confiance explicite dans le discours, facilitera sûrement la prise en charge de l'évolution future de sa maladie. Même si la patiente ne reparle plus jamais franchement de sa maladie, ***nous savons quand même tous les deux que nous savons***.

6. CAS DE MR C.

Un patient de 57 ans disparut des consultations lorsqu'il sentit une tuméfaction sous-maxillaire... après avoir fumé 140 paquets-années [2] dans sa vie. Je voyais régulièrement son épouse pour la surveillance d'une hypertension ; ***18 mois après***, elle me prévint que son mari avait une tumeur grandissante dans le cou... mais qu'il refusait avec acharnement toute consultation à ce sujet car, disait-il, « ils vont me mettre à l'hôpital et m'opérer ».

Mme C. – Que peut-on faire s'il ne veut pas consulter ?

JMG. – Rien.

Sur la demande de sa femme, je lui écrivis un petit mot, le suppliant de venir me voir pour me parler au moins de sa masse et voir ce qu'il en était.

Le patient attendit encore six mois et consulta enfin un

2. Unité de mesure de consommation de tabac : 1 paquet de cigarettes par jour pendant 1 an = 1 paquet-année.

autre praticien... dont il savait pertinemment qu'il pouvait « en faire ce qu'il voulait ». Devant cette tumeur monstrueuse, aussi grosse qu'un petit melon et saillant dans le cou, le médecin prescrivit des antibiotiques, une radio de l'estomac, une radio du cavum, un panoramique dentaire puis encore des antibiotiques... mais pas d'hospitalisation ni de consultation ORL.

Les douleurs devenant atroces, l'alimentation impossible et après avoir perdu 14 kilos, Mr C. accepta enfin de consulter dans un centre anticancéreux où il fut hospitalisé immédiatement.

Il ressortit quinze jours après, trachéotomisé, ayant fait une complication au cours de la fibroscopie.

ET CETTE FOIS-CI SEULEMENT, il accepta que sa femme m'appelle... d'autant plus que le praticien précédent n'avait pas de carnet à souches ; il ne pouvait donc renouveler la potion morphinique débutée après la trachéotomie.

A la première visite, Mr C. n'osait quasiment pas me regarder, très mal à l'aise.

> J'étais moi-même assez tendu, profondément choqué par l'attitude si résolument suicidaire de ce patient qui, contre tout bon sens élémentaire, avait attendu deux ans pour accepter des soins évidents...

Son épouse, présente, courageuse, très prévenante, m'avait averti que le diagnostic n'avait jamais été prononcé et que Mr C. n'avait posé aucune question. Au cours de la consultation, je parlai donc de masse pour désigner sa maladie ; le patient ne posa aucune question. Dès cette visite, l'état clinique apparaissait catastrophique : patient massivement amaigri, énorme tumeur en voie d'abcédation et occupant toute la région cervicale droite avec trismus [3]... Aucune vocalisation n'était possible et il s'exprimait par l'intermédiaire d'une ardoise effaçable. Huit jours après, la tumeur se vidait partiellement, à ciel ouvert, de son contenu nécrosé.

Lors d'une des premières visites, il m'écrivit : « C'est long, ces rayons, quand est-ce que je serai soulagé ? » Je ne pus retenir une remarque tout à fait inadmissible, mais qui sortit quand même ce jour-là :

3. Blocage des mâchoires.

JMG. – Si vous aviez accepté de vous soigner plus tôt, vous n'en seriez pas là.

La surveillance clinique était relativement simple à faire sur le plan médical, la thérapeutique étant réduite à une irradiation palliative et à la potion morphinique. A ma sixième visite, environ trois semaines après son retour de l'hôpital, je trouvai sur son ardoise :

Mr C. – Est-ce que je suis condamné à mort ?

JMG. – Votre mort est plus proche que si vous n'aviez pas cette maladie, mais personne ne peut dire quand vous aurez des complications.

Mr C. – ... (silence) puis il écrivit : Est-ce que mon cou va aller mieux ?

JMG. – Nous allons tout tenter pour l'améliorer, mais nous ne pouvons pas tout éliminer.

Mr C. – Vivre comme cela, non !

Ce fut une des rares conversations de fond pendant les cinq mois que durèrent ces soins. Dès le premier mois, l'œdème cervical constrictif déclencha des dyspnées laryngées paroxystiques très impressionnantes. Le patient était littéralement paniqué et pensait mourir. Tous les jours, des doses de corticoïdes de 200 à 300 mg furent nécessaires pour contrôler cette sémiologie.

Sept semaines après le retour à domicile, une amélioration transitoire lui fit écrire : « Je sais maintenant que je vais m'en sortir. » Je manifestai mon contentement de le voir plus dynamique, lui faisant remarquer que sa combativité était indispensable pour lui et pour l'équipe d'HAD. Les rapports avec l'équipe d'HAD furent parfois un peu houleux, mais l'entente était suffisante pour un travail en commun.

A neuf semaines, zona profus thoracique, peu douloureux : épisode neurologique mal étiqueté et mis sur le compte des corticoïdes. Mr C. ne mangeait plus, se renfermait sur lui-même, restait prostré toute la journée dans son fauteuil. Les douleurs furent calmées avec 100 mg de morphine par jour.

Au cours du quatrième mois, les infections et les dyspnées se rapprochèrent, la sclérose radiothérapique bloqua complètement en hyperflexion le cou du patient et le menton finit par s'ulcérer, d'autant plus que la canule de trachéotomie fut expulsée violemment et à plusieurs reprises.

Un jour où j'étais absent, le patient fut transporté en

catastrophe à l'hôpital pour une hémorragie qui récidiva quelques jours après et le fit mourir. Les conditions étaient tellement extrêmes que le maintien à domicile était vraiment très dur pour son épouse.

Quelques jours après ce décès, Mme C. m'appela, en pleurs, pour me raconter les deux derniers jours de la vie de son époux.

Conclusion du cas de Mr C.

Parmi les nombreux commentaires possibles sur cet accompagnement intense, un point précis concernant mon attitude sera souligné :

Le refus thérapeutique insensé de ce patient me fut très pénible à supporter et je ne parvins pas à éviter cette remarque agressive et bien inutile quant au retard de traitement. Tout se passait comme si je me sentais personnellement attaqué par cette attitude quasiment suicidaire. Je n'étais pas parvenu à suffisamment de recul et de contrôle dans cette relation.

7. CAS DE MLLE V.

Ce cas nous a été présenté en Groupe d'analyse par le Dr M.-S. Richard, pneumologue. Avec son autorisation, nous transcrivons son texte, en respectant les accentuations [4].

Depuis août 86, Mlle V., 18 ans, est atteinte d'un sarcome épidural ayant entraîné une paraplégie par compression médullaire. Chirurgie de décompression, radiothérapie, chimiothérapie pendant 8 mois... Rechute 14 mois après : la situation est tellement mauvaise que la phase palliative pure est décidée en octobre 87.

Arrivée à la maison médicale X., le 7 décembre.

Dyspnée aiguë. Ponction pleurale difficile car caillots et liquide hémorragique. Anémie sévère.

4. « J'ai mis certains termes de V. en majuscules, car elle les disait avec une telle force que "je les entends encore" » (Dr M.-S. RICHARD). Ce cas clinique a été publié dans la revue *JALMALV*.

> Souffrance de ne plus pouvoir rien faire ; le moindre mouvement entraîne la dyspnée. ***Elle veut aller mieux.***

Décision d'un transfert au CHU, en pneumologie, après rencontre avec le médecin qui l'avait suivie jusque-là. Accord pour une symphyse pleurale, mais pas de reprise de chimiothérapie. Tout a été tenté. Avec la malade et sa famille, accord pour l'arrêt de la chimiothérapie.

9 décembre. Transfert au CHU. Drain pleural, cathéther sous-clavier pour remplissage.

Très grande fatigue, mais dyspnée bien améliorée par le drainage pleural, les transfusions et l'oxygène.

10 décembre. Hémicranie droite pénible : problème dentaire ; antalgiques non morphiniques.

11 décembre. Fatiguée, Mlle V. pense perdre tout son sang par le drain ; l'hémicranie est un peu calmée.

> Très entourée par sa famille et ses cousines... demande de plus en plus d'***explications sur sa faiblesse.***

13 décembre. Le drain pleural donne beaucoup. La possibilité d'une symphyse pleurale devient aléatoire. Problème majeur : douleur dentaire et faciale, puis apparition d'une douleur au niveau de l'omoplate. Le stomatologue nous demande de la voir dans le service, afin d'ouvrir une dent qui semble cariée : on clampe le drain, V. va très mal. Elle revient dans le service, extrêmement fatiguée, mais soulagée de sa douleur.

> On m'appelle auprès d'elle.
>
> ***Le soir :*** elle me supplie d'enlever le drain... il est la cause de sa perte de sang, de son extrême fatigue et il semble lui faire mal.
>
> Je lui explique que l'enlever va engendrer une très grande gêne respiratoire, comme le premier jour ; je lui propose des calmants. Après grande discussion, elle accepte.
>
> Elle calcule ses entrées – perfusions – et ses sorties – urines + liquide pleural. Elle s'inquiète de ne pas uriner ; les poches à urines ne conviennent pas. On en cherche d'autres.

Problème de transit ; abdomen ballonné. Évacuation des selles au doigt : elle m'explique comment faire. Je le fais avec deux personnes qui lui appuient sur le ventre... et la changent plusieurs fois : l'opération dure une heure. Pendant l'évacuation des selles, elle me parle de son île natale... nous dit combien elle est croyante, ainsi que toute sa famille.
Elle est assoiffée : 2 litres d'eau en une heure.
Elle ***refuse de fermer les yeux***, craint l'obscurité, désire que le plafonnier reste allumé.
Je lui propose que ses parents restent avec elle. Elle pense que, pour les petits, ils devraient rentrer à la maison. Je lui demande à nouveau si elle veut que l'un des deux reste... Elle parle dans sa langue maternelle et demande finalement aux deux de rester.
Toujours très fatiguée, elle ne peut plus beaucoup parler et ***craint d'être muette***. Je m'éloigne de son lit pour lui montrer que je l'entends, même si elle ne peut pas parler fort.
J'obtiens qu'elle garde le drain jusqu'au lendemain matin et qu'elle prenne un somnifère. En partant, je lui demande si elle aime les icônes.
V. – J'en ai plein dans ma chambre.
Je lui propose une carte postale représentant une icône. Elle accepte ; je lui dis que je suis aussi croyante et que je prie pour elle.

15 décembre. J'arrive tôt dans le service.
Elle n'en peut plus, a dormi finalement une heure, ne supportant pas de fermer les yeux. Elle me demande de faire ***un scanner de l'épaule droite et du cou***, tant elle a mal : elle craint que SON CANCER MONTE VERS LE COU. Je lui explique que la première chose à faire est de mieux la calmer, la deuxième de déplacer le drain, la troisième de faire la demande de scanner... mais le réaliser aujourd'hui serait une folie, car elle ne supporterait ni le transfert ni l'examen.

Je convoque les infirmières qui s'occupent d'elle, ainsi que l'interne et ma collègue assistante qui m'a prêté un de ses lits pour V., car je n'ai plus de place dans ma salle.

Je pose la question : Faut-il enlever le drain qui la gêne ?

Le projet de symphyse est impossible. Décision prise ensemble :

– laisser le drain, tout en le déplaçant,
– ne pas compenser les pertes par des transfusions,
– Plasmion seulement, sans vouloir plus de 9 de TA,
– enlever le cathéther demain (risque d'infection).

Je déplace le drain et dois en replacer un autre, car il est bouché ; je passe par le même orifice.

V. me dit, ainsi qu'à l'infirmière :

« Comme vous êtes tous sympas ; je n'ai jamais vu cela ailleurs. Tout le monde s'occupe de moi. »

Elle craint aussi qu'on ***la considère comme un bébé***. Elle veut voir les dimensions de l'orifice, pour apprécier la grandeur de la cicatrice ultérieure.

Elle se regarde souvent dans la glace et me réclame ses chaussures qu'elle avait achetées le dernier jour où elle marchait encore.

Elle se calme et commence à dormir.

Elle prie seule, avec l'icône offerte, ou en famille.

L'après-midi, elle continue à récupérer. Elle ouvre les yeux pour savoir qui est auprès d'elle et semble heureuse de me voir ; elle me demande :

V. – Ma vie n'est pas en danger ?

Dr R. – Ton problème pulmonaire est grave, tu n'es pas en danger actuellement.

V. – Alors, je peux dormir ?

Dr R. – Oui.

Je lui demande si elle a peur.

V. – Je ne suis pas un bébé pour avoir peur.

L'aumônier passe la voir.

CE SOIR-LA, RÉUNION DU GROUPE D'ANALYSE.

Le groupe me permet d'exposer le cas de V. et donc de prendre déjà une certaine *distance* bénéfique. Je suis angoissée et désarmée. Je n'ai pas l'habitude de soigner des malades aussi jeunes.

L'approche analytique du groupe m'éclaire beaucoup sur la structure de type « hystérique » [5] de V., sur son mode

5. Sans que ce terme ait une connotation psychiatrique péjorative.

de fonctionnement. Avec tout le groupe, nous parvenons à percevoir et à nommer le désir de V.

Certains membres m'interrogent sur mes réactions face à ce désir et me demandent : « Pourquoi n'as-tu pas été plus loin quand V. t'a dit : “Ma vie est en danger ?” »

Je prends conscience que j'ai *peur de dire la vérité* à V. ; or c'est ce qu'elle veut et voudra encore...

Au sortir de la réunion, je me sens encouragée, apaisée, plus forte et décidée à m'engager davantage dans la relation... à répondre à toutes les questions de V., quoi qu'il arrive.

Cette « force » du groupe me permet aussi d'affronter les positions différentes de certains collègues et les questions des internes, des externes, de la famille... Je peux m'en *tenir* à la décision prise d'un *traitement uniquement palliatif* et refuser toute autre intervention.

En rentrant de la réunion, je téléphone dans le service pour savoir si elle dort toujours autant : elle dort mais se réveille et parle bien.

Elle dit que ce n'est pas la peine que je vienne.

Je m'en serais voulu de ne pas avoir donné de réponse à sa question « Ma vie est-elle en danger ? » si son état s'était aggravé.

16 décembre. V. dort beaucoup. Toutes ses douleurs sont calmées. Je diminue le traitement : passage au Moscontin 40, Laroxyl 15 gouttes, Solumedrol 40, Tranxène 20. On enlève le cathéter et les poches à urines. Elle débouche elle-même sa sonde quand elle en a besoin et comptabilise toujours sa diurèse. Elle réclame le kiné et une meilleure position pour ses pieds « qui vont se déformer et ça fera trois mois de rééducation en plus ».

Le drain pleural est bouché ; ma collègue, qui veut faire quelque chose pour elle, lui en remet un autre par un autre orifice.

J'interroge son père. J'apprends que V. est arrivée à 7 ans en France, qu'en deux mois elle savait le français et qu'elle a aidé à l'intégration de toute sa famille, servant d'interprète.

Elle travaillait bien en classe, surtout en mathématiques... prenait peu de loisirs. Il me dit aussi qu'hier elle a prié toute la journée, seule ou avec eux, pour ***guérir***...

Je communique à l'équipe soignante de V. ce que j'ai compris au groupe. Les infirmières entrent vraiment dans « ma » perspective.

17 décembre. Elle est bien reposée, beaucoup plus tonique.

Le drain est à nouveau bouché et je tente un dernier drainage avec un drain plus gros.

Elle réclame une potence pour se remuer elle-même.

Pendant que je remets le drain, V. m'explique que sa mère la prend pour un bébé, depuis qu'elle est paralysée.

Je lui demande : « Que penses-tu de notre attitude ? »

V. – J'ai l'impression que vous aussi, vous me prenez pour un bébé.

On s'explique... elle aime bien les petits mots doux employés par les uns et les autres. Elle parle de son médecin qui l'appelait « mon petit canard ». L'infirmière l'appelle « ma biquette » ; V. s'en amuse.

Mais derrière cela, que se cache-t-il ?

Je lui demande si nous lui donnons toutes les explications qu'elle désire.

V. – Quand on m'EXPLIQUE, je n'ai pas l'impression d'être un bébé.

La famille espère à nouveau.

L'aumônier passe la voir, pour la deuxième fois ; elle demande la communion.

18 décembre. Le drain ne donne plus ; elle saigne par les deux orifices.

La radio est toujours aussi mauvaise, sa numération doit être très basse. Toujours grande fatigue.

Elle me demande d'enlever le drain... J'avais prévu, avec ma collègue, de mettre du talc ; nous y renonçons. Je prends la décision ***d'enlever le drain***, après en avoir discuté avec l'infirmière seulement, l'interne et ma collègue n'étant pas là.

V. en est très heureuse. Elle s'inquiète de ses saignements importants et de son extrême faiblesse.

Je lui explique que le liquide hémorragique qui sort de l'orifice l'empêche d'être trop dyspnéique et que ça s'arrêtera progressivement.

A midi, je repasse la voir.

V. – Pourquoi suis-je si fatiguée ?

Je décide de répondre à sa question.

Dr R. – Tu ne veux pas être un bébé. V., tu m'as dit que tu voulais savoir ; l'autre jour, ta vie ne me semblait pas immédiatement en danger ; aujourd'hui, elle l'est un peu. C'est une phase difficile, je suis inquiète.
V. – Je peux mourir cette nuit ?
Dr R. – Oui, V., peut-être.
V. – Mais je peux aussi vivre des années ?
Dr R. – Oui, tout est possible si tu passes ce cap difficile.
V. – Mais c'est grave ?
Dr R. – Oui. Tu sais que tu as un cancer !
V. – Oui. Je l'ai appris il y a onze mois car une aide-soignante m'a dit : « Tu as un cancer généralisé. » Je croyais que je pouvais guérir et qu'il fallait de la rééducation.
Elle laisse couler quelques larmes, me demande si ses parents sont prévenus.
Dr R. – Oui.
Sa mère est là, en retrait, elle ne comprend pas ce que nous disons.
Dr R. – Veux-tu que nous parlions tous ensemble ?
V. – Non je leur dirai moi-même... Et les infirmières le savent-elles ?
Dr R. – Oui, elles savent que c'est grave... tu peux en parler avec elles. Peut-être ai-je tort de te dire cela, mais n'est-ce pas ce que tu voulais savoir ?
V. – MERCI, JE VEUX SAVOIR LA VÉRITÉ.
JE PEUX MOURIR ET JE PEUX VIVRE ?
Dr D. – Oui... mais comme c'est difficile en ce moment, il faut que tu puisses dire, si tu le veux, ce que tu as envie de dire à ta famille, à tes amis.
V. – Merci, EMBRASSEZ-MOI... revenez me voir... ma vie est en danger. JE VAIS MOURIR CETTE NUIT. Elle ferme les yeux, je dis deux mots à sa mère.

Je reviens, c'est l'heure du repas.

V. – Je ne veux que les yaourts et les fruits. Le yaourt est donné par sa mère, mais celle-ci « craque » et ne peut continuer...
Dr R. – Veux-tu que je t'aide à manger ?
V. – A QUOI CELA SERT-IL ? Je préfère dormir un peu.
Je lui propose de se battre encore, car elle est forte.

Je m'en vais, expliquant par écrit à l'interne et à ma collègue le contenu de nos échanges et leur demandant d'accéder à ses désirs.

Je demande à l'infirmière d'aller la voir. Elle y va un peu après, et V. lui dit :

> V. – LUNDI, quand vous serez de nouveau dans le service, JE SERAI PEUT-ÊTRE MORTE.

Le début de l'après-midi est difficile. On m'appelle ; je vois les parents : ils supportent mal que V. sache la vérité. Ils pensaient qu'elle ne connaissait pas sa maladie.

Ma collègue me téléphone, elle semble être interdite par mon attitude... mais me dit : « Tu as sûrement raison. »

V. me demande ; je vais auprès d'elle. Elle demande à sa famille de sortir, sauf son père et sa mère. Elle me dit, devant eux :

> V. – ILS NE VEULENT PAS CROIRE que ma vie est en danger et QUE JE PEUX MOURIR CETTE NUIT ; DITES-LE-LEUR DEVANT MOI.
>
> Je reprends les mêmes termes que le matin, laissant encore un espoir d'amélioration.
>
> V. – COMBIEN DE TEMPS IL FAUT POUR MOURIR ?
>
> Dr R. – Je ne sais pas.
>
> Son père lui dit : « C'est entre les mains de Dieu, personne ne sait. »
>
> Elle soupire, fait un geste de résignation.
>
> Elle me dit :
>
> V. – C'EST BIEN, VOUS POUVEZ PARTIR.
>
> Elle demande à sa mère un shampooing Mixa Bébé * ; nous rions quand j'enlève l'étiquette « Bébé ».
>
> Elle dit vouloir voir l'infirmière. Celle-ci revient, avant de quitter le service.
>
> V. Cela va mieux.
>
> Puis elle s'adresse à moi :
>
> V. – J'ai mal, donnez-moi un calmant... Tout à l'heure, mes frères et sœurs vont venir, je veux dire au revoir à toute ma famille. Je leur ai demandé de venir, il faut que je me repose avant.

Dans la soirée, l'aumônier passe. Les parents de V. lui demandent de ne pas entrer dans la chambre... car V. est fatiguée.

22 h 15. V. demande à l'infirmière de m'appeler.

J'arrive au même moment.

Je vois une quinzaine de personnes auprès de V.... et autant sur le palier.

V. me demande de m'approcher d'elle.

Je lui demande :

Dr R. – Pourquoi m'as-tu appelée ? As-tu mal ? Comment te sens-tu ?

V. – Oui, j'ai mal à la tête, vous allez me donner un calmant, comme l'autre jour.

Elle parlait d'une ampoule de Palfium * buvable.

V. – Mais ce n'est pas pour ça que je vous ai fait venir. C'EST BIENTÔT FINI.

Dr R. – Tu veux que je reste auprès de toi ?

V. – Oui.

Elle souffre.

Elle est très encombrée.

Je prescris un Scopos * contre son encombrement ; V. a très chaud, soif, demande qu'on ouvre la fenêtre... Elle est en position demi-assise... Elle se calme peu à peu et sa mère lui tient la main. Elle se réveille par moments, regarde autour d'elle.

V. – Vous êtes là... et repose sa tête sur l'oreiller.

A certains moments, elle soupire, parle dans sa langue natale... à d'autres que nous... ***elle sourit, rêve*** ?

La famille est étonnée de la voir sourire, ne comprend pas bien ce qui se passe.

Sa mère pleure... son père, lui, murmure sans cesse son prénom. L'une de ses sœurs la réveille, lui demandant si elle les reconnaît encore. V. paraît sortir d'un rêve.

V. – Oui, je vous reconnais.

Et elle prononce chacun de nos noms.

V. – Je ne sais pas ce qui m'arrive... ni où je suis...

Elle regarde souvent vers moi. Je garde la main posée sur elle et lui parle à l'oreille. Elle est très paisible.

Brutalement, elle se redresse sur son lit, se débat, réclame de l'eau, du froid, s'affole quelques minutes.

Je lui demande ce qu'elle voit, ce qui se passe.

V. – TOUT EST NOIR, il n'y a plus de lumière.

La famille s'affole. Je demande aux uns et autres de sortir... et d'entrer les uns après les autres. Il y a 25 personnes dans la chambre.

V. s'agite... Je prescris un Tranxène * 50. Elle a de nouveau mal à la tête, réclame un Palfium buvable et me dit :

V. – C'est efficace, mais c'est dégueulasse.

Dr R. – Tu le veux en injectable ?

V. – Non, je le préfère en ampoule.

Je dois sortir pour téléphoner ; je préviens V. qui me répond « Je vous attends. » La surveillante reste auprès d'elle.

A mon retour dans la chambre, je vois que tout le monde pleure... Elle ouvre les yeux, me regarde. Je souris, alors elle s'écrie :

V. – ENFIN, J'AI TROUVÉ UN SOURIRE !

0 h 30.

Je lui explique que c'est difficile pour sa famille de sourire, et que s'ils pleurent tous, c'est qu'ils l'aiment beaucoup.

V. – J'en ai assez des pleurs.

Je lui demande si elle veut moins de monde dans la chambre.

V. – Je veux TOUTE ma famille.

Elle s'apaise, s'endort... tous la croient morte.

Pauses respiratoires. Je retire l'oxygène... puis elle se réveille, se redresse, sourit à nouveau, ferme les yeux... sourit... parle... Elle parle à ses parents, dans sa langue maternelle.

Elle souffre à nouveau de très violentes douleurs, veut un calmant.

Je prescris deux ampoules de morphine sous-cutanée.

Elle parle à sa famille, ses sœurs lui donnent à boire, elle s'apaise.

Je lui dis que nous l'aimons beaucoup et que je ne l'oublierai pas.

V. – Moi non plus, je ne vous oublierai pas.

Dr R. – J'ai essayé de t'aider V., ces jours-ci ; maintenant c'est toi qui vas m'aider.

V. – Oui, vous pouvez y compter. Elle sourit.

Elle demande de la mettre « plate », de tirer sur ses jambes, elle veut être allongée à plat. Elle nous fait enlever tous les oreillers.

Je lui demande si elle veut de l'oxygène.

V. – Donnez-moi de l'oxygène pour le peu de temps qu'il me reste.

Elle s'apaise et devient peu à peu inconsciente... plus de paroles... encore un regard vers ses parents et vers moi.

Peu à peu, les pauses respiratoires s'allongent...

Sa mère a un malaise, doit sortir de la chambre ; ma collègue, venue elle aussi, s'occupe de la famille.

Son père et moi continuons à lui parler.

Elle est totalement paisible.

V. meurt 30 mn après, à 1 h 20.

Conclusion du cas de Mlle V.

(Cette courte conclusion reprend une partie des trois heures de travail du groupe d'analyse consacrées à cet accompagnement très intense.)

Grâce au traitement symptomatique de l'épanchement pleural et de la douleur, V. a pu rester et devenir ce qu'elle était. Les dernières heures, le traitement a été un peu « à la demande », mais derrière celle-ci, il y avait chez Mlle V., sans doute le besoin qu'on fasse encore quelque chose pour elle, médicalement.

Mlle V. avait besoin de mener sa phase terminale comme elle avait mené sa vie et sa maladie. Elle a impressionné tous ceux qui se sont occupés d'elle : « Quelle force de caractère étonnante ! » disait-on. Elle cherchait à être le « maître » de la situation, exigeante pour les soins et les explications. Elle contrôlait *tout* et voulait être « maître du maître », dont elle avait cependant besoin (le médecin !). Elle a décidé elle-même du moment de sa mort, le signifiant par son désir d'être « mise à plat », s'enfonçant ensuite dans l'inconscience, achevant sa communication verbale par cette phrase : « Donnez-moi de l'oxygène pour le peu de temps qu'il me reste. »

Pour vivre cela, elle avait besoin d'être entourée affectivement par sa famille et l'équipe soignante. Elle a eu besoin de « quelqu'un » qui l'écoute sans cesse, parvienne, en lui parlant normalement, à répondre sans peur à ses questions, accède à ses désirs – tout en cherchant certains compromis : garder le drain, prendre des calmants –, quelqu'un qui, surtout, sache lui dire : « j'ai besoin de toi » [6].

De ce quelqu'un, elle a fait un membre se sa famille, trouvant place auprès de son père et de sa mère, à son chevet.

Lors de cet accompagnement s'est jouée une double reconnaissance de désir :

– le référent avait besoin d'être reconnu dans son désir d'accompagnement, à la fois par la patiente et à la fois par le groupe d'analyse ;

– la patiente avait besoin d'être reconnue dans son désir de rester maître du jeu jusqu'au bout.

6. A noter aussi, dans le cas de V., le besoin de partager une foi religieuse.

CHAPITRE V

THÉRAPEUTIQUE

1. LE DOCUMENT DU CFES (juin 87)

Ce document, édité sous l'égide du ministère de la Santé par l'intermédiaire du Comité français d'éducation pour la santé, fut adressé à tous les médecins généralistes en juin 1987. Nous reproduisons ici quelques extraits de ce bon document de base qui reste d'actualité.

Les souffrances des patients en phase terminale sont particulièrement difficiles à supporter pour les patients eux-mêmes, et représentent aussi une épreuve pour leur entourage et les soignants. Lorsque ces souffrances sont des douleurs directement liées à des lésions corporelles, la médecine est immédiatement sollicitée et on attend d'elle qu'elle fasse disparaître ces douleurs en supprimant la cause ou en atténuant leurs effets.

Cependant la douleur n'est pas une chose simple. Elle survient dans un contexte souvent difficile et est elle-même à l'origine de réactions complexes.

Notons tout d'abord qu'il n'y a pas d'objectivité de la douleur et qu'on ne peut mettre en évidence aucune proportionnalité entre les causes décelables des douleurs et leur intensité. Là intervient le contexte : les circonstances et la personnalité du malade, sa spécificité physiologique, son entourage et son médecin. Cela conduit à accepter l'idée que l'on ne peut pas espérer supprimer radicalement et définitivement la douleur mais la rendre tolérable. Par contre on peut intervenir sur elle de façon souvent très satisfaisante pour tous et cela est, bien sûr, un devoir pour le médecin.

La mise en avant de la douleur par un patient ou son entourage dépasse généralement le cadre du désordre physique et appelle une réponse qui prenne en compte la douleur dans son contexte et ses conséquences, c'est-à-dire dans sa dimension de souffrance. Pour cela il est important de comprendre que toute douleur s'inscrit dans une relation, que tout en étant une perception désagréable du corps, elle peut être aussi un message vers les autres.

Le message peut être complexe, mais généralement, dans le cas des patients mourants, il est simple et parle de la peur, de l'insécurité, du désespoir ou de la solitude du patient. Tous ces sentiments, liés au caractère dramatique de la situation, sont à la fois la cause et la conséquence du vécu douloureux. C'est dire que leur prise en compte ajoutera beaucoup aux gestes thérapeutiques destinés à calmer la douleur. Parfois même cette prise en compte suffit à soulager les patients sans qu'aucune prescription de médicament ne soit nécessaire.

Dès lors toute prescription de médicaments ne doit plus seulement amener le médecin à s'interroger sur son opportunité technique mais aussi sur sa capacité à répondre aux vrais besoins des patients mourants qui les reçoivent. Les prescriptions qui, bien que justifiées sur le plan technique n'ont pas les effets escomptés ou ont au contraire des effets secondaires qui aggravent la situation, sont généralement celles qui n'ont pas pris en compte les besoins non strictement médicaux des patients. A cet égard elles sont inadéquates et peuvent conduire sans bénéfice à l'escalade thérapeutique. A l'inverse de faibles doses de médicaments, prescrits dans le contexte relationnel adéquat, conduisent à des effets thérapeutiques souvent inespérés.

La mission des soignants étant de mettre en œuvre tous les moyens existants pour soigner et accompagner leurs malades, ce fascicule a pour objet de vous informer sur les possibilités de lutte contre la souffrance globale.

I. L'ACCOMPAGNEMENT

Méthode de traitement de la douleur.

Les attitudes face à celui qui meurt ont considérablement évolué. La mort s'est transformée : médicalisée, elle est l'objet de sentiments contradictoires qui voudraient imposer une alternative entre l'abandon du patient et l'acharnement thérapeutique.

Il existe cependant une voie médiane : l'accompagnement c'est-à-dire la prise en considération globale du malade, de ses pathologies et de ses réactions psychologiques.

Aujourd'hui, 70 % des personnes en France décèdent hors de chez elles, en institution sanitaire ou sociale notamment.

Cependant, l'hospitalisation n'est pas toujours nécessaire : les soins palliatifs, constitués par les moyens de lutte contre la douleur et l'accompagnement psychologique du malade et de son entourage, peuvent être dispensés aussi bien à domicile qu'en institution.

L'accompagnement concerne le malade et son entourage, c'est une action menée en commun par toute une équipe.

Le malade

Information

Les malades ne sont pas inconscients de ce qu'ils vivent mais leur asséner sans ménagement la vérité ne ferait que les plonger brutalement dans le monde de la mort prochaine.

Ils doivent donc être informés progressivement, en fonction

• des différentes phases par lesquelles ils passent :

– découverte d'une anomalie,
– investigations à visée diagnostique,
– thérapeutiques,
– déclin des forces et inefficacité relative du traitement.

• de leur attitude :

– il y a ceux qui acceptent assez rapidement la réalité et s'y « adaptent » ;
– il y a ceux qui oscillent entre la vérité et le refuge dans l'espoir, ce sont les plus nombreux ;
– il y a ceux qui nient jusqu'au bout,
– il y a ceux qui se révoltent.

Il s'agit de les accompagner, sans les devancer mais en les suivant au rythme de leurs interrogations, en y répondant clairement et simplement.

Soins de confort

Souvent, les malades présentent plusieurs symptômes associés, qui se renforcent mutuellement : la douleur peut augmenter la nausée, l'angoisse favoriser la dyspnée, l'insomnie.

Ces données qui ne sont pas simples à démêler, doivent intervenir dans la prise en charge du patient.

En soins palliatifs, la participation de plusieurs intervenants (clinicien, psychiatre, infirmière, aide-soignante, kinésithérapeute, assistante sociale, psychologue), paraît essentielle à l'analyse de la situation. Une démarche collective permet d'élaborer une véritable stratégie thérapeutique.

A domicile, elle peut être plus difficile à réaliser, mais elle doit toujours être envisagée.

Il faut comme pour toute démarche médicale traiter la cause des symptômes quand cela est possible.

Quand cela ne l'est plus, il est nécessaire de garder à l'esprit le respect de la dignité du malade et de ses désirs. Pour cela l'équipe doit être disponible et prête à écouter.

C'est pourquoi il est indispensable que ses membres se soutiennent entre eux. L'idéal est qu'elle puisse bénéficier de réunions régulières entre un psychologue ou un psychiatre formés à la dynamique de groupe et à la psychanalyse.

La famille et l'entourage

La famille participe à l'accompagnement du malade et engage un processus de deuil tôt au cours du déroulement de la maladie.

La famille peut participer à certains moments à la réflexion de l'équipe, quand il s'agit de connaître la cause d'un symptôme ou de préciser son mode d'expression ou encore de proposer des solutions (ex. : où coucher le malade, comment...).

Pour cela elle doit être progressivement formée et informée. Spontanément, de plus, en voyant agir les soignants, elle « apprendra » à parler à son malade et à l'aider dans certains actes (toilette, repas...).

La famille se trouve confrontée, dans le processus de deuil, à des sentiments analogues à ceux du malade : angoisse, déni, colère, acceptation...

De plus, elle joue un rôle de première importance dans la façon dont le malade vivra sa maladie. Elle doit donc être aidée et accompagnée, même après le décès du malade.

Au domicile

L'intervention d'équipes à domicile assurant les soins palliatifs est une solution particulièrement adaptée : le malade restant dans son environnement habituel, les relations sont très personnalisées.

Cette prise en charge suppose une étroite collaboration entre les divers membres de l'équipe soignante (hospitalisation à domicile ou soins infirmiers à domicile) et le médecin traitant.

Cependant, dans ce mode de distribution des soins, le soignant se trouve assez isolé face au mourant : il serait souhaitable que des rencontres entre soignants soient organisées pour permettre à chacun d'exprimer ses réactions.

II. ASPECT MÉDICAL ET TECHNIQUE

A – Les méthodes de traitement des douleurs

Douleur et maladie

Tous les malades qui arrivent à la fin de leur vie ne souffrent pas

Parmi ceux qui souffrent, beaucoup peuvent être soulagés par des traitements simples, en particulier des analgésiques périphériques ; si ceux-ci ne sont pas efficaces, des analgésiques centraux peuvent être indiqués.

Ce chapitre se propose de faire le point sur les principes de leur maniement.

Certaines douleurs ne peuvent cependant être calmées par les traitements qui sont proposés ici. Il est alors nécessaire de faire appel à des médecins travaillant dans les centres et consultations spécialisés.

Nombreuses sont les techniques antalgiques pouvant être utilisées en complément du traitement médicamenteux. On ne peut en rejeter aucune si elles apportent un bien-être au patient.

Il faut savoir également penser à la chirurgie : par exemple chirurgie orthopédique, neurochirurgie (neurolyse, cordotomie, rhizotomie).

La radiothérapie peut être une bonne indication notamment dans les métastases osseuses.

La douleur n'est pas un phénomène isolé :

Elle est le résultat d'une rupture d'équilibre entre les systèmes nerveux excitateurs et inhibiteurs.

La douleur peut être :

– aiguë ou chronique,
– plus ou moins supportable,
– associée directement à divers phénomènes (céphalées, insomnie, troubles psychiques, anorexie, etc.),
– de causes variées (infection, inflammation, pression de la tumeur contre un nerf, fracture pathologique, séquelle de chirurgie, d'irradiation, réponse psychologique à la maladie...).

PRINCIPES THÉRAPEUTIQUES

Avant d'envisager toute forme de traitement, un bilan sérieux doit donc être effectué, et dans la mesure du possible, des traitements étiologiques doivent être proposés.

Il faut chercher à **PRÉVENIR** la douleur plutôt qu'à calmer les symptômes une fois qu'ils se manifestent. Pour y arriver, il faut administrer, **régulièrement** des doses optimales d'un analgésique approprié, **sans attendre que le malade ne le demande.**

Cette attitude, qui atténue la crainte du malade devant la survenue d'une nouvelle crise, permet souvent de diminuer à terme la dose d'analgésique nécessaire.

Il faut traiter le malade en préservant une lucidité suffisante pour qu'il puisse communiquer avec ses proches, et qu'il reste aussi autonome que possible.

Il faut traiter les autres symptômes (nausée, vomissement, incontinence, constipation, diarrhée, faiblesse, insomnie, dyspnée...) et en particulier les facteurs psychologiques susceptibles d'aggraver la douleur :

anxiété, dépression, fatigue.

Il ne faut jamais utiliser de procédés qui risqueraient d'altérer la confiance du malade pour son médecin.

Les analgésiques

Ils se divisent selon leur site d'activité, en :

– **Les analgésiques centraux**
- codéine,
- dextropropoxyphène,
- morphiniques.

[Ce paragraphe de la brochure du CFES n'est pas reproduit ici. Voir page 207]

Les analgésiques périphériques

Cette classe pharmacologique comprend quelques grandes familles chimiques dont les principes actifs ont donné naissance à de très nombreuses spécialités, seuls ou en association. Ce sont essentiellement ;

- les salicylés (acide acétylsalicylique, diflunisal et composés de type bénorilate...),
- les dérivés pyrazolés (noramidopyrine),
- les dérivés du para-aminophénol (phénacétine, paracétamol),
- les dérivés de la quinoléine (glafénine, floctafénine...),
- les dérivés indoliques (clométacine).

On peut y rattacher les anti-inflammatoires non stéroïdiens pour leurs propriétés antalgiques.

Chaque médecin connaît bien et a l'habitude de prescrire un certain nombre de ces médicaments, en fonction du type de douleur qu'il doit traiter.

A ce propos, le ministère chargé de la Santé a publié récemment la fiche de transparence n° 26 consacrée aux médicaments antalgiques.

Le schéma proposé par l'OMS est le suivant :

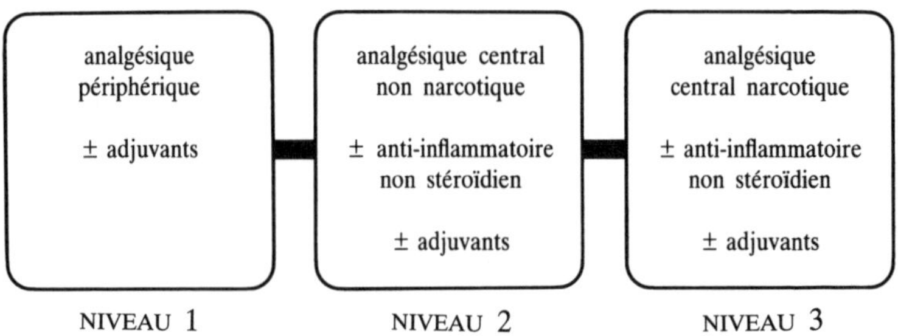

LES MÉDICATIONS ADJUVANTES

Selon les circonstances, d'autres substances peuvent être utilisées pour lutter contre la douleur :

• Tranquillisants ou anxiolytiques.
• Antidépresseurs tricycliques et autres.
• Neuroleptiques.
• Certains anticonvulsivants tels que carbamazépine et phénytoïne (névralgies du trijumeau, séquelles radiques).
• Corticostéroïdes (hypertension intracrânienne, lymphœdème, métastases osseuses, etc.).

B – Traitement des autres symptômes du patient en phase terminale

Les patients en phase terminale peuvent présenter de nombreux symptômes dont l'étiologie n'est pas directement liée à l'affection principale. **Une démarche rigoureuse est donc nécessaire pour en comprendre l'origine.**

L'interrogatoire précis du malade est nécessaire, mais souvent aussi celui de l'équipe et l'entourage.

Les symptômes les plus fréquents sont passés en revue ci-après, les principaux traitements médicamenteux sont rappelés.

Il va sans dire que tout nouveau symptôme doit être replacé dans le contexte général du malade. La réponse à lui apporter se situe autant sur le mode des soins techniques que celui de l'accompagnement.

NAUSÉES – VOMISSEMENTS

C'est le symptôme le plus fréquent après la douleur.

On peut citer, comme causes principales :

• L'hypertension intracrânienne.
• L'irritation gastrique.
• La toux.
• L'obstruction des voies digestives.
• Les effets secondaires du traitement radiothérapique ou médicamenteux.

Dans tous les cas, la douleur et l'anxiété viennent aggraver les nausées et vomissements dont l'étiologie est organique, abaissant un certain seuil de tolérance.

Les médicaments anti-émétiques seront donnés environ une heure avant le repas.

On peut utiliser :

Les neuroleptiques et substances apparentées :

• Les phénothiazines : elles inhibent l'action des médicaments sur la zone gâchette. Elles sont sédatives et ont un effet initial analgésique (ex. : chlorpromazine 10 à 25 mg toutes les 4 heures).

• Les anti-histaminiques : ils diminuent les influx vestibulaires, agissent sur le centre du vomissement, mais sont sédatifs (ex. : cyclizine 50 à 100 mg toutes les 4 heures, dimenhydrinate). Certains sont très proches chimiquement des phénothiazines.

• Les butyrophénones agissent sur la zone gâchette. L'halopéridol est souvent utilisé pour les patients sous cis-platinium ou sous morphine (1 à 2 mg toutes les 8 heures).

• Le dompéridone (Motilium) agit sur la zone gâchette, accélère le péristaltisme des voies digestives hautes, a une action relaxante au niveau du pylore, avec peu d'effets secondaires.

• Les atropiniques agissent sur le centre du vomissement, ils sont souvent utilisés car ils diminuent les sécrétions des glandes exocrines.

En cas d'occlusion intestinale carcinomateuse subtotale, on utilise des anti-émétiques en choisissant le métaclopramide, des laxatifs doux, des antispasmodiques. Pour les colloques abdominales, entre autres moyens palliatifs, de petits repas sans résidus sont proposés à la demande.

En cas d'occlusion totale, on utilise des anti-émétiques, des antalgiques narcotiques, une sonde gastrique si l'obstruction est haute. Le rôle des stéroïdes est discuté.

En cas de vomissements rebelles, on associera plusieurs anti-émétiques de sites d'action différents.

Enfin d'autres mesures ne doivent pas être oubliées : soins de bouche fréquents, en particulier après les vomissements, suppression des odeurs désagréables, petits repas légers et fréquents comportant des aliments sucrés, souvent plus appréciés, régulation du transit intestinal si besoin...

ANOREXIE

La baisse de l'appétit est source d'angoisse pour le malade et sa famille ; il est important d'aborder ce problème assez tôt, alors que le patient a encore un peu d'appétit.

Ce symptôme, très fréquent, a de nombreuses causes souvent associées : le processus pathologique lui-même, l'asthénie, la douleur, la maladie générale, l'anxiété, la dépression, la déshydratation, les nausées, les douleurs buccales, la sécheresse de la bouche, la constipation, l'insuffisance rénale, certains médicaments...

On peut essayer d'agir selon les causes :

• Donner un anti-émétique.
• Discuter avec la famille des problèmes de nutrition.
• Déterminer les préférences en matière de nourriture, y compris fréquence et présentation.
• Laisser de l'eau et des glaçons à portée du malade et proposer un apéritif alcoolisé si le patient le désire.
• Veiller à l'hygiène buccale, en cas de douleur dans la bouche, utiliser la xylocaïne visqueuse avant le repas.

Quelques médicaments peuvent être utilisés :

• anti-dépresseurs, tranquillisants : quand les facteurs émotionnels dominent,
• stéroïdes, qui de plus procurent une sensation de bien-être,
• cyproheptadine (Périactine).

Asthénie

Elle est constante en phase terminale. Là encore, les causes en sont multiples : la maladie chronique, néophasique ou non, le séjour prolongé au lit, la malnutrition, la déshydratation, l'anémie, la fièvre, la dépression, les traitements reçus (chirurgie, radiothérapie, chimiothérapie...).

Il faut encourager le patient à se fixer des buts réalisables à court terme et le stimuler pour qu'il se déplace.

On peut également avoir recours aux stéroïdes et à la transfusion sanguine dans certains cas.

Altérations de la peau

Les escarres doivent être prévenues par une mobilisation et une hygiène adéquates.

Si le malade est incontinent, un étui pénien, une sonde urinaire, ou des changes complets peuvent être indiqués.

Les soins auprès d'un malade grabataire sont souvent très lourds et contraignants pour l'entourage et l'équipe soignante, en particulier s'il est maintenu à domicile.

États confusionnels

Les causes les plus fréquentes en sont les tumeurs cérébrales primaires ou secondaires, les désordres métaboliques (hypercalcémie, déshydratation, hypoglycémie, insuffisance rénale, anoxie, anémie...) la douleur sévère, un état infectieux, certains médicaments (narcotiques, antidépresseurs...) surtout chez une personne âgée.

Il faut assurer un environnement calme, renforcer les éléments de repère dans la réalité : calendrier, montre, objets familiers, lumière dans la chambre, présence d'un compagnon... Il est important de réviser les traitements médicamenteux (nature, doses). En cas d'agitation motrice importante, on peut avoir recours à l'halopéridol ou à la thioridazine.

Insomnie

Ce symptôme doit faire l'objet d'une analyse particulière pour en préciser les causes qui peuvent être d'ordre physique ou liées à l'environnement : température de la chambre, poids des couvertures, algies nocturnes, difficulté à changer de position, peur de l'incontinence, sueurs nocturnes...

D'autres causes sont d'ordre psychologique ou spirituel : problèmes familiaux, angoisse, sentiment de culpabilité, questionnement sur le sens de la vie, peur de l'agonie. Certains malades ont peur de s'endormir par peur de ne pas se réveiller...

Les traitements de l'insomnie seront donc multiples :

- Respect des rites du coucher et literie correcte.
- Médicaments sédatifs : benzodiazépines à durée d'action courte, antidépresseurs tricycliques, phénothiazines...
- Attention portée aux besoins spirituels et affectifs.

Anxiété

C'est un facteur clef, qui aggrave les autres symptômes et qui doit toujours être pris en compte.

On peut soulager l'anxiété en utilisant des tranquillisants ou des phénothiazines.

L'établissement ou la préservation de relation d'empathie dans un climat de confiance et la sérénité représente cependant la meilleure thérapeutique de l'anxiété. D'autres procédés psychothérapeutiques peuvent être proposés (entretiens, relaxation, etc.).

2. COMMENT PRESCRIRE LES MORPHINIQUES À DOMICILE ?

Les réflexions générales sur la douleur (document du CFES, voir page 197) sont très importantes à prendre en compte, et ne sont pas répétées ici.

Nous envisagerons successivement :

1. Règles de base. – 2. Que dire à la famille et au patient ? – 3. Les produits à ne PAS utiliser. – 4. Les 4 formes de morphine orale. – 5. Les morphiniques majeurs « partiels ». – 6. Le stockage à la maison. – 7. L'adaptation des doses. – 8. Prévention des VRAIS effets secondaires. – 9. Les effets secondaires « fantasmatiques ». – 10. La morphine injectable. – 11. – Diminution des doses et sevrage. – 12. La morphine à l'agonie. – 13. La morphine après la mort. – 14. Mais où est l'ordonnance de l'hôpital ? – 15. Avec ou malgré le pharmacien ? – 16. Les douleurs qui résistent à la morphine. – 17. L'infirmière et la morphine.

1) ***Règles de base***

– Les morphiniques ne peuvent être utilisés qu'après :
  • un bilan étiologique soigneux du syndrome « douleur » ;
  • avoir successivement employé les autres antalgiques non morphiniques : aspirine, paracétamol, puis dextropropoxyphène, codéine... avec toutes les associations et adjuvants éventuels (anti-inflammatoires, psychotropes, corticoïdes, etc.).
– Pour une douleur *chronique rebelle* à ces autres antalgiques, la décision de mise sous morphine est ***indépendante du temps qui reste à vivre ou de la nature de la maladie***.
  • Ce n'est pas parce que ce patient se meurt qu'il faut le laisser souffrir..., même si ce sont ses derniers jours.
  • Inversement, ce n'est pas parce qu'il est loin de mourir qu'il faut le laisser souffrir...
  • Ce n'est pas parce que cet ancien toxicomane se meurt du sida qu'il faut le laisser souffrir...
  • Mais évidemment, il n'est pas utile de prescrire de la morphine coûte que coûte...
– La ***voie orale est simple, maniable, efficace, très bien tolérée*** si on prend le temps d'expliquer et de surveiller le traitement.
– la morphine ne doit jamais être donnée :
  • « à la demande », mais toujours en respectant un HORAIRE STRICT ;
  • à des doses standardisées mais TOUJOURS PERSONNALISÉES.
– Le plus souvent un traitement adjuvant médicamenteux doit être associé.
– LA PRÉVENTION DES EFFETS SECONDAIRES DOIT ÊTRE ABSOLUMENT SYSTÉMATIQUE, DÈS LE PREMIER JOUR DU TRAITEMENT (ne pas attendre l'apparition de ces effets pour commencer à s'en occuper...).
– La morphine n'est pas le « dernier recours » ; elle est le « recours le plus puissant ». Nuance !
– Seul le médecin a le **droit légal de prescrire** les morphiniques ; mais la collaboration de l'équipe soignante est souvent nécessaire pour apprécier l'évolution de la douleur.

2) ***Que dire à la famille et au patient ?***

– « Donner de la morphine » calme une douleur d'autant mieux que cette prescription se fait dans le cadre d'une *relation thérapeutique authentique*, nécessitant par conséquent du temps et de l'attention. Seule cette relation permettra de prendre en compte les autres composantes de la douleur (dont les aspects psychologiques).

Autrement dit :

- il est illogique et généralement inefficace de prescrire de la morphine au cours d'une consultation qui ne dure que dix minutes ;
- si le médecin n'y croit pas, le patient risque de ne pas être soulagé ;
- si le médecin a peur de la morphine, le patient aura également peur.

– Le patient doit être prévenu qu'il prend de la morphine, la famille également (sauf cas ***exceptionnel*** où cette omission ne devrait excéder un ou deux jours, le temps que la douleur soit complètement calmée...). De toute façon, il est absolument déconseillé de prendre en charge un patient en lui dissimulant plus de quelques jours la nature d'un traitement !

– Parfois, lorsque l'on sent que la morphine va être rapidement nécessaire et que les résistances à son acceptation semblent importantes, on peut ***préparer psychologiquement*** le patient et sa famille, les prévenant que l'on va sûrement en prescrire assez vite ; il faut alors insister sur le confort du patient, sur les aspects positifs de l'antalgie correcte.

– La première réaction familiale est en effet une réaction de défiance ou de peur devant le risque de toxicité : la morphine symbolise la mort, le désespoir ou l'abandon de tout effort médical...

– **En fait, le principal obstacle à la mise sous morphine est la résistance du corps médical ; celui-ci est souvent empêtré dans de tels mensonges que la justification de la morphine est généralement incompréhensible (aux yeux du patient et de la famille).** Parler de morphine peut alors aider à rompre cette « conspiration du silence » et entamer un dialogue de confiance sur une réalité qu'il faudra bien affronter...

– Les explications sont donc ***déterminantes*** pour l'acceptation du traitement :

- dire et redire encore que la morphine n'a rien à voir avec l'usage qu'on en faisait jusqu'à une date récente : c'est un produit maniable, NON TOXIQUE PAR VOIE ORALE, efficace, qui ne se donne pas forcément seulement en fin de vie... et que l'on peut arrêter quand on veut si la douleur a disparu,
- la morphine ne hâtera pas la mort du malade, ni ne l'endormira ; elle ne lui fera pas « perdre sa personnalité » **si les doses sont bien adaptées**,

- si le médecin explique bien l'intérêt du traitement, le patient ne se sentira pas toxicomane et sa famille ne craindra pas ce faux risque,
- en favorisant largement les questions de tous sur ce sujet on arrive à désamorcer au maximum angoisse et peurs,
- passer à plusieurs reprises 10 ou 15 minutes UNIQUEMENT sur ce problème semble donc indispensable, dès les premières explications, les deux seuls effets secondaires doivent être annoncés, car leur prévention est indispensable (et nécessite souvent la participation de la famille).

– Ces notions, parfaitement confirmées par l'expérience des équipes anglaises et canadiennes depuis dix ou quinze ans, commencent à être connues du grand public. Celui-ci est en droit d'exiger le meilleur traitement de la part des équipes françaises.

– La famille doit savoir que le pharmacien est susceptible de faire des remarques ou d'émettre des doutes sur la validité du traitement (précautions avec le pharmacien : voir § 14). Par ailleurs, il faut prévenir famille et patient que l'impressionnante liste d'effets secondaires marqués sur la notice des boîtes de MOSCONTIN ou de SKENAN * ne leur arrivera pas... si ce produit est correctement utilisé.

3) ***Les produits à ne pas utiliser***

– *Jamais de* FORTAL * ! : il est moins puissant que le chlorydrate et sa durée d'action est trop courte, son risque d'hallucinations est plus élevé ; surtout il est de la famille des agonistes-antagonistes (donc incompatible avec le chlorydrate de morphine ; un intervalle de 8 h est nécessaire pour débuter le chlorydrate). Un EFFET PLAFOND ne le rend donc pas assez efficace sur les douleurs de haute intensité.

– *Jamais de* DOLOSAL * ! : malgré un usage répandu... et un pouvoir spasmalytique parfois intéressant... puisqu'il est moins puissant que le chlorydrate ; sa durée d'action est trop courte, son risque d'hypotension n'est pas négligeable, et son risque d'assuétude plus important.

– PARFOIS seulement : le PALFIUM *.
  - la forme injectable est intéressante pour son action hyper-rapide (2 minutes en sous-cutané),
  - les comprimés : seulement en cas de soins isolés, de courte durée (type même de son indication : 1 ou 2 comprimés, 30 minutes avant un soin d'escarre trop douloureux). Sinon, son utilisation au long cours n'est pas commode, car son action est trop brève (1-2 heures).

* L'astérisque qui suit un nom de médicament signifie que celui-ci est une marque déposée.

– On peut rappeler, à titre d'adjuvant ou d'aide temporaire, d'autres formes d'opiacés :
  • la LAMALINE * (suppo et gélule, liste 1) = 1 mg de morphine,
  • citons la potion morphinique du CODEX, dont la concentration est fixe à 6 mg/10 ml ; son seul intérêt – bien mineur – est de relever de la liste 1,
  • les autres associations relevant du tableau des stupéfiants n'ont que peu d'intérêt : en général moins efficaces et moins maniables. *Donc, mieux vaut utiliser le chlorydrate quand cela est possible...*
– Rappelons qu'il est inutile d'additionner 2 morphiniques différents ; il vaut mieux augmenter les doses d'un produit. (Les situations où les associations apparaissent sont en général provoquées par le non-contrôle des douleurs et la peur des soignants.)

4) ***Les 4 formes de morphine orale que l'on peut prescrire***

a) La potion antalgique

– Qu'il ne faut pas appeler Potion de Brompton (elle ne se fait plus). Aucune adjonction de codéine, alcool ou autre adjuvant n'est vraiment utile.
– C'est une solution aqueuse de morphine appelée « potion antalgique morphinique », tout simplement et clairement sur l'ordonnance (avec uniquement : eau, chlorydrate de morphine, sirop aromatisé, parfois un conservateur).
– **La prévention des 2 vrais effets secondaires (nausées, constipation) est absolument essentielle, dès le premier jour du traitement.**
– DANS TOUS LES CAS, 6 PRISES PAR JOUR, soit toutes les 4 HEURES.
– Commencer par des doses minimes, d'autant plus que le patient est âgé et/ou que sa fonction rénale est altérée, soit 5 ou 7,5 mg toutes les 4 heures. On peut commencer à 10 mg toutes les 4 heures si les douleurs sont très intenses chez un patient jeune.
  Si au bout de 2 prises, la douleur n'est pas nettement calmée, augmenter chaque prise à 10, 15, puis 20 mg... IL N'Y A PAS DE RÈGLES DE PROGRESSION : CHAQUE CAS EST UN CAS D'ESPÈCE où l'adaptation au contexte et à l'état psychologique est fondamentale.
  Le but idéal est d'obtenir, sous 24-36 heures, la cessation TOTALE des douleurs : c'est pratiquement toujours possible.
– Éviter de donner les doses à la cuillère... dont les contenances sont trop variables. Il faut pomper la potion buvable dans le flacon avec une SERINGUE plastique de 10 ml ou 20 ml pour doser exactement la quantité de chaque prise orale ; quelques minutes d'explications suffisent toujours.
– La prescription de morphine se fait par période de 14 jours

(JO du 20-9-92) maximum, renouvelable sur ordonnance spéciale (carnet à souche délivré par le conseil de l'Ordre. Les talons de ces carnets doivent être conservés trois ans). Le bon de morphine doit être libellé EN TOUTES LETTRES, sans aucun chiffre. Un repère simple permet de ne pas se tromper dans la concentration : les prises orales habituelles sont de 10 ml, le patient absorbe donc 6 fois 10 ml par jour, soit 60 ml ; en multipliant par 7 jours, on obtient 420 ml pour la semaine. *La quantité totale de liquide dans le flacon doit donc être de 420 ml si chaque prise orale est de 10 ml* ; on peut ensuite faire varier la proportion de morphine dans ce liquide :

- 420 mg de morphine dans 420 ml délivreront 10 mg de morphine à chaque prise orale de 10 ml,
- 840 mg de morphine dans 420 ml délivreront 20 mg par prise orale de 10 ml,
- 1 680 mg de morphine dans 420 ml délivreront 40 mg par prise orale de 10 ml..., etc.

Le codex oblige à inscrire « Dose codex dépassée » si la quantité délivrée dépasse 180 mg par jour (soit 30 mg par prise).

Il n'est pas toujours nécessaire de rajouter un conservateur pour éviter les souillures si le flacon reste au réfrigérateur.

– Pour se permettre des dosages ou des concentrations inhabituelles, il vaut mieux attendre d'être bien rodé ! (par exemple donner des prises réduites à 2,5 ml si le patient a du mal à avaler... sans se tromper dans le calcul correspondant).

Pour une potion délivrant 10 mg de morphine à chaque prise, le bon du carnet à souche sera ainsi rédigé :

POTION ANTALGIQUE MORPHINIQUE :

– *chlorydrate de morphine : quatre cent vingt milligrammes,*

– *sirop aromatisé : cent millilitres,*

– *eau distillée : qui suffit pour quatre cent vingt millilitres.*

Boire toutes les quatre heures dix millilitres de potion, pendant sept jours.

Daté, signé, tamponné. Nom, âge, sexe et adresse du malade. Nom et adresse du médecin.

L'ordonnance habituelle du malade reproduit le même texte.

*b) Le Moscontin **

Cette forme de morphine à effet prolongé est remarquablement bien efficace, aussi bien tolérée que la potion morphinique ; cependant le Moscontin est moins facile à équilibrer aussi rapidement que la potion, du fait de la longue durée d'action qui ne permet pas d'adapter le dosage toutes les 4 heures, mais seulement toutes les 12 heures.

– Il devrait théoriquement faire suite à la potion qui a servi à l'équilibration du traitement : dose totale pour dose totale (Ex. : si on donnait 60 mg de potion/24 h, il faudra donner 60 mg de Moscontin, soit 30 mg le matin ET 30 mg le soir).

– La mise sous morphine n'est pas à débuter par des doses de

Moscontin supérieures à 30 mg matin et soir, sinon on exacerbe les effets secondaires en début de traitement. (Commencer par 10 ou 20 mg, augmenter toutes les 12 h par palier de 10 ou 20 jusqu'à antalgie complète stable).
- Si le patient prenait juste avant 6 DIANTALVIC* ou 6 DAFALGAN CODEINE*, il faut d'emblée commencer le MOSCONTIN à 30 mg matin et soir.
- LES 2 PRISES QUOTIDIENNES interviennent matin et soir à 12 h d'intervalle.

Voici un exemple d'ordonnance délivrant une dose de 40 mg matin et soir de Moscontin :

MOSCONTIN trente milligrammes : un comprimé matin et soir pendant sept jours.

MOSCONTIN dix milligrammes : un comprimé matin et soir pendant sept jours.

Daté, signé, tamponné. Nom, âge, sexe et adresse du malade. Nom et adresse du médecin.

- **La prévention des 2 vrais effets secondaires (nausées, constipation) est absolument essentielle, dès le premier jour du traitement.**
- Ne jamais casser les comprimés, sinon l'effet retard disparaît ; (les patients ne pouvant avaler les comprimés, ainsi que ceux qui ont une alimentation liquide, sont donc forcément sous potion morphinique orale, forme injectable ou bien utilise le SKENAN *).
- Lors de l'augmentation progressive des doses, utiliser les dosages galéniques croissants (10, 30, 60, puis 100 mg par comprimé). Ne pas hésiter à refaire un bon, même si les 7 ou 14 jours réglementaires de la prescription précédente ne sont pas écoulés. Dans ce cas, il faut marquer sur le bon « connaissant la prescription du XX, chevauchement volontaire » ; le pharmacien n'a pas à refuser le nouveau dosage.

*c) Le Skenan **

Cette forme de morphine à effet prolongé (du sulfate de morphine) permet, comme pour le Moscontin *, 2 prises par jour distantes de 12 heures. Son avantage considérable est qu'il se présente sous forme de gélules contenant des microgranules : celles-ci peuvent s'ouvrir et le contenu peut être mélangé à l'alimentation semi-liquide ou pâteuse si le patient a du mal à avaler des comprimés. Si le contenu est mélangé à un liquide très fluide, on veillera au fait que ces microgranules coulent au fond du verre, et restent ensuite facilement collés dans la dentition.

De plus, le contenu peut être administré dans une sonde (nasogastrique, ou de gastrostomie) si le diamètre de celle-ci est supérieur à 16 avec extrémité distale ouverte ou à pores latéraux, et si l'on prend bien soin de rincer la sonde ensuite.

Les dosages sont identiques à ceux du Moscontin : 10, 30, 60 et 100 mg. **Les règles de prescription sont exactement identiques, la prévention des effets secondaires tout aussi importante.**

L'avantage galénique de ce produit est donc d'une extrême utilité pour tous les patients ayant des anomalies de déglutition, et son existence rend encore moins fréquent le recours aux injections sous-cutanées.

d) Le sulfate neutre de morphine

Soluble dans l'eau jusqu'à 60 mg/ml, il est absorbé EN SUBLINGUAL, donc très pratique chez :

- les patients comateux pour lesquels on peut éviter les injections sous-cutanées ou une voie veineuse,
- les patients qui n'avalent plus : mucite sévère, herpès profus, lésion ORL...

On déposes SOUS la langue, goutte par goutte, la dose convenable. Suivre les mêmes règles : administration toutes les 4 heures ; prévention des nausées, prévention de la constipation (sauf si agonie).

5) ***Les morphiniques majeurs « partiels »***

Certains produits de la classe des agonistes-antagonistes (comme l'était le Fortal *) trouvent leurs places *avant* l'utilisation des morphiniques purs majeurs ; mais ces produits ont 2 caractéristiques :

- leur **efficacité est limitée par un effet plafond**, ce qui ne les rend pas adaptés à des douleurs de très forte intensité,
- ils ne faut JAMAIS les associer avec des morphiniques agonistes purs (Moscontin *, Skenan *, chlorydrate de morphine...).

Ces produits sont classés à un niveau « 2+ » dans l'échelle de l'OMS, intermédiaire entre les analgésiques centraux faibles et les morphiniques purs.

Le **Temgesic** * se présente sous la forme de glossettes sublinguales dont le délai d'action est de 15 à 45 minutes, et la durée d'action de 8 à 12 heures. Pour des douleurs chroniques cancéreuses, on sera amené à donner toutes les 8 heures (soit 3 fois par jour), de 1 à 5 glossettes (dose maximale, effet plafond atteint pour 15 glossettes par jour).

L'intérêt de ce produit est sa bonne tolérance, son effet constipant réduit ; il se prescrit avec carnet à souches pour une durée de 28 jours. Sa galénique le rend particulièrement adapté aux troubles de déglutition, (mais le Skenan *, sans effet plafond, est maintenant aussi maniable). La forme injectable est réservée à l'usage hospitalier où elle est très utilisée pour les douleurs aiguës postopératoires.

Le **Nubain** * est de la même classe, mais n'existe que sous forme injectable, et réservé à l'usage hospitalier : il est donc de peu d'utilité pour les douleurs chroniques des patients qui nous préoccupent.

Si des douleurs de nociception persistent sous Temgesic * et que l'on décide de passer aux morphiniques purs par voie orale (Moscontin *, Skenan * ou potion), il faudra impérativement laisser une fenêtre thérapeutique d'au moins 12 heures avant de commencer ces produits (une glossette de Temgesic a le même pouvoir antalgique que 10 mg de Moscontin ou de Skenan ; la correspondance est donc facile à calculer).

6) ***Le stockage à la maison***

– Attention aux jeunes enfants, au voisin toxicomane ! Le Moscontin * ou le Skenan * ne peut traîner sur la table, le flacon de potion doit trouver sa place en haut du réfrigérateur...

7) ***L'adaptation des doses***

Pour une douleur rebelle, il est licite de donner de la morphine jusqu'à ce qu'un traitement étiologique ou adjuvant associé atteigne son plein effet (par exemple donner de la morphine en attendant que la radiothérapie calme les douleurs des métastases osseuses). On commence rarement un traitement antalgique par la morphine directement ; en général, celle-ci fait suite à d'autres prescriptions qui seront arrêtées ou modulées suivant les cas, le contexte, la douleur, l'âge...

Ex. :

- on pourra arrêter les 6 ou 8 Di-antalvic * quand on passera au Moscontin *, mais on pourra laisser éventuellement les 6 Spasfon * pour des douleurs viscérales, à condition, évidemment, de prévenir férocement la constipation ;
- dans le cas de douleurs osseuses, on attendra plusieurs jours pour diminuer les anti-inflammatoires, mais ceux-ci peuvent très bien être poursuivis (sans parler, dans ce cas, des nombreux traitements adjuvants possibles) ;
- en revanche il faut arrêter la codéine si l'on commence la morphine, car la constipation devient alors vraiment difficile à combattre ;
- cas particulier : si un patient prenait du Palfium * en comprimés, il faudra donner une dose supérieure de chlorydrate (5 mg de Palfium équivalent à 10 mg de chlorydrate).

Pour certains patients, il faut parfois sortir du cadre habituel :

- certains malades (c'est rare) métabolisent plus rapidement ; au lieu des 2 prises quotidiennes, ils ont besoin de 3 prises par jour de Moscontin ;
- l'insuffisant rénal ou hépatique, le grand vieillard méritent une attention plus spéciale : doses réduites, paliers plus longs, parfois même chlorydrate toutes les 6 heures ;
- on peut aussi, SEULEMENT S'IL N'A PAS MAL, éviter de réveiller le malade la nuit, sautant délibérément la prise de potion de nuit et renforçant éventuellement la dernière dose du soir (de 30 ou 50 %).

Insistons sur une erreur très fréquente : celle de croire que donner plus de 100-150 mg de morphine par jour est excessif. C'EST FAUX. On peut parfaitement prendre le métro et vivre en ambulatoire sous plusieurs centaines de milligrammes de morphine/jour, sans somnolence, à condition que les douleurs soient sévères et puissent « éponger » de telles doses (qui seront atteintes progressivement, bien sûr).

Une telle dose est donc tout à fait raisonnable si les douleurs la justifient ; cela n'empêche pas de vivre, au contraire...

8) ***La prévention des VRAIS effets secondaires***

Pour un traitement par morphine orale, deux effets secondaires seulement méritent vraiment de l'attention : les nausées et la constipation.

– *LES NAUSÉES ET VOMISSEMENTS :*

sont très fréquents (30 % des cas) mais quasiment toujours transitoires (quelques jours). Il faut donc bien prévenir le patient et la famille que c'est banal, que cela passera et donner tous les anti-émétiques souhaitables pour les minimiser (Primpéran *, Vogalène *, Motilium *, Largactil *, Haldol *, *per os* ou en injection... Plitican * IV... au choix et suivant le contexte).

– *LA CONSTIPATION* (95 % des cas), elle, est CONSTANTE ET SÉVIRA TANT QUE DURERA LE TRAITEMENT PAR LA MORPHINE.

Donc, pour une fois, il faut être agressif et ne pas hésiter à employer tout le Sené ou la Bourdaine voulue – y compris les dérivés des anthraquinones (Jamylène *, Modane *, ...) –, sans se culpabiliser.

Il faut d'emblée donner de BONNES DOSES de mucilages – qui, à eux seuls, sont souvent insuffisants – voire même de la Prostigmine d'emblée (attention aux précautions d'emploi !).

Mieux vaut être un peu trop efficace au début (selles liquides), quitte à réduire les doses ensuite, plutôt que de se trouver avec le fécalome du 6e jour (il faudra alors l'évacuer au doigt). On évitera ainsi les douleurs abdominales de ces syndromes « sub-occlusifs » toujours difficiles à lever.

PRÉVENIR CORRECTEMENT LA CONSTIPATION SOUS MORPHINE EST CAPITAL POUR LE CONFORT DU PATIENT ET REFLÈTE LA COMPÉTENCE DU MÉDECIN !

– *La SOMNOLENCE* est un faux problème.

Survenant dans 20 % des cas, elle est toujours transitoire et bien supportée, À CONDITION QUE PATIENT ET FAMILLE EN SOIENT PRÉVENUS. Dans la pratique, si la morphine est administrée par voie orale, la somnolence n'entraîne que très rarement gêne ou arrêt du traitement.

Si la somnolence est très importante :

- il y a une autre cause : hypercalcémie, hyperkaliémie, insuffisance rénale, métastases cérébrales, hépatiques, surrénales...
- la morphine est fortement sur-dosée, administrée à doses trop fortement progressives (paliers trop rapides...).

– Les *SUEURS* sont rares, souvent sensibles à l'Indométacine. Mais d'autres causes de sueurs sont souvent intriquées : angoisse surtout, troubles neuro-végétatifs, fébricule.

– *L'hypotension orthostatique* est négligeable en ambulatoire et n'a aucune importance chez le patient grabataire.

– *Les* HALLUCINATIONS *et les troubles psychiques.*

Incontestables, mais bien plus rares qu'on ne le dit (en fait pas plus de 3 % des cas).

Elles apparaissent surtout si la morphine est donnée par voie intraveineuse, et d'autant plus fréquemment que la dose est forte et rapidement atteinte.

Il faut se méfier :

- des tableaux pseudo-hallucinatoires qui sont en fait des complications neurologiques organiques sans rapport avec la morphine ;
- des régressions symboliques et non délirantes du sujet affaibli ; elles sont à reconsidérer dans le cadre global de la demande du patient ou de son affaiblissement terminal.

– *La rétention urinaire*

Rare, elle ne survient que sur les terrains prédisposés, surtout si la dose est d'emblée trop forte.

9) ***Les effets secondaires « fantasmatiques »***

Seuls les médecins n'ayant jamais manipulé CORRECTEMENT ces produits peuvent encore dire que la morphine est dangereuse chez un patient qui souffre !...

Répétons-le une fois de plus : par voie orale et chez les cancéreux évolués, la morphine n'entraîne pas de ***toxicomanie****.*

De même, la **tolérance** (nécessité, parfois, d'augmenter les doses pour obtenir le même effet) est négligeable et facilement compensable en matière de soins palliatifs, y compris après plusieurs mois d'utilisation consécutive chez un patient.

Enfin la **dépression respiratoire**, si elle existe bien, n'apparaît que pour des doses bien supérieures aux doses provoquant l'analgésie : CET EFFET SECONDAIRE N'EXISTE DONC PAS PAR VOIE ORALE SI LES DOSES SONT PROGRESSIVEMENT ET CORRECTEMENT AUGMENTÉES.

10) ***La morphine injectable***

– La voie IM (intra-musculaire) n'est pas souhaitable pour des raisons cinétiques.

– La voie SC (sous-cutanée) est indispensable à connaître car souvent utilisée.

- lors de l'agonie (on peut aussi donner le sulfate neutre par voie sub-linguale) ;
- TOUTES LES 4 HEURES IMPÉRATIVEMENT ;
- ATTENTION ! Il existe maintenant en officine 2 dosages de chlorydrate de morphine : à 10 et à 20 mg par ampoule ! Il faut donc bien mentionner le dosage, et surtout ne

plus jamais raisonner « en nombre d'ampoules » mais en milligrammes.

- à demi ou tiers des doses orales précédentes ; souvent en fait, de 5 à 10 mg toutes les 4 heures suffit (au-dessus de 80 mg/jour par voie sous-cutanée, on doit préciser sur le bon : « dose codex dépassée ») ; dose prudemment croissante si l'on commence lors des dernières heures de vie du patient ;
- on peut répéter les injections en des sites différents, ou plutôt placer (sur un membre par exemple) un petit *butterfly* dans lequel on pratiquera les injections ; ceci évite de piquer à chaque fois le malade, il faut simplement changer la position du *butterfly* tous les 2 ou 3 jours, si les doses injectées ne sont pas trop volumineuses, plus souvent dans le cas contraire ;
- la prévention de la constipation n'a plus d'importance si l'on est en phase d'agonie, mais les nausées peuvent, là aussi, mériter une prévention. SI LE PATIENT N'EST PAS À L'AGONIE, LA PRÉVENTION DE LA CONSTIPATION ET DES NAUSÉES EST TOUT AUSSI NÉCESSAIRE.
- Voici un exemple d'ordonnance délivrant 60 mg/jour de Chlorydrate injectable :
  Chlorydrate de morphine injectable : injecter sous-cutané par infirmière, une ampoule entière de dix milligrammes toutes les quatre heures, pendant sept jours.
  Daté, tamponné, signé. Nom, âge, sexe et adresse du malade. Nom et adresse du médecin.

– Les cathéters implantés sont utilisés dans le cadre de l'HAD (hospitalisation à domicile), car ils nécessitent un vrai travail d'équipe et une technique d'injection minutieuse, afin de minimiser les risques infectieux. Ces voies ne devraient jamais être utilisées d'emblée, mais toujours après un essai correct de la voie orale, souvent encore possible.

- *a)* voie péridurale :
  c'est une des voies qui peut réellement donner une dépression respiratoire. Les doses sont faibles car directivement actives : quelques mg par jour, en 1 ou 2 injections.
- *b)* voie intrathécale (espace sous-dural) :
  dose encore plus faible, rarement supérieure au mg/jour. Ces deux voies sont rarement utilisées en ville ; elles nécessitent une étroite collaboration avec l'équipe hospitalière. Si le traitement semble insuffisant, il ne faut, en aucun cas, le compléter par des doses additives de morphine orale : le risque de surdosage est alors plus grand.

– Les pompes portables de morphine.

En France, elles existent surtout sur cathéter intraveineux avec chambre-réservoir implantée : bientôt se développeront également les pompes sur perfusion sous-cutanée ; ces dernières sont très pratiques lors des derniers jours de vie (inconvénient : le coût élevé de la pompe). Il existe également un système diffusé par les laboratoires Baxter, permettant au malade d'ajuster – dans des limites fixées d'avance – des doses supplémentaires de morphine (en bolus) ; ce système peut être très utile lors de l'utilisation de fortes doses par voie IV (intraveineuse) sur chambre implantée, y compris à domicile.

Mais pour le malade comme pour les soignants, n'oublions jamais qu'à antalgie égale, moins il y a de « matériel technique » utilisé, mieux cela vaut !

– La voie IV (intraveineuse)

- exceptionnelle à domicile car elle nécessite une seringue électrique pour être régulière ;
- la perfusion dans un flacon de glucosé ou de plasmion n'est pas souhaitable : il faut utiliser la voie sous-cutanée, toutes les 4 heures ;
- un flash de morphine injectable IVD (intraveineuse directe, morphine non diluée) est une technique d'euthanasie active, donc hors de notre propos.

11) ***Diminution des doses et sevrage***

LE SEVRAGE NE DOIT JAMAIS ÊTRE BRUTAL ; il ne se conçoit de toute façon QUE SI LA DOULEUR A DISPARU.

Si la douleur a disparu ou est contrôlée par un autre traitement (radiothérapie, chimio, anti-inflammatoire, etc.), le sevrage se fait alors sans problème, à doses toujours lentement dégressives.

– La Naloxone ne doit pas être utilisée, sauf cas exceptionnels d'intoxication par erreur de doses ; en tout cas, la Naloxone est formellement prohibée pour corriger un effet secondaire mal prévenu (subocclusion par exemple). Son injection peut alors provoquer, par démasquage des récepteurs, une formidable et brutale résurgence de la douleur.

– Au moment de l'arrêt de la morphine, de petites doses de Benzodiazépines évitent la possible angoisse transitoire.

12) ***La morphine pendant l'agonie***

– La voie S.C. est souvent la plus pratique.

– Mais le collapsus des dernières heures, voire des derniers jours (la T.A. reste souvent imprenable ou à 5-6 pendant des heures), explique que les produits administrés en sous-cutané puissent être mal résorbés, et donc moins efficaces.

– Il faut donc parfois utiliser une autre voie :

- avant tout la voie sublinguale, avec du sulfate neutre ; si celui-ci manque, on peut utiliser directement le chlorydrate injectable par voie buccale (la résorption est moins fiable, mais cela a peu d'importance en phase d'agonie, et l'on est ainsi sûr que le patient ne souffrira pas). Les précautions restent les mêmes en matière de doses : un début de traitement morphinique trop brutal lors des dernières heures calmera, certes, mais fera également trop dormir le malade ; sa communication risque d'être amoindrie, voire abolie. Cette éventuelle somnolence apparaîtra d'autant moins que la morphine était prescrite depuis un certain temps ;

• la voie IV, en injection hyper-lente de chlorydrate dilué dans une seringue de 20 cc... mais encore faut-il qu'une veine soit piquable, ce qui n'est pas évident s'il y a collapsus... De plus, l'analgésie obtenue est de très courte durée et oblige à des réinjections fréquentes guidées par la clinique. Cette technique n'est donc que très rarement utile.

– Signalons que les doses d'antalgiques – comme les autres traitements éventuels – peuvent souvent être singulièrement diminuées au cours des dernières heures de vie du patient, lorsque sa fin est paisible. Mais l'arrêt complet de la morphine n'est pas souhaitable si celle-ci était administrée depuis longtemps : risque de réactivation brutale des douleurs, d'agitation...

– Les grandes bouffées d'angoisse pré-agoniques relèvent d'abord d'un entourage affectif et attentif, mais aussi, éventuellement, d'une augmentation des doses de morphine, avec des anxiolytiques injectables (ou sublinguaux) d'action rapide (Valium * sublingual ou rectal, Tranxène * injectable IM).

• On ne doit pas hésiter à DIRE AU PATIENT, MÊME SI CELUI-CI SEMBLE PLUS OU MOINS CONSCIENT, qu'il est entouré, aimé... On sait en effet que la perception avec l'extérieur semble sensible bien plus longtemps qu'on ne le croit.

13) ***La morphine après la Mort***

– La potion qui reste doit être récupérée et jetée. Les ampoules de chlorydrate, Moscontin * et Skenan * doivent être théoriquement restitués ou détruits. **Il faut se méfier d'un usage non médical de ces produits.**

– Pour s'assurer que les circonstances du décès n'ont pas donné lieu à des interprétations rétrospectivement fausses, il peut être nécessaire de *reparler avec la famille des effets des traitements;* souvent les familles se mettent à attribuer à la morphine des effets nocifs plus ou moins fantasmatiques. Il est alors très important d'expliquer ce qui s'est passé, de situer le rôle du traitement, sans lui attribuer des responsabilités mortifères.

Même si des explications correctes ont été données auparavant, les mécanismes de défense entraînent fréquemment des interprétations erronées.

14) ***Mais où est l'ordonnance de l'hôpital ?***

La morphine est une source quotidienne de difficultés entre les médecins hospitaliers et les médecins libéraux, en grande partie en raison des nombreux mécanismes de défense envers les morphiniques (voir p. 115).

Il faut vérifier que le patient a bien reçu les instructions correspondant à son traitement et que la prévention de la constipation est commencée.

a) Le patient sort du service avec une ordonnance utilisable.

Tout va bien : l'ordonnancier est en règle, le bon du carnet à souches est sans erreur.

Il faut également vérifier que le patient est *effectivement* soulagé par la dose prescrite.

b) Le patient est sorti avec une ordonnance inutilisable.

Ne pas hésiter à *tout* refaire (le bon ou l'ordonnancier ou les deux), afin que le pharmacien ne retarde pas la délivrance des produits [1].

c) Le patient prenait de la morphine, mais n'a aucune prescription.

Il faut aller vite, pour éviter l'interruption du traitement. Téléphoner, insister, tempêter si besoin : il est ABSOLUMENT nécessaire de connaître, le jour même, le produit et les doses de morphine qui étaient données à l'hôpital.

Le pharmacien doit être personnellement contacté, afin de vérifier qu'il a les produits ou qu'il doit les commander immédiatement... sans attendre d'avoir le bon entre les mains. Il faut dépanner le patient avec sa réserve personnelle de trousse d'urgence (qui doit contenir impérativement des ampoules de chlorydrate et quelques unités de Skenan ou de Moscontin à 10, 30, 60 et 100 mg).

d) Le patient souffre et on ne lui donnait rien.

C'est hélas la situation la plus fréquente.

Le traitement progressif doit être immédiatement commencé par les antalgiques mineurs ou moyens.

e) La collaboration avec le cancérologue ou le radiothérapeute.

– Souvent celle-ci se déroule bien, l'équilibration des doses étant menée en équipe ou alternativement, au fil des consultations.

– Parfois le médecin hospitalier manifeste, à divers titres, que la douleur n'est pas son problème :

- il ne prescrit jamais d'antalgique et ne parle que de sa chimiothérapie,
- il n'a pas de carnet à souches,
- il s'acharne à limiter les doses en vertu des sacro-saints principes vieux de trente ans (« cela vous intoxique, vous en prenez trop, votre médecin va vous abrutir... »).

– Si les explications déontologiques ne suffisent pas et que les ordonnances de morphines sont systématiquement critiquées et diminuées, l'obstacle peut être contourné en demandant une consultation « anti-douleur ». Il faut se mettre directement en rapport avec le

1. En 1993, nous recevons encore des patients qui sortent de l'hôpital avec des ordonnances de « Moscontin * 30, 2 par jour », sans bon de carnet à souches, sans explication...

consultant, dont les résistances envers la morphine sont généralement – mais pas toujours ! – moindres.

15) ***Avec ou malgré le pharmacien ?***

– Les pharmaciens ne sont pas médecins, mais chimistes ou pharmacologues ; ils n'ont pas toujours d'expérience clinique. Les effets secondaires de la morphine leur semblant énormes, ils ont donc souvent peur de délivrer ces produits, d'autant plus que leur responsabilité est engagée, comme pour toute délivrance médicamenteuse.

– Pour leur défense, les pharmaciens citent souvent la crainte d'être manipulés par les drogués, ainsi que les « inspections » chargées de la surveillance des stupéfiants.

– Le pharmacien peut se retrancher derrière un règlement très strict : la formulation du bon de carnet à souches doit donc être impeccable.

– Lors de la première prescription de morphine, le médecin a intérêt à téléphoner au pharmacien, surtout si celui-ci ne le connaît pas :

- c'est indispensable s'il y a une potion à préparer, pour s'assurer que les produits seront disponibles avant trois jours ;
- le pharmacien doit être prévenu que le Moscontin ou le Skenan sera à renouveler *à l'avance*, toutes les semaines, afin qu'il n'y ait pas de rupture pour un week-end par exemple (il n'est pas toujours possible de faire livrer des morphiniques ou du chlorydrate le week-end).

– Il semble indispensable de ne pas hésiter à se déplacer à la pharmacie si des difficultés de délivrance surgissent, alors que les ordonnances sont correctes. En effet, le pharmacien ne sait peut-être pas ce qu'il est possible de faire avec de la morphine : les explications sont alors nécessaires, de même que le pharmacien doit comprendre qu'il peut appeler le prescripteur au téléphone.

16) ***Les douleurs qui résistent à la morphine***

Il est nécessaire de rester *clinique*. En général, à domicile, ce type de situation n'exige pas forcément de radio, de ionogramme, de bilan...

Y A-T-IL UN AUTRE TRAITEMENT PLUS EFFICACE À ASSOCIER ?

LA CAUSE DE LA DOULEUR EST-ELLE TOUJOURS LA MÊME ?

SURTOUT : LE PATIENT EST-IL SUFFISAMMENT SÉCURISÉ ?

– 3 fois sur 5, au domicile, une douleur qui résiste à un traitement morphinique correct est une douleur qui relève de facteurs *psychologiques :* le patient a peur de mourir, peur qu'on l'achève, peur d'être seul, etc. et l'exprime par une « douleur ». Dans ces cas, *sans augmenter les doses*, mais en modifiant la prise en charge (explications, sécurisation, entourage, infirmière, etc.), parfois en ajoutant un traitement adjuvant, *les douleurs disparaissent*.

– 2 fois sur 5, la résurgence ou l'aggravation d'une douleur nécessite un autre traitement étiologique ou adjuvant. Il faut alors discuter *en équipe pluridisciplinaire* le recours à d'autres traitements :

- médicamenteux : psychotropes, anticonvulsivants, corticoïdes, antispasmodiques...
- non médicamenteux : radiothérapie, blocs nerveux, chimiothérapie palliative, relaxation, physiothérapie, etc.

En effet, toutes les douleurs ne réagissent pas forcément totalement au traitement morphinique, en particulier les douleurs de déafférentation qui imposent des associations de coanalgésiques et de psychotropes.

17) ***L'infirmière et la morphine***

Même si ils ne prescrivent pas, les soignants non médecins participent au traitement et à sa surveillance : prévention et dépistage des effets secondaires (en particulier constipation !), réévaluation de l'efficacité, soutien psychologique, prévision des doses nécessaires pour ne pas être démuni les jours fériés, transmission d'équipe...

3. SOINS PALLIATIFS ET CONSTIPATION

La constipation est l'évacuation difficile ou retardée des selles et se définit en fonction de l'*habitus* du malade. Elle est quasiment constante chez tout patient en fin de vie, comme chez tout grand malade alité.

Les facteurs en cause

Les anomalies potentielles concernent le stockage, le transit, l'évacuation.

De nombreux facteurs favorisent la constipation :

- décubitus ;
- déshydratation (vomissements, régime hospitalier, fièvre...) ;
- alimentation pauvre en fibres, pauvre en volume ;
- « nos » médicaments : morphine, anticholinergiques, tricycliques... ;
- majoration par retentissement digestif de pathologies ;
  - neurologiques : épidurite, paraplégie... ;
  - pulmonaire : insuffisance respiratoire ;
  - abdominale : ascite, tumeurs, compressions... ;
  - etc.

La clinique

– « En y pensant toujours, on n'y pense jamais assez ! »
– Pas de soins palliatifs sans TR ! car le fécalome est bien plus fréquent qu'on ne le pense.
– La constipation FAIT MAL, fait roter, fait gonfler.
– Elle se présente parfois comme une fausse diarrhée, avec scybales.

Moyens de traitement

• **Régime à ne pas oublier si celui-ci est possible :**

Pain au son, fibres, pruneaux...
Principe appliqué : l'augmentation de la pression osmotique et du volume des fèces stimulent le péristaltisme et le ramollissement, donc facilitent transit et exonération.

• **Les produits :**

1) *Lubrifiants*

Huile, Laxamalt *, Parlax * ;
Transitol *...

2) *Mucilages*

(Inconvénient : granulés difficiles à avaler pour un malade fatigué.)
Normacol *, Polykaraya *, Karayal * ; Spagulax *.

3) *Lactulose*

Apparentés aux mucilages : Duphalac *, lactulose.

4) *Associations diverses*

– avec magnésie (Lubentyl magnésie *) ;
– avec sorbitol (Modulite *) ;
– etc.

5) *Stimulants directs du péristaltisme*

Mestinon, Prostigmine.
Contre-indications : asthme, Parkinson, obstruction.
Précautions : effets cholinergiques : nausées, sueurs, myosis, bradycardie, lipothymies, crampes...
Posologie : 2 à 4 comp./jour
1 à 4 amp. SC ou IM/jour.

6) *Laxatifs par voie rectale*

Pour stimuler le réflexe rectal.
Microlax *, Éductyl * ;
Normacol lavement * ;

Rectopanbiline *.

7) *Produits drastiques*

- Phénolphtaléine : Mucinum *, Pluribiase * ;
- Bourdaine : Mucinum *, Normacol bourdaine *, tisanes... ;
- Séné : Senokot * ;
- Anthraquinone et dantrone : Modane *, Jamylène *, Purse-nide * ;
- Bisacodyl : Contalax *, Dulcolax *.

8) *Et les lavements...*

- à l'eau tiède,
- ou avec excipient huileux : Normacol lavement *.

STRATÉGIE DE TRAITEMENT

Toujours une question préalable : est-on sûr qu'il n'y a pas de traitement ÉTIOLOGIQUE approprié à cette constipation ?

PENSER AUX ASSOCIATIONS DE PSYCHOTROPES SOUVENT EN CAUSE !

1) *Un traitement préventif est la clef du succès*

– Principe de base : administration QUOTIDIENNE, avec explications détaillées fournies au patient ET à la famille sur la nécessité absolue de cette régularité... même s'il y a des selles qui semblent déjà régulières.

– Les laxatifs doivent être débutés DÈS LE PREMIER JOUR DU TRAITEMENT MORPHINIQUE puisque la constipation est QUASI CONSTANTE ET DURERA AUTANT QUE DURERA LE TRAITEMENT PAR LA MORPHINE.

– S'il n'y a pas de morphine, les laxatifs seront prescrits dès le premier jour d'alitement, sans attendre... les ennuis.

Donc il faut être plutôt énergique.

Ne pas hésiter à employer tout le Séné ou la Bourdaine voulus, sans se culpabiliser, en association avec les dérivés des anthraquinones (Jamylène *, Modane *...).

Il faut d'emblée donner de bonnes doses de mucilages – qui à eux seuls sont en général insuffisants –, voire même de la Prostigmine * (attention aux précautions d'emploi).

Mieux vaut être un peu trop efficace au début, avec des selles semi-liquides, quitte à réduire ensuite les doses... plutôt que de se retrouver avec le fécalome du sixième jour à évacuer au doigt ! Et l'on évitera ainsi les douleurs abdominales de ces pseudo-syndromes « sub-occlusifs », toujours difficiles à lever ensuite.

PRÉVENIR CORRECTEMENT LA CONSTIPATION SOUS MORPHINE EST CAPITAL POUR LE CONFORT DU PATIENT.

Quelques cas particuliers :

- si le patient ne peut ingurgiter les mucilages, les tisanes (volontairement concentrées) passent facilement et sont souvent drastiques ;
- constipation sur stomies : discuter les lavements directs ;
- des lavements répétés peuvent finir par débloquer une situation nauséeuse et permettre d'avaler à nouveau les laxatifs ;
- un patient qui ne peut manger (mucite sous chimiothérapie), ou qui est en nutrition parentérale totale n'aura pas ou quasiment pas de selles ; effectuer des lavements rectaux jusqu'à reprise de l'alimentation et donc des laxatifs par voie orale ;
- un patient sous morphine, qui ne mange presque rien, doit quand même avoir des selles de temps en temps : le rythme dépend alors des signes abdominaux, du TR... et du transit habituel propre au patient ;
- en tout cas, l'évacuation rectale seule ne suffit théoriquement pas et n'est pas logique si le patient mange encore : il faut toujours conserver un laxatif par voie orale.

Exemples de prescription, sous morphine, pour un sujet qui s'alimente encore :

- 6 cuillères/soupe de Duphalac par jour;
  \+ 2 Jamylène et/ou 2 Contalax par jour;
  \+ Microlax ou Normacol, lavement toutes les semaines.
- Colarine 4 cuillères/soupe par jour;
  \+ Senokot 1 tous les 2 jours;
  \+ lavement éventuel tous les 3 jours.

2) *Si la constipation est déjà installée...*

La situation est alors toujours difficile et représente un équivalent d'aggravation iatrogène.

– Faire un nouveau tour d'horizon étiologique ;

– ne pas négliger les « petits moyens » ;

– chaque demi-journée compte : ne pas attendre la contre-visite ou le lendemain pour DOUBLER LES DOSES et/ou ASSOCIER PLUSIEURS FAMILLES DE LAXATIFS DONT LA SYNERGIE EST RECHERCHÉE (émollient + drastiques + lavement) ;

– suivant le siège probable des masses fécales, discuter : vidange manuelle de l'ampoule rectale, lavement abondant à l'eau ou renforcement des laxatifs par voie orale, adjonction transitoire d'agents péristaltiques.

– En tout cas, NE JAMAIS INJECTER DE NARCAN * POUR LEVER UN SYNDROME SUB-OCCLUSIF PRÉTENDUMENT MORPHINIQUE, sauf exception et solide certitude... car la levée simultanée de l'inhibition douloureuse peut être explosive ; si ce risque est envisagé, pousser petit à petit le Narcan en IV dilué PAR MICRO-DOSES, avec grande prudence et psychotropes injectables tout prêts dans une autre seringue.

3) *Si le patient semble en occlusion*

– suivre la procédure « occlusion » ;

– prévoir toujours une discussion d'équipe pour rechercher les causes qui ont permis cet incident (réorganisation de la surveillance, qui est responsable de quoi, tableau de soins...).

4. TRAITEMENT À DOMICILE DE LA DYSPNÉE AGONIQUE PROGRESSIVE

Il faut *être certain* du *contexte clinique et de l'étiologie* car un traitement étiologique simple peut parfois améliorer le confort.

N. B. : Les *autres contextes étiologiques possibles réclament d'autres stratégies* : dyspnée « chronique » des lymphangites carcinomateuses durant des semaines, hémoptysies cataclysmiques, asphyxie suraiguë en pleine conscience, etc.

1) *Objectifs*

- DIMINUER L'ANGOISSE DE TOUS, QUI AGGRAVE LA DYSPNÉE : fournir à chacun des explications adaptées, sans mentir.
- Diminuer la tachypnée, les râles laryngés.
- Savoir se satisfaire d'un traitement partiellement efficace, mais éthiquement valable car actif pour le confort du malade.

2) *Traitement*

– Malade demi-assis, atmosphère calme, empathie...

– *Morphine*

effet : ralentit la polypnée – surtout si l'étiologie est restrictive –, diminue la douleur, effet central anxiolytique et relaxant;

doses :

- quelques mg toutes les 4 heures SC (ou PO si cela est encore possible) ;
- si déjà sous morphine pour douleur contrôlée : augmenter les doses de 20 à 50 %.

Ne pas craindre la dépression respiratoire dans ce contexte agonique.

– *Corticoïdes*

effet : eupnéisant, anti-inflammatoire, diminution de l'encombrement, antalgique;

dose :

- 20 à 360 mg d'équivalent prednisolone, voie IM ou IV.

– *Scopolamine*

effet : parasympatholytique, antispasmodique asséchant les sécrétions trachéo-bronchiques (donc diminue les râles qui, par accumulation laryngée, sont fréquents en fin de vie);

dose :

- 0,250 mg à 0,500 mg SC ou IM, soit 1 ou 2 ampoules toutes les 4-6 heures. Commercialisée dans toutes les officines comme produit hors AMM, générique, (donc non indiqué dans le « *VIDAL* ») par les laboratoires MERAM. A posséder d'avance au cabinet car un délai d'obtention est fréquent.

– *Sédatifs* (benzodiazépines)
effet : l'anxiolyse améliore toujours la dyspnée;
dose : produits variés disponibles, adaptés à l'état d'angoisse et à la vigilance (Temesta * SL, Valium * gouttes SL, Tranxène * IM ; toutes les benzodiazépines sont utilisables au choix).

3) *Sont en général* PEU UTILES A CE STADE ULTIME :

– Antibiotiques : ils n'ont plus le temps d'être actifs sur le confort.
– Oxygène nasal : gênant, stressant, bruyant, asséchant les muqueuses, efficacité minime ou modérée sur la dyspnée. En revanche, peut être intéressant par son effet anxiolytique et déculpabilisant sur l'entourage et le malade.
– Ponction d'épanchement pleural : n'est plus nécessaire à l'agonie, mais aura été faite auparavant sans hésiter, répétée si besoin.
– Kinésithérapie : aura été progressivement arrêtée au fil de l'épuisement et de l'approche de la fin de vie.
– Aérosols : pas logiques si le patient est sous scopolamine (qui assèche) ; veiller à ne pas inonder le malade par des sécrétions trop abondantes. Peut être utile pour humidifier les muqueuses nasales et buccales.
– Aspiration : souvent douloureuse et inefficace ; il est trop tard pour ce geste éventuellement utile les jours précédents (si le patient pouvait aider en crachant et ventilant ou s'il y avait toujours de vrais bouchons muco-purulents à évacuer).

5. NAUSÉES, VOMISSEMENTS ET OCCLUSION À DOMICILE [2]

NAUSÉES ET VOMISSEMENTS

Ce sont des symptômes très pénibles et déprimants, qui doivent **toujours être soulagés quel que soit le stade de la maladie**.

La première étape est de comprendre la cause du symptôme : dans le cas où cette étiologie est susceptible d'une thérapeutique adaptée, le traitement sera plus efficace.

2. Communication du Congrès international de soins à domicile en cancérologie, Rome, 1991.

1) *Les nausées sont souvent déclenchées par des motifs simples*

Une bouche sale et cartonnée, une angoisse, des repas mal présentés de type « *splatch-splatch* [3] », la crainte de la prochaine chimiothérapie, les médicaments anti-inflammatoires, les opiacés... peuvent parfaitement déclencher des nausées. Nous n'y pensons pas assez.

2) *Les vomissements sous chimiothérapie*

Certaines classes de médicaments donnent quasiment toujours des vomissements : ils doivent être connus des médecins généralistes et des équipes soignantes, afin que soient prescrits les traitements préventifs symptomatiques.

3) *Les vomissements révélateurs d'une complication*

Dans certains cas, bilan et surtout traitement de la cause peuvent imposer une hospitalisation d'urgence. D'une manière générale, l'hospitalisation est d'autant plus logique que le patient se trouve dans une phase de traitement curatif ou, au moins, actif.

Hypercalcémie, hyponatrémie, hypertension intracrânienne, hématome intratumoral, ascite...

La compression abdominale par une tumeur ou un foie énorme provoque souvent un écrasement de l'estomac et des vomissements.

4) *Les nausées et vomissements psychogènes*

Très fréquents ; nous n'y pensons pas assez. La relation thérapeutique est d'une importance primordiale.

5) *De toute façon, toutes les causes sont possibles*

Ce patient peut avoir la malchance de faire un ulcère duodénal, une intoxication alimentaire, une colique néphrétique...

• **Les médicaments possibles**

Ils sont actifs sur des zones différentes du mécanisme du vomissement ; théoriquement, pour chaque zone concernée, une classe thérapeutique est censée être plus efficace.

Ainsi :

– les anti-histaminiques sont actifs sur le centre du vomissement (prométhazine, cyclizine) ;

– les anti-dopaminergiques sont plus actifs sur le centre du vomissement ; mais certains d'entre eux ont directement une action sur le tube digestif (domperidone, metoclopamide). Et certains d'entre eux ont une action sur la zone gachette (chlorpromazine, halopéridol par exemple) ;

– les anti-cholinergiques (scopolamine, hyoscine) agissent sur le centre du vomissement ;

3. Célèbre formule du Pr Ch.-H. RAPIN, du Centre de soins continus de Genève.

– les anti-sérotoninergiques (Zophren *, Kitril *).

Mais il faut ajouter deux autres classes très actives :

– les corticoïdes ont une action mal connue mais réelle ;

– les benzodiazépines agissent à plusieurs niveaux.

Bien sûr, on peut toujours donner du métopimazine ou du chlorpromazine « à tout hasard » !...

En fait, le plus souvent, c'est une association de médicaments qui sera efficace ; il ne faut pas hésiter à associer 2 ou 3 classes différentes afin de traiter les diverses composantes des nausées ou des vomissements.

Et n'oublions pas que dix minutes de médecin peuvent valoir un comprimé de métopimazine !

• Voies d'administration

Les voies rectale et sous-cutanée (discontinue sur un petit butterfly par exemple) sont très utiles et insuffisamment utilisées : elles ne sont pas douloureuses et faciles à mettre en œuvre au domicile. Certains antiémétiques sont ainsi administrés en perfusion sous-cutanée par une pompe, ce qui est pratique, maniable et sûr.

L'occlusion à domicile survenant en contexte « curatif »

En contexte « curatif », lorsque survient une occlusion vraie – basse ou haute – à domicile l'hospitalisation s'impose TOUJOURS car elle permet les explorations radiologiques et échographiques adéquates, ainsi qu'une chirurgie éventuelle en urgence.

Durant cette phase curative, le malade peut être cependant maintenu à domicile si *quatre conditions* sont réalisées :

– le *diagnostic* étiologique certain de cette occlusion fait basculer la situation dans une phase devenue d'emblée « terminale » ;

– la décision d'*équipe* préalablement discutée et prévue est de ne pas hospitaliser le malade ;

– le *malade* est suffisamment « au clair » avec sa maladie pour comprendre qu'on ne lui fait rien « perdre » en le gardant à domicile ;

– *la famille* est d'accord avec la stratégie et comprend que le confort est sauvegardé.

L'occlusion à domicile survenant en fin de vie

Naturellement, la première démarche à effectuer est de reconnaître la cause de cette occlusion. Il arrive souvent que le contexte laisse prévoir l'occlusion.

Dans l'ambiance palliative, l'attitude est autre. La chirurgie devient moins ou pas utile (sur une carcinose pelvienne par exemple) ; MAIS, même en fin de vie, la chirurgie peut être parfois utile si l'occlusion est due à une simple bride : la difficulté classique est d'être sûr du diagnostic. Bride ou carcinose pelvienne ? Il s'agit d'un débat fréquent, difficile, pour lequel il ne faut pas avoir peur de demander des examens permettant de comprendre.

1) *L'occlusion basse à domicile en fin de vie*

Cliniquement, il est rare que le tableau s'installe brutalement. Les troubles sont progressifs, par poussées successives en particulier dans les cas où existe une carcinose péritonéale : les selles déjà rares s'interrompent ou bien sont masquées par une selle d'origine sigmoïdienne. Le ballonnement est souvent difficile à interpréter car le sujet peut avoir une ascite, des masses tumorales...

En fait, dans un contexte à risque, le diagnostic devra être SYSTÉMATIQUEMENT SUSPECTÉ, et régulièrement réévalué. Ceci ne peut se produire que si la surveillance des selles EST RIGOUREUSE. Sinon, un fécalome pourra masquer l'occlusion sous-jacente ou bien en imposer à tort pour une occlusion basse.

L'HOSPITALISATION N'EST PAS INDISPENSABLE. **Le traitement est possible à domicile** *si* l'équipe est formée et supporte bien l'angoisse de la famille, combinant une *démarche de soins et, toujours intriquée, une démarche d'accompagnement.*

Une des conditions de ce maintien est d'obtenir que le malade arrive à vivre avec cette occlusion, à adapter son rythme quotidien à différentes contraintes dont on imagine sans peine les difficultés.

Le TRAITEMENT repose sur des mesures simples mais qui, pour être efficaces doivent être **constamment réévaluées** et **expliquées à l'entourage**.

- En général, **pas de sonde naso-gastrique** ; elle est gênante et peu utile ; à domicile elle nécessite de plus une aspiration par compresseur au moins intermittente, bruyante et contraignante. Mais elle est parfois nécessaire : mettre une sonde gastrique n'est pas forcément de l'acharnement thérapeutique ! Elle peut être très utile pour calmer l'angoisse du malade et celle de sa famille. Ne forçons pas une famille à supporter la difficulté ; adaptons-nous aux conditions.
- Il faut utiliser une **association de médicaments** qui lutte contre :

– les nausées et les vomissements (qs) ;
– les douleurs abdominales (qs) ;
– le durcissement des selles. Des médicaments peuvent favoriser le ramollissement voire l'évacuation lente des selles. Cette évacuation est parfois possible lors de l'évolution capricieuse des occlusions en fin de vie. Si le malade ne peut plus rien absorber, il faut envisager des lavements abondants et fréquents.

- **L'alimentation et les boissons** ne doivent pas s'interrompre si le malade a faim et ne vomit pas trop. Dans certains cas, le malade préfère manger des petits repas fractionnés et vomis 2 ou 3 fois par jour pour vidanger l'estomac, plutôt que d'être à la diète complète pour ne pas vomir ; mais cela dépend des malades et des explications de l'équipe soignante.

• **La pose d'une perfusion** permettant des apports liquidiens et nutritionnels se discute ; elle ne changera pas grand-chose à l'espérance de vie. Elle peut servir à rassurer la famille qui a l'impression ainsi de ne pas « abandonner » le malade, et facilite grandement l'administration des traitements par la voie veineuse qu'elle procure. Gardons-nous d'avoir une attitude dogmatique et définitive en ce domaine : l'ambiance familiale et la tolérance du malade nous guident.

Mais toutes ces procédures ne sont pas figées ; et, répétons-le encore : le soutien relationnel du malade et de son entourage est primordial, conditionnant l'acceptation de cette vie quotidienne bouleversée et pénible. Il est alors possible que des patients en occlusion basse totale puissent vivre plusieurs jours, chez eux et entourés de leurs proches, tout en communiquant et en mangeant jusqu'à leur dernier jour de vie [4].

2) *L'occlusion haute à domicile*

C'est une des situations les plus difficiles qui puisse se vivre à domicile lors d'une agonie, car le confort du malade est alors très perturbé.

– En cas d'alimentation, les vomissements sont inévitables, incessants, et le tableau est donc très difficile pour la famille ; la déshydratation est plus rapide et plus pénible pour le malade.

– La sonde gastrique d'aspiration est nécessaire mais n'est même pas toujours possible si l'occlusion est œsophagienne ; elle est encore plus inconfortable dans ces cas de lésion haute. L'angoisse du malade est grande. On peut aussi ne pas mettre de sonde, mais il faut alors que l'équipe soit très présente et que l'efficacité des médicaments sur les nausées soit bonne.

– Les antiémétiques sont à donner à très fortes doses, avec des corticoïdes qui, parfois, sont actifs sur la diminution de l'œdème et de l'inflammation autour de la tumeur.

C'est dire que la fin de vie à domicile ne peut alors se concevoir que dans une très intense collaboration avec l'équipe et avec une famille acceptant d'endurer cette situation difficile. En fait, cela n'est vivable par tous que si le SENS de ces derniers instants est à la fois existant et partagé entre tous les intervenants.

Il faut souvent réhospitaliser le malade car malgré tous les efforts, la panique – avec son cortège de culpabilisation – submerge le domicile. A l'hôpital, on ne fera rien de plus hormis la pose d'une aspiration mais, au moins, ce ne sera plus la famille qui assumera la surveillance médicale du malade. Le soutien sera plus intense.

---

4. Ces stratégies ont été vécues à domicile dans une vingtaine de cas avec une bonne efficacité, comparable à celle publiée par N. Steiner, et Ch.-H. Rapin au CESCO.

Conclusion

Nausées et vomissements surviennent lors de chimiothérapies curatives, lors de complications diverses et très souvent lors de la fin de vie du malade. Ces troubles sont d'autant plus souvent contrôlables que le bilan étiologique est précis et qu'il n'y a pas d'occlusion constituée. La part de l'anxiété est souvent majeure ; l'importance de la relation thérapeutique est donc considérable.

L'occlusion à domicile impose l'hospitalisation si l'on est dans une stratégie curative. Survenant en fin de vie, l'occlusion marque souvent l'entrée dans les derniers jours de la maladie, surtout si elle est de topographie haute. Le maintien à domicile nécessite alors une grande cohérence de stratégies et un soutien étroit de la famille et de l'équipe. Finir sa vie à domicile, en occlusion constituée, reste alors possible au sein d'une relation familiale la plus complète possible, parfois même compatible avec une certaine sérénité.

6. LES CORTICOÏDES EN CANCÉROLOGIE [5]

L'administration de corticoïdes aux patients atteints de cancer va se révéler très souvent nécessaire et même indispensable au cours des diverses étapes thérapeutiques quel que soit le degré d'évolution initial de la maladie.

Les indications et les modalités d'administration de la corticothérapie en cancérologie sont très nombreuses.

1) *Les corticoïdes ont une action antitumorale*

Cette action antitumorale directe est utilisée de façon courante au cours des traitements de la plupart des syndromes myéloprolifératifs, de la leucémie aiguë lymphoblastique, de la maladie de Hodgkin et des lymphomes non hodgkiniens.

• Exemple de protocole : le MOPP utilisé essentiellement dans la maladie de Hodgkin.

M : chlorméthine (Caryolysine *).
O : vincristine (Oncovin *).
P : procarbazine (Natulan *).
P : prednisone à la dose de 40 mg/m²/j de J1 à 15.

D'une manière générale, au cours de ces protocoles curatifs les corticoïdes sont utilisés :

– en cure courte ;
– avec un régime désodé ;

5. Ce passage sur les corticoïdes a été écrit conjointement avec mon associée le Dr Corinne SEKNAZI. Il a été publié pour la première fois dans *La Lettre de MG-Cancer*. Nous remercions vivement cette revue d'avoir autorisé l'utilisation de ce texte.

– avec une supplémentation en potassium ;
– avec une protection gastrique par prostaglandines ou anti-H2.

2) *Les corticoïdes utilisés en cours de chimiothérapie adjuvante, curative ou palliative*

• **Pour leur action antiémétique**

Cette action est beaucoup moins utilisée depuis l'arrivée sur le marché des inhibiteurs des récepteurs à la sérotonine (Zophren *, Kitryl *). Mais le prix de ces produits les réserve aux chimiothérapies très émétisantes. Les corticoïdes gardent donc une place importante dans la stratégie antiémétique.

On utilise méthylprednisolone (Solumédrol *) 80 à 120 mg en perfusion courte juste avant la perfusion de chimiothérapie.

On peut ensuite prescrire méthylprednisolone (Médrol *) *per os* à plus petites doses (48 mg par jour) les 4-5 jours qui suivent la chimiothérapie, associé à un antiémétique classique.

Pas de régime désodé car cures courtes, mais protection gastrique.

• **Indication particulière utile en cours de chimiothérapie**

Les corticoïdes « démarginalisent » les polynucléaires et peuvent améliorer les résultats d'une NFS d'un jour à l'autre. Par exemple, avec 40 mg de prednisone *per os,* le chiffre des polynucléaires peut passer de 1 000 à 2 000, cette prescription étant faite par le médecin généraliste.

3) *Les corticoïdes dans l'urgence cancérologique*

• **Compression médullaire**

C'est une situation dramatique par la gravité et le risque d'irréversibilité des lésions. L'obstacle doit être levé dans les plus brefs délais. La chirurgie est l'acte principal, mais la corticothérapie est utilisée avant chirurgie ou radiothérapie pour limiter l'apparition de l'œdème. Pendant le traitement, les corticoïdes limitent l'importance de l'œdème. Après le traitement, ils évitent l'œdème secondaire.

La corticothérapie doit être rapidement mise en place d'emblée à de fortes doses, en général 500 à 1 000 mg par jour.

• **Compression médiastinale**

Tantôt le tableau est dominé par un syndrome cave supérieur, tantôt il s'agit d'un malade en état d'asphyxie.

La corticothérapie par méthylprednisolone à fortes doses, 3 injections de 240 mg par jour, apportent un confort net et rapide en jouant sur l'œdème péritumoral et/ou les infiltrations lymphocytaires.

• **Hypertension intracrânienne**

La compression cérébrale peut être liée au volume tumoral mais aussi à l'importance de l'œdème. La corticothérapie est d'autant plus efficace que l'œdème est important (métastases à croissance rapide ou glioblastome). On utilise alors la méthylprednisolone à la dose de 120 mg 3 fois par jour. Il faut savoir que la radiothérapie, par l'effet de lyse cellulaire, va majorer dans un premier temps l'œdème. Il est donc indispensable de mettre ces patients sous un traitement préventif par méthylprednisolone que l'on diminuera progressivement après la radiothérapie.

• **Hypercalcémie**

Les corticoïdes ont une efficacité remarquable sur l'hypercalcémie en diminuant l'absorption intestinale du calcium. On utilise la méthylprednisolone à la dose de 300 à 500 mg par jour en association avec les autres traitements habituels de l'hypercalcémie.

4) *Les corticoïdes dans les soins palliatifs*

Les soins palliatifs commencent souvent dès la première consultation au moment du diagnostic car la tumeur est fréquemment non guérissable. Ils sont alors dirigés vers le confort et s'associent aux soins curatifs. Ces deux types de soins ne sont pas contradictoires et vont être souvent utilisés par les médecins généralistes au sein d'une prise en charge globale. Les corticoïdes sont utilisés pour leurs différentes actions.

• **Orexigène :** pour de petites doses avec une action transitoire.
• **Euphorisante :** en améliorant l'appétit et en diminuant les douleurs et la fièvre, ils entraînent une sensation de bien-être, mais ils ont aussi une action euphorisante vraie qui peut aller jusqu'à l'hyperexcitabilité (souvent dose-dépendante et sujets prédisposés) qui nécessite l'arrêt ou la baisse du traitement.
• **Antipyrétique :** ils diminuent les fièvres dites spécifiques et améliorent ainsi le confort du malade. On utilise la voie orale avec en général 20 à 40 mg de prednisolone ou 32 à 48 mg de méthylprednisolone.
• **Antalgique :** action fondamentale en soins palliatifs. Ils sont actifs sur les douleurs des métastases osseuses où ils sont quasi irremplaçables, sur les hépatalgies de l'envahissement hépatique, sur les douleurs générales : myalgies, arthralgies.
• **Anti-inflammatoire :** ils diminuent le phénomène œdémateux péritumoral et les troubles fonctionnels liés au lymphœdème.
Ils sont donc efficaces sur :

– la dyspnée des cancers bronchiques, des lymphangites carcinomateuses,
– la dysphagie des cancers œsophagiens,
– la dysurie des cancers urinaires,
– les troubles neurologiques des tumeurs cérébrales.

• En association avec la morphine et la scopolamine **dans la phase terminale**, ils diminuent la douleur et la dyspnée terminale.

5) *Précautions d'emploi, dans tous les cas en soins palliatifs*

• corticothérapie continue, prise le matin et à midi ;
• jamais de régime hypoglucidique ;
• pas de régime désodé sauf exception ;
• toujours une protection gastrique sauf dans les derniers jours de vie, par des anti-H2 ou prostaglandines avec lesquelles la tendance diarrhéique peut être utile si la morphine est associée ;
• antimycosique surtout si immunodépression sauf les derniers jours de vie ;
• supplémentation potassique rarement utile sauf si longue espérance de vie, ou fuite potassique pour autres causes, ou inconfort par hypokaliémie.

6) *Contre-indications des corticoïdes*

– **Absolues :**
• ulcère digestif en poussée ;
• diabète décompensé ;
• infections aiguës non couvertes par les antibiotiques.

– **Relatives :**
• insuffisance rénale ;
• thromboses vasculaires ;
• affections virales ;
• antécédents d'ulcère digestif.

Les circonstances amènent parfois à transgresser ces règles surtout en matière de soins palliatifs, la corticothérapie ayant pour but d'améliorer le confort du malade.

En conclusion, on peut insister sur l'importance de trois idées :
– se débarrasser de la peur fantasmatique des corticoïdes ;
– savoir s'en servir vite, fort et bien ;
– en adaptant la prévention des complications de manière raisonnable par rapport à l'espérance de vie et au confort du malade.

7. TRAITEMENT À DOMICILE DES DOULEURS REBELLES [6]

Ce titre est provocateur semble-t-il, car une « douleur rebelle » entraîne quasiment toujours l'hospitalisation ! Pourtant, à domicile,

6. Communication lors du premier congrès de l'association européenne de soins palliatifs (Paris, octobre 1990).

comment faire, comment parler avec un malade et son entourage quand les douleurs résistent aux antalgiques ?

Mais qui dit que les douleurs sont rebelles ?

– Si le patient dit que les douleurs restent terribles, il a « a priori » toujours raison. Nous devons du moins entendre cette expression de SOUFFRANCE globale et tenter de faire la part entre douleur physique et souffrance morale... défi de tous les instants, défi pour nous soignants, au-delà de notre position technicienne ; une telle demande nous renvoie à notre capacité d'être en relation, d'être un vivant répondant à la détresse d'un semblable.
– Si c'est la famille qui perçoit des douleurs atroces, nous devons évidemment soigneusement écouter cette plainte ; mais sans oublier qu'à domicile, il y a quasiment toujours un décalage entre douleur du malade et douleur perçue par la famille. Cela est compréhensible : quelle épreuve de voir mourir un être aimé devant soi ; la réceptivité à tout signe de souffrance est exacerbée et il en est d'ailleurs de même pour celle du malade.
– Lorsque ce sont les soignants qui ont l'impression de ne pas contrôler la situation, de nombreuses questions sont à se poser, à nous poser dans l'équipe...

Les comportements des soignants sont-ils adaptés ?

1) A-t-on utilisé efficacement tous les traitements cancérologiques pour cette douleur ?

2) Simultanément, est-on certain des mécanismes physiopathologiques de cette douleur ? Car la persistance de douleurs peut s'expliquer par :
   - une angoisse profonde, muette car non reconnue (personne n'a osé regardé en vérité le malade dans les yeux depuis des semaines) ;
   - des douleurs de déafférentation non traitées spécifiquement ;
   - un désordre psychiatrique ;
   - des erreurs de cathéters, des erreurs de seringues, des comprimés de Moscontin (*) écrasés, etc...

3) Comment est-ce que moi, soignant, je vis cette douleur rebelle ? Est-ce que je me sens mortifié par cette douleur ?
   Peut-être, va-t-il falloir accepter l'idée que ce malade ne peut pas être « parfaitement » calmé.
   Peut-être va-t-il falloir abandonner notre toute puissance de soignant... parfois troquée contre une pseudo-toute puissance de « palliatologue ».

4) Qu'est-ce que nous, équipe, disons à notre malade ?

Quel est l'espoir du malade ?
Que pense la famille ?
Est-ce que ces plaintes ne sont pas un appel à une plus grande sécurisation nécessitant parfois l'hospitalisation qu'il faudra accepter sans la ressentir comme un échec ?

Les douleurs sont bien rebelles

Nous cheminons donc avec un malade visiblement en fin de vie, au bilan étiologique assuré, entouré par une famille ou des amis dévoués, présents, attentifs... et nous percevons toujours des douleurs terribles.

Nous prescrivons des doses progressives de morphine orale : 400, 600 mg, voire plus, avec 200 mg de prednisolone, des sédatifs ; nous luttons contre la constipation et les autres symptômes ; si la douleur est de déafférentation, les antidépresseurs sont à bonne dose, les anticonvulsivants aussi, etc...

Et puis nous nous efforçons qu'à ce moment de Sa vie, ce malade ne soit pas trop désespéré d'angoisse, fou de tristesse ; en tout cas, qu'il soit entouré COMME LUI LE SOUHAITE.

1) *Malade et entourage expriment toujours le souhait de rester à domicile*

Ce type de situation est souvent intriqué avec des difficultés familiales, psychologiques, avec une détresse affective. Peu ou mal verbalisé, ce « mal-être » déborde les réserves psychiques des uns et des autres.

- Les demandes d'euthanasie fleurissent alors tout azymut : par pitié, par peur, par intérêt, par panique, au nom de la morale, au nom de la dignité...
- Ces situations vont mettre à rude épreuve l'équipe soignante du domicile : il faudra que ses membres puissent se rencontrer, en parler, partager ces tensions pour ne pas s'épuiser et prendre des décisions qui seraient brutalement incohérentes avec ce qui est vécu.

Il faut parler, expliquer, expliquer encore ce qui se passe, fixer avec tous des objectifs réalistes, selon les désirs du malade et non selon la projection des fantasmes des soignants.

2) *Le malade est de nouveau laminé, non communicant, épuisé*

Ce malade n'est-il pas en train de mourir ? à l'agonie ultime ?

De toutes façons nous devrions parler, expliquer, expliquer encore pourquoi nous ne pouvons pas gommer toute la douleur, pour dire et partager ensemble les buts fixés au jour le jour, en acceptant de soutenir le regard même quand l'indicible affleure.

POURQUOI RÉHOSPITALISER CE MALADE ?

Il faut peut-être réhospitaliser ce malade... mais dans quel but ?

- poser un cathéter ? cela est rarement nécessaire ; et puis un cathéter n'a jamais enlevé l'angoisse de mort...
- passer à la voie injectable ? à la variation de dose près, l'effet est le même.
- essayer des techniques sophistiquées : stimulation transcutanée, neurolyse, neurochirurgie, tout ce qui est disponible et qui semble sérieusement appliqué ? Oui, certes. Mais il faut travailler en parfaite complémentarité avec une équipe compétente qui ne soit pas obnubilée par sa technique. Et surtout, est-ce vraiment une solution pour le malade, ou bien est-ce un échappatoire à notre propre angoisse devant cette souffrance ?

Alors ? Placer le malade dans une USP ? Oui, cela soulage tout le monde, ces bons « palliatologues » trouveront bien une solution... mais à part quelques cas bien précis pour lesquels un geste antalgique n'est possible qu'en milieu hospitalier, c'est surtout par la prise en charge globale intensive (du malade et plus souvent encore de sa famille) que l'USP améliore la situation. Et si cette solution semble la moins mauvaise, en particulier pour soulager la famille, nous prendrons bien soin de toujours laisser l'éventualité d'un retour ultérieur à domicile, montrant ainsi au malade que nous ne nous « débarrassons » pas de lui pour la dernière fois.

Et pourquoi ne serait-il pas possible de vivre ces jours de tensions extrêmes à la maison, si du moins l'entourage et nous-mêmes avons encore quelque énergie ?

Dans ces situations qui paraissent nous dépasser, avons-nous encore assez de « désir de vie » pour ce malade ?

Sommes-nous prêts à soutenir la famille jusque dans ces moments où nous-mêmes sommes angoissés ? Leur disons-nous quand même et jusqu'au bout que nous respectons cette vie, si fragile et difficile soit-elle ?

En fait, bien souvent, nous nous retrouvons à notre point de départ : accepter que la vie de ce malade, sa douleur, ne soient pas, ne soient plus en notre pouvoir ; accepter l'inacceptable de ce malade souffrant, dont la communication jusqu'au bout sera un message pénible, un message de révolte. Il y aura toujours des douleurs rebelles, avec lesquelles il faudra composer, cheminer, bagarrer, jusqu'au dernier souffle du malade.

Et là je ne pense pas qu'il y ait de recettes nouvelles ou révolutionnaires, en dehors d'un cheminement lent, avec tous, en évitant si possible d'imposer sa propre angoisse qui aggraverait immanquablement la situation.

Je ne peux pas vous donner de certitudes sur l'antalgie parfaite, car il n'y en a pas.

Cette relation qui accepte sa propre limite nous fait vivre au cœur même de l'être spirituel et insondable de chaque malade.

Si nous acceptons d'être interpellés par la fin de la vie de nos patients et de nous laisser alors questionner, les douleurs rebelles nous font découvrir des exigences relationnelles bien au-delà de notre pauvre technique médicale...

ANNEXES

1. LA CIRCULAIRE « LAROQUE » (AOÛT 1986).

2. CAUSES ET LIEUX DE MORTALITÉ EN FRANCE.

3. STATUTS DE LA SFAP.

4. CONCEPTION SCHÉMATIQUE DE LA NOTION DE SOINS CONTINUS.

5. ADRESSES UTILES.

1

LA CIRCULAIRE « LAROQUE » (août 1986)

Nous reproduisons ici le texte de la circulaire sur les soins terminaux, publiée par le ministère de Mme Barzach, au cours de l'été 1986 ; ce document a officialisé l'évolution des soins palliatifs en France.

Cette circulaire était présentée en ces termes par le Pr J.-F. GIRARD, *Directeur général de la Santé :*

« Afin de sortir de la fausse alternative entre l'euthanasie et l'acharnement thérapeutique, afin d'éviter les risques d'une attitude uniquement attentiste face à la mort, un groupe de travail a été chargé de proposer des solutions permettant de faire bénéficier les malades en phase terminale des pratiques d'accompagnement des mourants et des techniques de lutte contre la douleur.

« Le travail des équipes médicales et soignantes est clair : il s'agit de soigner, c'est-à-dire de guérir si c'est possible et, quand cela ne l'est plus, d'améliorer les conditions de cette étape de la vie qu'est le passage de la vie à la mort. »

MINISTÈRE DES AFFAIRES SOCIALES ET DE L'EMPLOI

RÉPUBLIQUE FRANÇAISE

DIRECTION GÉNÉRALE DE LA SANTÉ

Paris, le 26 août 1986

Sous-Direction de l'Organisation des Soins et des Programmes Médicaux

DGS/ /3 D

CIRCULAIRE RELATIVE A L'ORGANISATION DES SOINS ET A L'ACCOMPAGNEMENT DES MALADES EN PHASE TERMINALE

***

LE MINISTRE DES AFFAIRES SOCIALES ET DE L'EMPLOI

à

Messieurs les Préfets, Commissaires de la République de région
Directions Régionales des Affaires Sanitaires et Sociales
Messieurs les Préfets, Commissaires de la République de département
Direction Départementales des Affaires Sanitaires et Sociales
(pour attribution)

Au moment où l'activité de l'hôpital est de plus en plus marquée par les développements de ses aspects techniques, un certain nombre de circulaires ont pour objet de rappeler son rôle d'accueil et de soin global à la personne (circulaire sur l'hospitalisation des enfants, circulaire sur l'hospitalisation des personnes âgées...).

La présente circulaire relative à l'organisation des soins et à l'accompagnement des malades en phase terminale s'intègre dans cet ensemble : les progrès de la médecine, le sens de la solidarité nationale doivent se rejoindre pour que l'épreuve inévitable de la mort soit adoucie pour le mourant et supportée par les soignants et les familles sans que cela n'entraîne de conséquences pathologiques.

Ce texte a donc pour objet, de préciser ce que sont les soins d'accompagnement parfois appelés soins palliatifs et de présenter les modalités essentielles de leur organisation, compte tenu de la diversité des situations (maladie, vieillesse, accident ; à domicile ou en institution).

I - Les soins et l'accompagnement

Les soins d'accompagnement visent à répondre aux besoins spécifiques des personnes parvenues au terme de leur existence.

Ils comprennent un ensemble de techniques de prévention et de lutte contre la douleur, de prise en charge psychologique du malade et de sa famille, de prise en considération de leurs problèmes individuels, sociaux et spirituels.

L'accompagnement des mourants suppose donc une attitude d'écoute, de disponibilité, une mission menée en commun par toute l'équipe intervenant auprès du malade.

Il s'agit d'apaiser les douleurs et l'angoisse, d'apporter le plus possible de confort et de réconfort à celui qui va mourir, d'accueillir et d'entourer sa famille pendant cette période difficile et même plus tard dans son deuil.

Le problème du soulagement de la douleur est central dans la démarche d'accompagnement.

En effet, toute demande relative à la douleur par un patient ou son entourage dépasse généralement le cadre du désordre physique et appelle une réponse qui prenne en compte la douleur dans son contexte et ses conséquences, c'est-à-dire dans sa dimension de souffrance. Pour cela il est important de comprendre que toute douleur s'inscrit dans une relation, que tout en étant une perception désagréable du corps, elle peut être aussi un message vers les autres.

Les progrès de la médecine en matière de lutte contre la douleur sont porteurs d'espoir car les traitements mis au point non seulement viennent soulager la douleur mais agissent efficacement en empêchant l'apparition de celle-ci.

Des centres spécialisés, par exemple les consultations et les centres de la douleur ou les centres de lutte contre le cancer sont pour les praticiens hospitaliers et de ville, des moyens privilégiés qui contribuent à la prise en charge des patients présentant des phénomènes douloureux difficiles à résoudre et constituent une aide aux médecins pour mieux s'occuper de leurs malades.

La mission des soignants est de mettre en œuvre tous les moyens existants pour soigner et accompagner leurs malades jusqu'à la fin de leur vie.

Par cette attitude d'écoute et de relation, les soignants, et tout particulièrement les médecins, doivent permettre aux malades d'exprimer leurs sentiments et leurs demandes quelles qu'elles soient, y compris concernant leur propre mort.

D'une manière générale, il est indispensable, autant que faire se peut, de ne pas changer le cadre dans lequel la personne a été soignée : les soins palliatifs doivent être dispensés aussi bien à domicile que dans les établissements sanitaires et sociaux.

I-1 **Les soins d'accompagnement au domicile du malade**

Au domicile, lieu naturel de vie, les soins palliatifs doivent être dispensés dans les meilleures conditions, ce qui suppose que soient prises en compte un certain nombre de données qui tiennent à :

— l'environnement psychologique et matériel du malade et de la famille,
— la formation des intervenants,
— l'interaction hôpital-domicile.

1.1. *L'environnement psychologique et matériel du malade et de sa famille*

Le maintien ou le retour à domicile du malade en phase terminale procède quelquefois d'un choix du malade et de sa famille mais découle souvent aussi d'une orientation donnée par l'hôpital. Selon les modalités du choix et les motifs de la décision, les soins palliatifs à domicile seront plus ou moins aisés à mettre en œuvre, en fonction des modèles culturels de la famille (notamment conception de la maladie et de la mort) et des facteurs relationnels ; d'autre part cette mise en œuvre provoque un réaménagement de la vie familiale pour permettre l'intégration des soins au malade.

Aussi peut apparaître la nécessité d'un soutient tant psychologique que matériel, ponctuel ou à long terme, facilitant cette prise en charge du malade pour aboutir à la réalisation d'un nouvel équilibre familial.

1.2. *Formation des intervenants*

Le médecin traitant va être, le tout premier, confronté aux problèmes posés par la mise en œuvre des soins palliatifs à domicile. Il devra donc posséder, outre une parfaite connaissance de la clinique et du maniement des antalgiques, une qualité d'écoute du malade et de sa famille pour les aider dans la recherche de ce nouvel équilibre. Pour l'aider dans sa tâche il fera intervenir des infirmières également formées et motivées, qu'elles appartiennent à des services d'hospitalisation à domicile, ou de soins à domicile, ou soient d'exercice libéral.

Tant pour le médecin traitant que pour les infirmières, une formation à double visée technique et psychologique s'impose donc.

1.3. *Interaction hôpital-domicile*

Une liaison permanente des soignants à domicile avec l'hôpital doit permettre :

— la mise au point commune du traitement le plus adapté à la situation personnelle du malade ;
— l'organisation de consultations externes pour faire le point sur ce traitement et mettre en œuvre, si besoin est, des techniques palliatives lourdes ;

— la réhospitalisation à tout moment pour raisons cliniques ou pour aider la famille à assumer les charges matérielles et affectives occasionnées par la présence du malade au domicile.

I-2. **Les soins palliatifs en institution**

La majorité des malades terminent aujourd'hui leur vie dans un établissement de soins. Certaines unités d'hospitalisation ont un taux de décès particulièrement élevé : unités non spécialisées, cancérologie, gériâtrie, urgences, réanimation. C'est là que l'effort pour améliorer l'aide aux mourants doit porter en priorité. Des mesures doivent être prises pour améliorer la formation de tous les membres de l'équipe soignante.

— Il est souhaitable de prévoir des vacations de psychiatres ou de psychologues dans l'établissement, certaines d'entre elles devraient être consacrées à des réunions régulières avec les soignants, pour les aider à analyser leurs réactions face aux malades arrivés à la fin de leur vie, et ainsi développer un réel accompagnement.
— L'organisation du travail devra prendre en compte les besoins de ces malades, en favorisant les relations privilégiées qui s'instaurent entre ceux-ci et certains membres de l'équipe, ce qui peut avoir deux conséquences :

- une certaine souplesse des horaires,
- un soulagement de certaines tâches pour les soignants qui sont momentanément impliqués dans de telles relations.

Si, à terme, tous les services hospitaliers prenant en charge des malades lourds, doivent être en mesure de pratiquer les soins palliatifs, la création d'un nombre limité d'unités spécialisées s'impose dans un premier temps.

Ces créations trouvent leur justification essentielle dans la nécessité d'assurer la formation des soignants, notamment celle des formateurs, et d'approfondir la recherche dans ce domaine.

II - Les caractéristiques des unités de soins palliatifs

Les unités de soins palliatifs (USP) peuvent être fractionnées ou regroupées :

— fractionnées : dans les services hospitaliers à taux élevé de mortalité, certains lits seront réservés aux cas difficiles, nécessitant d'autant plus le recours aux techniques palliatives. Cette formule permet la continuité dans l'accompagnement, qui ne concerne pas uniquement les derniers jours ;
— regroupées : la dizaine de lits affectés aux soins palliatifs est regroupée géographiquement, ce qui permet une organisation plus aisée de travail de l'équipe ;
— l'USP est constituée de plusieurs personnes qui se chargent de dispenser les soins palliatifs, interviennent sur demande dans les

services en tant que consultants et répondent aux demandes extérieures par consultation et service téléphonique.

Les USP n'accueillent pas systématiquement tous les mourants; elles peuvent être consacrées ou non à une seule catégorie de pathologie.

1 - Il s'agit *d'unités de petite taille*, entre 5 et 15 lits ; il est exclu qu'un établissement puisse se consacrer dans sa totalité aux soins palliatifs. Une consultation externe est organisée au sein de l'USP afin d'assurer le traitement des malades à domicile et de ceux hospitalisés dans d'autres services.

2 - L'équipe de l'USP est dirigée par un médecin et regroupe plusieurs intervenants :

— médecins, dont psychiatres et anesthésistes-réanimateurs,
— infirmiers,
— aides-soignants,
— psychologues,
— kinésithérapeutes,
— assistants de service social.

Sans participer à temps plein à l'*activité de l'équipe*, les diététiciennes et les pharmaciens doivent y être associés régulièrement.

En outre, l'équipe peut proposer au malade l'intervention s'il le désire, de ministres du culte et de bénévoles.

Le fait que l'équipe comprenne un psychiatre ou un psychologue est très important pour le suivi du malade et de sa famille mais principalement pour le soutien de l'équipe qui doit pouvoir exprimer ses réactions devant la mort de ses malades et en assumer le deuil.

Le fonctionnement de l'équipe est fondé sur le volontariat de ses membres et sur la bonne cohésion de son action : au cours de réunions de travail régulières l'équipe élabore un projet commun précisant les modalités de l'intervention de chacun.

L'équipe travaille en collaboration étroite avec l'unité d'origine, le médecin traitant et les services de soins ou d'hospitalisation à domicile.

3 - Lorsque l'unité de soins est regroupée, les *locaux* doivent être conçus de façon à ce que les chambres puissent être personnalisées et possèdent une liaison téléphonique avec la ville.

Dans la mesure du possible, il est souhaitable qu'ils soient accessibles facilement.

Outre les locaux de soins, l'unité dispose d'une pièce pour les réunions d'équipe et les rencontres avec les familles.

Le malade doit pouvoir à l'occasion s'isoler avec sa famille dans cette pièce ou dans une autre aménagée à cet effet.

Le service doit par ailleurs veiller à la qualité de l'accueil des familles dans les chambres mortuaires afin de les entourer au moment où elles vont veiller le corps.

4 - Les soins palliatifs pouvant se prolonger, ils doivent être dispensés à proximité d'un plateau technique suffisant afin que les malades puissent bénéficier de tous les traitements nécessaires.

5 - Afin de généraliser la pratique des soins palliatifs, la formation et la recherche sont les missions essentielles des USP. Ces unités doivent accueillir des stagiaires et veiller à la formation continue du personnel.

L'USP doit constituer un centre de documentation, de recherche et de conseil, accessible aux praticiens locaux : à cet effet, l'organisation d'une permanence téléphonique disponible à des horaires fixes permettrait de les faire bénéficier plus largement de l'expérience acquise et d'instaurer une meilleure collaboration entre les médecins hospitaliers et les médecins traitants.

III - La situation des enfants

La prise en charge des enfants et de leurs familles a fait l'objet de plusieurs circulaires récentes : celle du 1er août 1983 relative à l'hospitalisation des enfants, celle du 9 juillet 1985 sur les enfants en danger ou maltraités, celle du 29 novembre 1985 sur l'accueil en maternité d'un enfant handicapé.

Le décès d'un enfant se présente toujours comme plus insupportable, plus pénible à assumer pour les familles et les soignants, que celui d'un adulte.

On remarque que peu d'enfants sont traités par les services d'hospitalisation à domicile (en général peu préparés à ce type de prise en charge) car en cas de maladie grave d'un enfant, l'hospitalisation en unité de pédiatrie est la solution la plus sécurisante. C'est pourquoi l'unité de soins palliatifs ne se justifie pas dans ce cas, c'est l'équipe soignante du service de pédiatrie qui assume ce type de soins.

Le rôle de la famille (et en premier lieu les parents) est essentiel dans ce cas : la présence jour et nuit éventuellement dans le service, la participation active des parents dans l'exercice des soins font partie du projet thérapeutique.

Pour cela, le temps passé par l'équipe soignante auprès des parents pour les informer, leur expliquer la situation et leur apprendre les gestes à effectuer pour soigner leur enfant doit être pris en compte dans l'évaluation de la charge de travail de chacun.

L'équipe doit veiller particulièrement à l'accueil de l'enfant malade et de ses parents, à atténuer le sentiment de culpabilité éprouvé par les parents et à les aider à préserver autant que possible l'équilibre familial, même après le décès de l'enfant (problèmes de couples, frères et sœurs de l'enfant).

Pour l'équipe soignante, il est absolument indispensable d'organiser régulièrement des réunions de groupe au cours desquelles les uns et les autres peuvent extérioriser leurs réactions et s'aider mutuellement à assumer les deuils.

IV - Relation avec les familles

Les soins palliatifs comprennent la relation avec les familles des malades, l'assistance morale, éventuellement matérielle ou administrative.

L'équipe soignante doit apporter un soutien à la famille afin de l'aider dans la phase difficile qu'elle traverse et de lui permettre de jouer son rôle auprès du mourant.

Ainsi, sous l'égide des soignants, la famille peut participer à certains actes (repas, toilette...) importants pour le réconfort du malade et l'équilibre familial.

Dans ces conditions, les horaires des visites, les possibilités d'hébergement sur place, la restriction des visites faite aux enfants doivent pouvoir être aménagés.

Le rôle de l'équipe se poursuit après le décès du malade dans le but d'assurer le suivi du deuil et de prévenir ainsi autant que possible, l'apparition de pathologie consécutive à la perte d'un proche (il est statistiquement démontré qu'on rencontre dix fois plus de pathologies graves chez les personnes ayant eu un deuil l'année précédente).

IV - Le rôle des non-professionnels de santé

Sur la proposition de l'équipe ou à la demande du malade, en particulier s'il est isolé, la participation des bénévoles, et des ministres des cultes vient compléter l'action menée par l'équipe.

Les bénévoles doivent s'engager à assurer leur fonction avec régularité ; une formation adaptée doit être prévue pour les bénévoles et les ministres des cultes afin de leur permettre de mieux comprendre la situation des malades et de répondre à leurs questions.

Leur action constitue un supplément à celle menée par l'équipe : les bénévoles ne sauraient être considérés comme un personnel d'appoint.

VI - Financement

Les moyens nécessaires à la mise en application pratique des soins d'accompagnement des mourants seront recherchés par le redéploiement des moyens existants.

Les soins palliatifs ne sauraient en aucun cas se concrétiser par une médecine au moindre coût.

*
**

Par la généralisation de ces techniques de soins, on peut espérer que l'expérience acquise par chacun, du décès de proches intervenant dans la sérénité et la dignité, entraînera progressivement une transformation des conditions de la mort dans notre société.

*
**

Je vous demande de bien vouloir diffuser largement les présentes informations auprès des directeurs d'établissements hospitaliers publics et privés et des médecins responsables d'unités dans ces établissements.

Le Directeur Général de la Santé,	Pour le Ministre et par délégation *Le Directeur des Hôpitaux*
Professeur Jean-François GIRARD	Jean de KERVASDOUE

2

CAUSES ET LIEUX DE MORTALITÉ EN FRANCE

Nous remercions chaleureusement le docteur R. Sebag-Lanoë de nous autoriser à reproduire ici des pages de son ouvrage *Mourir accompagné* (Éditions Desclée de Brouwer, 1990), sur lesquelles figure l'étude comparative des lieux de mortalité en France.

Tableau I

DÉCÈS SELON LE LIEU DE 1964 A 1982

Années	Domicile		Établissements hospitaliers [1]		Autres lieux [2]		Total
	Décès	%	Décès	%	Décès	%	Décès
1964	326 348	63,2	173 041	33,5	17 089	3,3	516 478
1965	338 465	62,6	184 709	34,3	17 167	3,1	540 341
1966	322 907	61,5	186 098	35,4	16 492	3,1	525 497
1967	326 909	60,5	195 707	36,3	17 330	3,2	539 946
1968	327 310	59,5	204 763	37,2	18 419	3,3	550 492
1969	332 863	58,3	219 385	38,5	18 353	3,2	570 601
1970	307 915	57,1	211 220	39,1	20 544	3,8	539 679
1971	306 764	55,6	225 126	40,8	19 624	3,6	551 514
1972	297 602	54,3	231 976	42,4	17 909	3,3	547 487
1973	298 223	53,4	243 906	43,6	16 653	3,0	558 782
1974	295 917	53,5	240 157	43,5	16 477	3,0	552 551
1975	298 169	53,2	245 174	43,8	16 610	3,0	560 353
1976	287 912	51,7	252 693	45,3	16 509	3,0	557 114
1977	229 777	42,8	289 991	54,1	16 453	3,1	536 221
1978	207 599	37,9	322 001	58,9	17 316	3,2	546 916
1979	188 604	34,8	344 879	63,7	8 322	1,5	541 805
1980	179 609	32,8	359 101	65,7	8 397	1,5	547 107
1981	173 270	31,2	372 817	67,2	8 674	1,6	554 823
1982	166 270	30,6	368 092	67,8	8 742	1,6	543 104

Source : INSEE-INSERM

1. Cette rubrique regroupe tous les décès enregistrés dans les hôpitaux, hospices, maisons de retraite, établissements antituberculeux, cliniques privées, maisons de repos et autres établissements sanitaires.
A partir de 1979, les décès survenus sur la voie publique ou dans les lieux publics sont inclus dans cette rubrique.
2. Les décès survenus sur la voie publique ou dans les lieux publics, inclus dans cette rubrique jusqu'en 1978, sont comptabilisés à partir de 1979 dans la rubrique « établissements hospitaliers ».

Ce tableau montre de façon évidente au cours de la période 1964-1982 :

— La décroissance du pourcentage des décès à domicile qui est passé de 63,2 % à 30,6 % (25,3 % en Ile-de-France et 40,9 % en Limousin).
— L'augmentation du pourcentage des décès survenus à l'hôpital et d'une manière plus générale dans une institution de soins ou de retraite, même si l'on tient compte de l'adjonction mentionnée en note concernant les décès relativement peu nombreux, de l'ordre de 2 % au maximum, sur la voie publique ou dans les lieux publics.

Tableau II

RÉPARTITION SELON LE LIEU DE DÉCÈS

Années	Tous lieux		Domicile [1]		Hopital [2]		Autres établissements de soins, de repos, de retraite, voie et lieux publics [3-8]		Autre lieu ou non déclaré [9]	
	N	%	N	%	N	%	N	%	N	%
1979	541 805	100	188 604	34,8	262 118	48,4	82 761	15,3	8 322	1,5
1980	547 107	100	179 609	32,8	271 261	49,6	87 840	16,1	8 397	1,5
1981	554 823	100	173 270	31,2	280 062	50,5	92 817	16,7	8 674	1,6
1982	543 104	100	166 270	30,6	274 549	50,6	93 543	17,2	8 742	1,6

Source : INSERM

1. Domicile, logement, privé.
2. Hôpital.
3. Sanatorium, préventorium, aérium.
4. Hôpital psychiatrique.
5. Clinique privée.
6. Hospice, maison de retraite.
7. Maison de repos ou autre établissement sanitaire.
8. Voie et lieux publics.
9. Autre lieu ou lieu non déclaré.

Ce tableau fait apparaître, à partir des chiffres les plus récents de l'INSERM, que l'évolution montrée par le tableau I se manifeste dans tous les types d'établissements qu'il s'agisse d'hôpitaux généraux ou des hôpitaux psychiatriques, cliniques privées, hospices, maisons de retraite ou de repos et autres établissements sanitaires.

Tableau III

DÉCÈS SELON LE LIEU, LE SEXE ET L'ÂGE EN 1972

Groupes d'âges		Domicile	Hôpitaux	Hospices et maisons de retraite	Autres lieux	Total
moins d'un an	M	1 579	4 682	7	458	6 726
	F	1 082	3 544	1	316	4 943
1 à 4 ans	M	697	593	1	180	1 471
	F	500	434	—	116	1 050
5 à 14 ans	M	785	615	3	389	1 792
	F	538	462	2	217	1 219
15 à 24 ans	M	1 702	2 739	19	2 293	6 753
	F	859	1 087	8	587	2 541
25 à 34 ans	M	1 728	2 411	15	1 802	5 956
	F	1 015	1 019	15	434	2 483
35 à 44 ans	M	4 951	4 727	48	2 129	11 855
	F	2 669	2 193	22	660	5 544
45 à 54 ans	M	11 945	9 043	122	2 768	23 878
	F	6 046	4 192	75	1 059	11 372
55 à 64 ans	M	23 835	15 896	537	3 512	43 780
	F	11 804	7 498	249	1 706	21 257
65 à 74 ans	M	48 791	27 481	1 815	4 831	82 918
	F	29 640	17 946	1 602	3 570	52 758
75 à 84 ans	M	41 379	21 376	3 012	3 364	69 131
	F	50 291	30 376	6 660	5 510	92 837
85 ans et plus	M	18 101	8 091	2 289	1 175	29 656
	F	37 665	18 167	8 473	3 262	67 567
Total tous âges	M	155 493	97 654	7 868	22 901	283 916
	F	142 109	86 918	17 107	17 437	263 571
Total		297 602	184 572	24 975	40 338	547 487

Source : INSERM

Tableau IV

DÉCÈS SELON LE LIEU, LE SEXE ET L'ÂGE EN 1978

Groupes d'âges		Domicile	Hôpitaux	Maisons de retraite	Autres lieux	Total
moins d'un an	M	843	3 473	1	221	4 538
	F	574	2 553	—	187	3 314
1 à 4 ans	M	389	566	3	149	1 107
	F	258	401	—	90	749
5 à 14 ans	M	469	722	3	342	1 536
	F	334	475	—	178	987
15 à 24 ans	M	1 277	2 758	13	2 116	6 164
	F	590	1 083	10	519	2 202
25 à 34 ans	M	1 837	2 619	16	1 835	6 307
	F	845	1 339	10	498	2 692
35 à 44 ans	M	3 109	4 368	42	1 913	9 432
	F	1 436	2 079	22	650	4 187
45 à 54 ans	M	9 527	12 848	114	3 623	26 112
	F	3 893	5 444	70	1 460	10 867
55 à 64 ans	M	14 401	18 244	410	4 287	37 342
	F	6 202	8 137	209	2 117	16 665
65 à 74 ans	M	30 857	37 463	1 684	7 588	77 592
	F	17 110	22 489	1 395	5 172	46 166
75 à 84 ans	M	33 674	38 773	3 589	7 521	83 557
	F	34 483	44 248	7 098	9 246	95 075
85 ans et plus	M	14 113	13 226	2 665	2 527	32 531
	F	31 378	30 135	10 453	5 828	77 794
Total tous âges	M	110 496	135 060	8 540	32 122	286 218
	F	97 103	118 383	19 267	25 945	260 698
Total		207 599	253 443	27 807	58 067	546 916

Source : INSERM

Tableau V

DÉCÈS SELON LE LIEU, LE SEXE ET L'ÂGE EN 1982

Groupes d'âges		Domicile	Hôpitaux	Maisons de retraite	Autres lieux	Total
moins d'un an	M	953	3 205	1	231	4 390
	F	629	2 368	—	155	3 152
1 à 4 ans	M	271	474	—	136	881
	F	178	404	3	83	668
5 à 14 ans	M	319	618	2	341	1 280
	F	222	464	2	182	870
15 à 24 ans	M	1 052	2 652	13	2 414	6 131
	F	459	1 019	5	644	2 127
25 à 34 ans	M	1 961	2 696	12	2 277	6 946
	F	856	1 295	10	684	2 845
35 à 44 ans	M	2 867	4 230	14	2 207	9 318
	F	1 303	2 076	14	761	4 154
45 à 54 ans	M	7 698	12 509	109	3 943	24 259
	F	2 937	5 046	43	1 551	9 577
55 à 64 ans	M	14 087	22 453	387	5 868	42 795
	F	5 510	9 649	199	2 898	18 256
65 à 74 ans	M	20 508	33 614	1 362	8 084	63 568
	F	10 893	20 724	1 236	5 576	38 429
75 à 84 ans	M	28 039	45 662	3 843	10 303	87 847
	F	26 054	48 916	7 451	11 663	94 084
85 ans et plus	M	12 094	16 448	3 051	3 652	35 245
	F	27 380	38 027	12 363	8 512	86 282
Total tous âges	M	89 849	144 561	8 794	39 456	282 660
	F	76 421	129 988	21 326	32 709	260 444
Total		166 270	274 549	30 120	72 165	543 104

Source : INSERM

« Les tableaux III, IV et V toujours extraits de documents fournis par l'INSERM, relatifs aux lieux de décès par tranches d'âge pour 1972, 1978 et 1982 montrent à l'évidence une augmentation des décès hospitaliers pour les tranches d'âge « gériatriques » : en 1978, les plus de 75 ans meurent davantage à l'hôpital qu'au domicile, ce qui n'était pas le cas en 1972 !

Seuls les plus de 85 ans meurent encore un peu plus à leur domicile en 1978. Il n'en est plus de même en 1982 !

Tout est plus clair désormais, le souci que nous avons eu d'humaniser les conditions de la mort des personnes âgées institutionnalisées rejoint à présent des préoccupations hospitalières et sociales générales. Des besoins nouveaux sont nés de réalités sociologiques nouvelles. Ce qui représentait à nos yeux une nécessité est devenu nécessaire d'une façon plus générale [1]. »

1. Dr Renée Sébag-Lanoë.

LIEUX DE DÉCÈS
VILLE DE PARIS (1982)
EFFECTIFS *

Localisation	Domicile*	Hôpital			Cl. priv.	Hospices	Autres	Total	%
		A.P.	CLCC	Autres					
14. Cavité buccale et pharynx	45	77	25	54	45	0	5	251	4,05 %
15. Œsophage	16	87	4	24	35	1	4	171	2,76 %
16. Estomac	59	85	1	94	63	1	9	312	5,03 %
17. Intestin	147	165	6	172	193	10	19	712	11,48 %
18. Pancréas	34	83	1	57	36	3	4	218	3,52 %
19. Autres dig. et péritoine	128	145	2	78	65	6	16	440	7,10 %
20. Larynx	45	49	4	21	19	0	5	143	2,31 %
21. Trachée et broncho-pulm.	172	364	11	203	76	11	18	855	13,79 %
22. Autres resp. et thorax	5	30	0	54	15	0	2	106	1,71 %
23. Os et cartilages	17	9	2	11	4	0	0	43	0,69 %
24. Tissu conj. et tissus mous	2	4	2	17	2	0	1	28	0,45 %
25. Peau	9	8	3	7	9	2	1	39	0,63 %
26. Sein	100	78	35	177	108	7	9	514	8,29 %
27. Utérus	39	33	8	45	58	1	2	186	3,00 %
28. Ovaires et annexes	16	37	9	44	39	0	5	150	2,42 %
29. Prostate	95	54	0	98	54	4	8	313	5,05 %
30. Vessie	42	56	1	37	41	2	4	183	2,95 %
31. Rein et voies urinaires	25	23	1	26	19	0	2	96	1,55 %
32. Autres génito-urinaires	5	12	3	3	9	0	1	33	0,53 %
33. Encéphale	15	70	1	0	17	0	8	111	1,79 %
34. Autres	107	184	14	234	88	6	22	655	10,56 %
35. Hodgkin	2	11	0	9	1	0	0	23	0,37 %
36. Autres tissus lymph. et histio.	9	49	2	38	13	1	0	112	1,81 %
37. Kahler et tum. immunopro.	7	43	0	13	12	0	2	77	1,24 %
38. Leucémies	47	109	5	35	11	1	6	214	3,45 %
39. Car. in situ tumeurs SAI	41	78	2	61	23	5	5	215	3,47 %
TOTAL	1 229	1 943	142	1 612	1 055	61	158	6 200	100,00 %
%	19,82 %	31,34 %	2,29 %	26,00 %	17,02 %	0,98 %	2,55 %	100,00 %	

* dont 126 (2 %) HAD.

LIEUX DE DÉCÈS EN ÎLE-DE-FRANCE

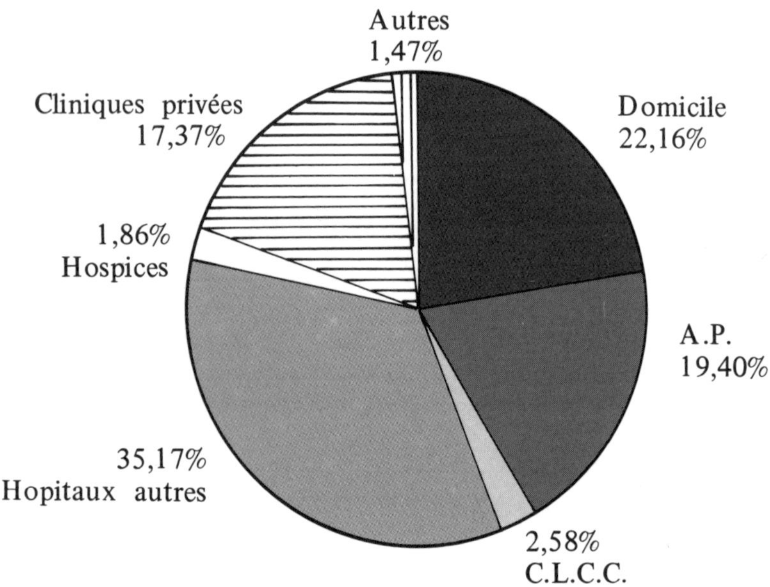

Tableau ci-dessus : données de 1982.
Tableaux des pages 255 et 257, source :
Documents réalisés par le Groupe *Mortalité-cancer* de l'Association PETRI, 44, rue Charles-Moureu, Paris 13e (Tél. : 45 88 63 95).

ÉVOLUTION CHRONOLOGIQUE DES CAUSES DE DÉCÈS [1]

Révisions statistiques de l'année / Causes de décès	1950		1960		1970		1980	
	Nb décès	%	Nb décès	%	Nb décès	%	Nb décès	%
Infectieuses et parasitaires [2]	33 452	6,3	26 093	5,0	15 146	2,8	8 012	1,4
dont : Tuberculose	24 364	4,6	10 086	2,7	4 162	0,8	1 604	0,3
Tumeurs	78 369	14,8	93 589	18,0	109 563	20,3	128 685	23,5
Appareil circulatoire	166 810	31,5	176 007	34,0	198 999	36,9	204 416	37,4
Appareil respiratoire [3]	72 141	13,6	30 596	5,9	28 526	5,4	32 355	5,9
Appareil digestif	22 698	4,3	26 377	5,1	32 351	6,0	35 669	6,5
dont : Cirrhose	6 843	1,3	13 401	2,6	16 954	3,1	14 834	2,7
Alcoolisme	2 362	0,4	5 074	1,0	4 063	0,7	3 367	0,6
Malformations congénitales et affections périnatales	15 348	2,9	13 826	2,7	9 166	1,7	4 854	0,9
Accidents et morts violentes	27 650	5,2	43 570	8,4	47 082	8,7	50 506	9,2
dont : Suicides	6 402	1,2	7 223	1,4	7 834	1,5	10 405	1,9
dont : Accidents de la route	3 240	0,6	8 163	1,6	11 751	2,2	11 071	2,0
Symptômes et états morbides mal définis	102 341	19,3	75 370	14,6	56 162	10,4	34 091	6,2
dont : Sénilité	43 565	8,2	30 465	5,9	14 164	2,6	10 164	1,9
Toutes causes	530 294	100	517 437	100	539 679	100	547 107	100

1. Les 2 tableaux suivants sont extraits des revues statistiques de l'INSEE et de l'INSERM, en libre circulation à la salle d'étude de l'observatoire économique de Paris (INSEE), 195, rue de Bercy, Paris 13e.
2. Y compris la grippe.
3. Non compris la grippe.

ENSEMBLE MÉDECINS

Date d'installation	Nombre de médecins	Activité par médecins (Nb. d'actes)
1985	6 045	1 322
1984	5 367	2 720
1983	5 083	3 281
1982	4 824	3 723
1981	4 958	3 894
1980	5 080	4 169
1979	5 140	4 409
1978-1974	20 328	4 840
1973-1969	10 740	4 767
1968-1964	7 316	4 488
1963-1959	6 402	4 291
1958-1954	4 249	4 104
1953-1949	3 201	3 767
1948-1944	1 144	3 440
1943-1939	254	2 498
1938-1924	154	1 790
TOTAL	90 285	4 078

3

STATUTS DE LA SFAP *

Le préambule des statuts de l'association définit les soins palliatifs : cette définition a été adoptée par les associations adhérentes (qui représentent la quasi-totalité des associations de notre pays).

PRÉAMBULE : ACCOMPAGNER ET SOIGNER ENSEMBLE

« Les soins palliatifs sont des soins actifs dans une approche globale de la personne en phase évoluée ou terminale d'une maladie potentiellement mortelle ; prendre en compte et viser à soulager les douleurs physiques ainsi que la souffrance psychologique, sociale et spirituelle devient alors primordial.

Les soins palliatifs et l'accompagnement sont multidisciplinaires dans leur démarche ; ils s'adressent au malade en tant que personne humaine et, autour de lui, à sa famille et à sa communauté, que ce soit à son domicile ou en institution. La formation et le soutien des soignants font partie intégrante de la démarche des soins palliatifs.

Les soins palliatifs et l'accompagnement considèrent le malade comme un vivant et sa mort comme un processus normal ; ils ne hâtent ni ne retardent le décès. Leur but est de préserver la meilleure qualité de vie possible jusqu'à la mort ».

* *SFAP,* Société française d'accompagnement et de soins palliatifs.

4

CONCEPTION SCHÉMATIQUE DE LA NOTION DE SOINS CONTINUS

De nombreux soignants fonctionnent sur un schéma réducteur de leur rôle : une fois les soins curatifs arrêtés, une cassure symbolique se crée dans leur investissement auprès du malade, les soins qu'ils appellent palliatifs leur semblent dérisoires ou indignes de leurs statuts. Le malade reste un objet de soins ; sa mort clôt le dossier.

Il risque de se produire une négation de l'individu, considéré seulement sous l'angle de sa maladie.

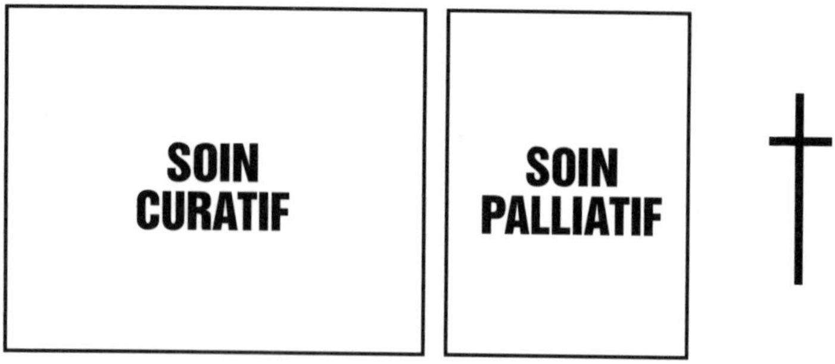

Cicely Saunders, lors de la création du St. Christopher Hospice, a souligné que le soin palliatif était, en fait, intriqué avec le soin curatif, dans une continuité de soins qui se poursuivait, auprès de la famille et des soignants, avec le travail de deuil.

Soins palliatifs et meilleure qualité de vie

Traitement à visée curative

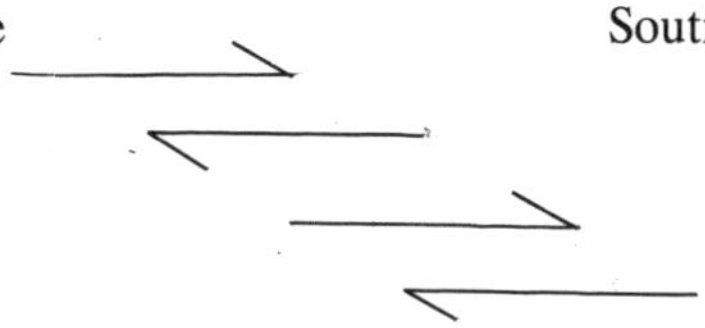

Soutien terminal

« Stratégie évolutive » : adapter le traitement à la situation

Elle expliquait ce schéma en ces termes :

« Le chevauchement des flèches indique qu'il n'est pas nécessaire d'attendre l'abandon de tout autre traitement pour combattre de façon adaptée les manifestations propres au stade avancé ou terminal d'une maladie ; réussir à les juguler peut, en fait, rendre plus efficaces les traitements dits actifs. Quand une chimiothérapie et le contrôle de la douleur et des nausées se font simultanément, il est plus facile de reconnaître l'inutilité progressive du recours à la première et de l'arrêter sans que quiconque, parmi l'équipe ou la famille, ait l'impression que le médecin a abandonné tout traitement. »

Nous actualisons ce schéma de cette manière pour obtenir une cohérence selon le modèle graphique proposé :

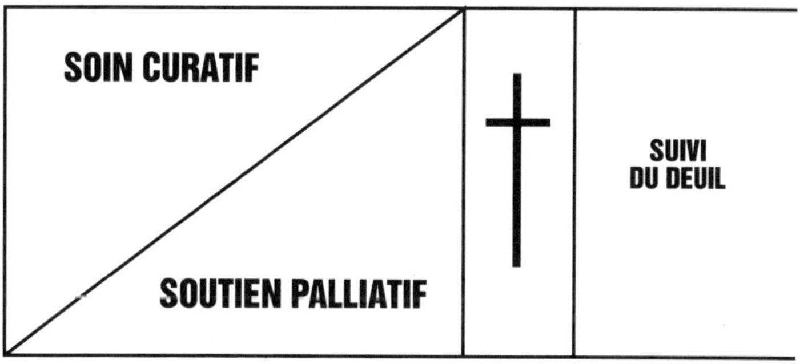

CICELY SAUNDERS, 1967

Nous proposons une évolution de cette représentation graphique qui s'adapte à la situation actuelle en cancérologie et en matière de pathologie HIV.

Pour les cancers de bon pronostic, la stratégie curative prime évidemment ; mais celle-ci peut aussi être respectueuse du confort, du contrôle de la douleur des traitements ou de la maladie... Les malades que l'on parvient à guérir restent dans une continuité de surveillance ; le médecin généraliste y est en première ligne (partie haute du schéma).

Mais si, malheureusement, la maladie récidive, tout en continuant à utiliser toutes les ressources de la médecine moderne, la prise en compte de la qualité de vie, l'attention aux symptômes, l'espace laissé à l'expression de la souffrance du malade grandiront à la mesure de son cheminement et du raccourcissement probable de la durée de sa vie. Les soins palliatifs sont donc bien intriqués avec les soins curatifs, ce qui est symbolisé par la mouvance de la ligne qui les unit. Et dans les derniers instants, les caractéristiques propres du soin réellement terminal viennent modifier encore les comportements de tous (partie basse du schéma).

"SOINS CONTINUS"

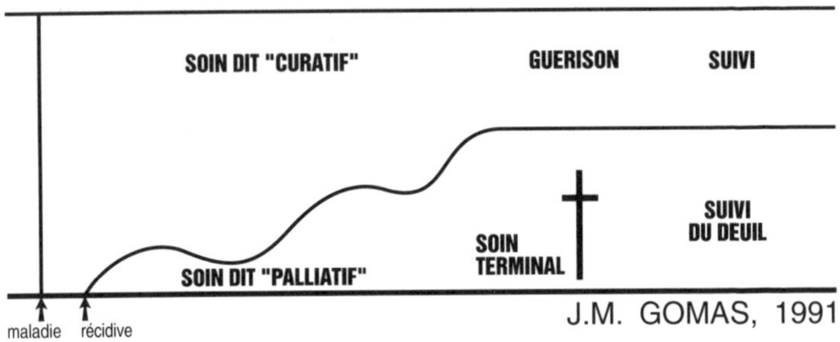

CANCER DE BON PRONOSTIC

Pour les cancers de mauvais pronostic, métastasés d'emblée, ou pour les malades atteints du sida – du moins en attendant une thérapeutique curative –, même si nous devons nous « battre » et soutenir l'espoir, nous SAVONS que pour la plupart des malades et en accord avec leurs désirs le plus souvent exprimés, la qualité de vie doit être d'autant plus privilégiée que la quantité de vie est menacée. Surtout, l'espace laissé au malade pour son cheminement sur sa maladie est de la plus haute importance ; les soins palliatifs commencent dès la première consultation, au moins dans la tête du soignant.

La frontière entre curatif et palliatif est floue, mouvante, car il s'agit en fait d'une approche globale du malade où ces 2 tendances sont intriquées.

"SOINS CONTINUS"

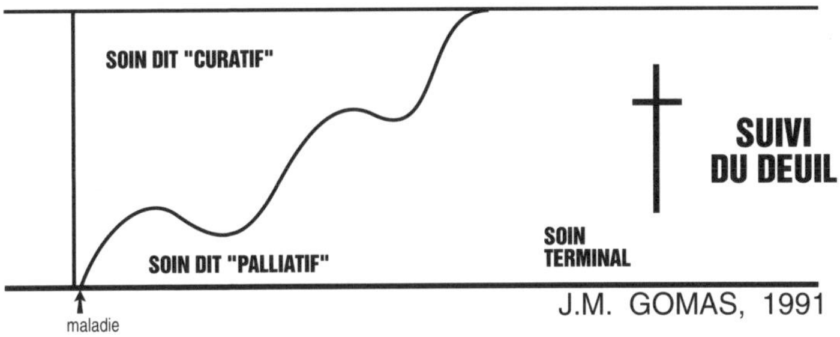

- SIDA
- CANCER DE MAUVAIS PRONOSTIC

Ce type de schéma symbolise la CONTINUITÉ DES SOINS RÉALISÉS PAR LE MÉDECIN GÉNÉRALISTE À DOMICILE.

5

ADRESSES UTILES

– **AESP : Association européenne de soins palliatifs**, Centre des tumeurs, via Venezian 1, MILAN 20133, Italie.

– **SFAP : Société française d'accompagnement et de soins palliatifs**, 110, av. Émile-Zola, 75015 PARIS (Secrétariat). Tél. (1) 45 75 43 86.
La liste des associations de soins palliatifs, le calendrier des congrès et colloques, la liste des enseignements universitaires existants en France sont régulièrement actualisés et disponibles en permanence au secrétariat de la SFAP.
Le congrès annuel de la SFAP a lieu en France, chaque année, en mars ou avril.

– Annales du CREFAV (Centre de recherche et de formation sur l'accompagnement de la fin de vie), USP Hôpital Paul-Brousse, 14, av. Paul-Vaillant-Couturier, 94800 VILLEJUIF.

– Bulletin de la Fédération JALMALV, 4bis, rue Hector-Berlioz, 38000 GRENOBLE.

– Bulletin INFOKARA : CESCO, 11, Chemin de la Savonnière, 1245 COLLONGE BELLERIVE (Suisse).

– Liste des centres de soins palliatifs : disponible auprès de la SFAP.

BIBLIOGRAPHIE

Nous encourageons le lecteur à écrire au secrétariat de la SFAP pour obtenir, en permanence, des bibliographies actualisées sur ce sujet (SFAP, 110, av. Émile-Zola, 75015 PARIS).

Volontairement concise et francophone, cette bibliographie se veut ***essentiellement pratique;*** ces références sont toutes facilement disponibles.

De plus vastes bibliographies (aspects anthropologique, sociologique, littéraire, psychiatrique...) figurent à la fin des ouvrages de E. Kübler-Ross (réf. 10) et de L.-V. Thomas (réf. 27). Les praticiens prescripteurs trouveront d'autres indications thérapeutiques dans les références 3, 15, 17, 20, 21, 22, 23, 25 et 33.

1. **Abiven M.,** *Pour une mort plus humaine,* Interéditions, 1990.

2. **Ariès Ph.,** *L'Homme devant la mort,* Éd. du Seuil, 1975.

3. **Baines M.,** « Le cancéreux au stade terminal : traitement symptomatique », in *Des symptômes à la décision,* Medsi, 1984.

4. **Beth B.,** *L'Accompagnement du mourant en milieu hospitalier,* Doin, 1986.

5. **Balint M.,** *Le Médecin, son malade et la maladie,* Payot, 1966.

6. **Cadart B.,** *En fin de vie,* Éd. du Centurion, 1988.

7. **Freud S.,** *Introduction à la psychanalyse et Essais de psychanalyse,* Payot.

8. **Hirsch E.,** *Médecine et éthique,* Éd. du Cerf, 1990.

9. **Iandolo C.,** *Parler avec le malade,* Éd. du médecin généraliste, 1986.

10. **Kübler-Ross E.,** *La Mort, dernière étape de la croissance,* Éd. Québec, 1977.

11. **Kübler-Ross E.,** *Questions et réponses sur « les derniers instants de la vie »,* Éd. Labor et Fides, 1977.

12. **Kübler-Ross E.**, « Rencontres avec les mourants. » Conférences de 1971, reproduites dans : *Cahiers Laennec,* 1974, n° 2.

13. **Marty M., Errieau G.** *et al., Idées clefs en cancérologie,* Éd. des laboratoires Sandoz, 1991.

14. **Malherbe J.-F., Zorilla S.**, *Le Citoyen, le Médecin et le Sida,* Ciaco. Éd. L'Harmattan 1988

15. **Mouren-Mathieu A.-M.**, *Soins palliatifs,* Les Presses de l'Université de Montréal, 1987.

16. **M'Uzan de M.**, *De l'art à la mort,* Gallimard, 1977.

17. **Roucoules G., Pelemuter L.**, *Dictionnaire des soins et du soutien à domicile,* Masson, 1990.

18. **Rusznieswki M. et coll.**, « La collaboration thérapeutique dans l'équipe soignante », *Bull. Cancer,* 1986, 73.6, 696-700.

19. **Rusznieswki M.**, « Le dit et le non-dit en hématologie », *Gaz. méd.,* 1984, 91.26.

20. **Salamagne M.-H.**, « Les traitements médicaux de la douleur chronique cancéreuse », *Cahier Laennec,* 1984, n°s 3-4.

21. **Salamagne M.-H., Vanier T.**, « Les soins palliatifs des malades atteints d'un cancer digestif avancé », *Gastroentérol. Clin. Biol.,* 1985.9, 726-731.

22. **Saunders C., Baines M.**, *La Vie aidant la mort,* trad. M.-H. Salamagne, Medsi, 1986, 2e éd., 1990.

23. **Schaerer et coll.**, *Soins palliatifs en cancérologie et à la phase terminale,* Doin, 1987, Actes des journées grenobloises de cancérologie, avril 1986.

24. **Sebag- Lanoë R.**, *Mourir accompagné,* Desclée de Brouwer, 1986, 4e éd. 1990.

25. **Tavernier M.**, *Soins palliatifs,* PUF, 1990.

26. **Thomas L.-V.**, *La Mort et ses Peurs,* Action et recherche sociales, nov. 1985, Éd., Eres.

27. **Thomas L.-V.**, *Mort et pouvoir,* Payot, 1978.

28. **Vasse D.**, *Le Poids du réel, la Souffrance,* Éd. du Seuil, 1975.

29. **Verspieren P.**, *Face à celui qui meurt,* Desclée de Brouwer, 1986.

30. **Zittoun R.**, « L'information des malades en hématologie », *Bordeaux médical,* 1982, n° 15.

31. **Collectif Hirsh E.**, *Partir : l'Accompagnement des mourants,* Éd. du Cerf, 1986. (Revue d'éthique et de théologie morale *Le Supplément*).

32. **Collectif Rapin Ch.-H.**, *Soins palliatifs : mythe ou réalité ?,* Payot, Lausanne, 1987.

33. **Annales du CREFAV** (Centre de recherche et de formation sur l'accompagnement de la fin de vie), depuis 1992. – N° 1, Recueil de textes ; n° 2, Bilan des dix-huit premiers mois et fonctionnement de l'USP ; n° 3, Soins palliatifs en pathologie HIV (Dr Mallet).

34. **Infokara,** revue trilingue pluridisciplinaire, depuis 1986.

35. Revue de la Fédération JALMALV, publication de numéros à thèmes, depuis 1985.

36. **Cahiers Laennec,** « Le malade et la vérité », 1976, n° 2.

– « Respect de la vie, respect de la mort », 1974, n° 4.

37. **Revue du Praticien,** série d'articles sur les Soins Palliatifs de 1990 à 1993. « Les soins palliatifs en cancérologie », *Rev. prat.,* 1986, 36, n° 9.

TABLE DES MATIÈRES

Préface par Dr M.-H. Salamagne 11

Introductions 15

Chapitre premier : L'environnement technique à domicile en fin de vie 21

1. Le patient et la famille 23
2. L'équipe soignante à domicile 27
3. Le médecin généraliste 45
4. L'institution de rattachement 50
5. Sécurité sociale et pouvoir administratif 53
6. Soins curatifs et contrôle des symptômes 56
7. Les demandes d'euthanasie à domicile 58
8. Le malade sidéen en fin de vie 67

Chapitre II : Transfert et vérité : la relation thérapeutique en cancérologie 77

1. La vérité en cancérologie 79
   Pour ou contre la vérité ? un problème mal posé, 80. – Comment parler de la vérité sur le diagnostic ? 85. – Repères pratiques pour le quotidien, 88.
2. Accompagnement et mécanismes de défense... 91
   Mécanismes de défense du patient, 92. – Approche globale de la famille et du patient, 98. – Mécanismes de défense du médecin, 115. – Médecin référent et transfert thérapeutique, 132.

Chapitre III : Prospectives 141

1. Les techniques de soins à développer 143
2. Un point crucial : la formation des soignants .. 144
3. La circulation de l'information 148
Le courrier institution-domicile, 149. – Informatisation et télématique, 154.
4. Propositions concrètes 155

Chapitre IV : Cas cliniques 161

1. Liste récapitulative des cas cliniques cités 163
2. Cas de Mme F 164
3. Cas de Mme D 168
4. Cas de Mr J 174
5. Cas de Mme J 177
6. Cas de Mr C 180
7. Cas de Mlle V 183

Chapitre V : Thérapeutique 195

1. Le document du CFES 197
2. Comment prescrire les morphiniques à domicile 207
3. Soins palliatifs et constipation 222
4. Traitement à domicile de la dyspnée agonique 226
5. Nausées, vomissements et occlusion à domicile 227
6. Les corticoïdes en cancérologie 232
7. Traitement des douleurs rebelles à domicile ... 235

Annexes 241

1. La circulaire « Laroque » (août 1986) 243
2. Causes et lieux de mortalité en France 252
3. Statuts de la SFAP 263
4. Conception schématique de la notion de soins continus 264
5. Adresses utiles 268

Bibliographie 269

Achevé d'imprimer en mars 1993
sur les presses de l'imprimerie Laballery
58500 Clamecy
Dépôt légal : mars 1993
Numéro d'impression : 211079
N° d'édition : 9580

RECHERCHES MORALES

Collection dirigée
par Xavier Thévenot et Jean-Paul Durand

SYNTHÈSES

1. **Divorce et indissolubilité du mariage.** Mgr L'Huillier, J. Bernhard, J. -P. Jossua, E. Lemaire, P. de Locht, M. Oraison, Y. Pellé-Douel, A. Petitcolas, F. du Plessis, R. Simon, R. Voeltzel, D. Widlöcher. Congrès de l'Association des théologiens pour l'étude de la morale (septembre 1970).
2. **Peut-on changer la morale ?** J. Gründel, traduit de l'allemand par Ch. Guillard.
3. **Sexualité et foi. Synthèse de théologie morale.** G. Durand.
4. **Par devoir ou par plaisir ?** A. Plé.
5. **Agir en politique.** P. Valadier.
6. **Problèmes de morale fondamentale. Un éclairage biblique.** P. Grelot
7. **La Peine, quel avenir ? Approche pluridisciplinaire de la peine judiciaire.** M. Anquetil, S. Buffard, Y. Castan, P. Poncela, L. -M. Raingeard de la Blétière, P. Robert. Colloque du Centre Thomas More (23-24 mai 1981).
8. **L'Institution du mariage.** Essai d'éthique fondamentale. R. Grimm.
9. **Homosexualités masculines et morale chrétienne.** X. Thévenot.
10. **Guérir et sauver, entendre la parole des malades.** L. Perrin.
11. **L'Exil féminin. Féminisme, anti féminisme et christianisme.** J. -M. Aubert.
12. **Théologie des droits de l'homme.** J. -F. Collange.
13. **Éthique et humanisme.** A. Clair.
14. **Le Désir dans l'expérience religieuse.** L'homme réunifié. Relecture de saint Bernard. Lode Van Hecke.
15. **Le Fondement de la morale.** Essai d'éthique philosophique générale. Mgr André Léonard.
16. **La Théologie morale.** Idées maîtresses. Bernhard Häring. Préface de François Vial.

17. **Le Jugement dernier. Implications éthiques pour le bonheur de l'Homme. Mt 25, 31-46.** Louis-Jean Frahier. Préface de Mgr Pierre Eyt.
18. **Le Corps de chair.** Xavier Lacroix. Préface de Xavier Thévenot.

DOCUMENTS

- **Les Églises contre la bombe ?** Les Églises chrétiennes et les armements nucléaires. Documents présentés par B. Quelquejeu et F. Vaillant.
- **15/19. Des jeunes à découvert.** G. Lescanne et T. Vincent.
- **Soigner à domicile des malades en fin de vie.** Dr J. -M. Gomas. Préface du Dr Michèle-Hélène Salamagne.
- **Médecine et éthique.** Le devoir d'humanité. E. Hirsch. Préface du Dr Louis René. Avant-propos par le Pr P. Milliez.
- **Adolescences au fil des jours.** T. Anatrella (hors coll.).

POSITIONS

- **Engendrés par la science. Enjeux éthiques des manipulations de la procréation.** E. Boné et J. -F. Malherbe.
- **Pour une politique de la famille.** R. Théry.
- **Citoyens et chrétiens dans la vie publique.** J. Moussé et J. Régnier.
- **Union et procréation. Développement de la doctrine des fins du mariage.** A. Mattheeuws.
- **Le Mariage, un sacrement pour les croyants ?** Henri Denis (éd).
- **Les Valeurs familiales.** Paul Moreau. Préface de François Chirpaz.
- **La Non-Violence.** François Vaillant.
- **Les Religions et la Guerre. Judaïsme, christianisme, islam.** Pierre Viaud (dir.).
- **L'Afrique va-t-elle mourir ? Essai d'éthique politique.** Kä Mama.
- **Compter sur Dieu. Études de théologie morale.** Xavier Thévenot (à paraître).

GRANDS ENTRETIENS AVEC EMMANUEL HIRSCH

- **Des motifs d'espérer ? La procréation artificielle.** Dr M. -L. Briand, C. Bruaire, J. Gélis, Mgr J. Jullien, C. Labrusse-Riou et X. Thévenot.

- **Le SIDA. Rumeurs et faits.** M. Caraël, B. Félix, Dr J. -F. Mettetal, C. Herzlich, Pr C. Jasmin, D. Laaroussi, J. Pierret, M Pollak, Dr D. Seux, Pr G. de Thé, X. Thévenot. Préface d'Alain Pompidou.
- **Racismes. L'autre et son visage.** Mgr G. Defois, Pr J. Delumeau, Pr A. Dumas, Pr A. Jacquart, Mme B. Klarsfeld, Pr E. Levinas, Pr Y. Pélicier, Pr J. Robert. Préface du P. X. Thévenot et Postface du député M. Hannoun.
- **La Joie austère.** Grand Rabbin René Samuel Sirat.